国家卫生健康委员会"十四五"规划教材

全国高等中医药教育教材

供中医学、中西医临床医学、卫生管理等专业用

健康管理

第 3 版

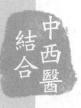

U0284772

主　编　张晓天　王耀刚

副主编　杨　芳　许银姬　熊常初　刘春华

编　委　（以姓氏笔画为序）

王　苗（山西中医药大学）　　　佟　欣（浙江中医药大学）

王　莹（上海中医药大学）　　　张胜利（福建中医药大学）

王耀刚（天津中医药大学）　　　张晓天（上海中医药大学）

代　渊（成都中医药大学）　　　罗桂华（陕西中医药大学）

刘　彩（天津中医药大学）　　　姚　凝（甘肃中医药大学）

刘春华（湖南中医药大学）　　　徐　娜（滨州医学院）

许银姬（广州中医药大学）　　　高伟芳（河北中医药大学）

杨　芳（浙江中医药大学）　　　熊常初（湖北中医药大学）

秘　书　王　莹（兼）

人民卫生出版社

·北京·

图书在版编目（CIP）数据

健康管理 / 张晓天，王耀刚主编 . —3 版 . —北京：
人民卫生出版社，2024.4
ISBN 978-7-117-36239-9

Ⅰ.①健… Ⅱ.①张…②王… Ⅲ.①健康－卫生管
理学 Ⅳ.①R19

中国国家版本馆 CIP 数据核字（2024）第 085226 号

人卫智网	www.ipmph.com	医学教育、学术、考试、健康， 购书智慧智能综合服务平台
人卫官网	www.pmph.com	人卫官方资讯发布平台

健 康 管 理
Jiankang Guanli
第 3 版

主　　编：张晓天　王耀刚
出版发行：人民卫生出版社（中继线 010-59780011）
地　　址：北京市朝阳区潘家园南里 19 号
邮　　编：100021
E - mail：pmph @ pmph.com
购书热线：010-59787592　010-59787584　010-65264830
印　　刷：廊坊十环印刷有限公司
经　　销：新华书店
开　　本：850×1168　1/16　　印张：11
字　　数：288 千字
版　　次：2012 年 5 月第 1 版　2024 年 4 月第 3 版
印　　次：2024 年 5 月第 1 次印刷
标准书号：ISBN 978-7-117-36239-9
定　　价：52.00 元

打击盗版举报电话：010-59787491　E-mail：WQ @ pmph.com
质量问题联系电话：010-59787234　E-mail：zhiliang @ pmph.com
数字融合服务电话：4001118166　E-mail：zengzhi @ pmph.com

◇◇◇ 修 订 说 明 ◇◇◇

为了更好地贯彻落实党的二十大精神和《"十四五"中医药发展规划》《中医药振兴发展重大工程实施方案》及《教育部 国家卫生健康委 国家中医药管理局关于深化医教协同进一步推动中医药教育改革与高质量发展的实施意见》的要求，做好第四轮全国高等中医药教育教材建设工作，人民卫生出版社在教育部、国家卫生健康委员会、国家中医药管理局的领导下，在上一轮教材建设的基础上，组织和规划了全国高等中医药教育本科国家卫生健康委员会"十四五"规划教材的编写和修订工作。

党的二十大报告指出："加强教材建设和管理""加快建设高质量教育体系"。为做好新一轮教材的出版工作，人民卫生出版社在教育部高等学校中医学类专业教学指导委员会、中药学类专业教学指导委员会、中西医结合类专业教学指导委员会和第三届全国高等中医药教育教材建设指导委员会的大力支持下，先后成立了第四届全国高等中医药教育教材建设指导委员会和相应的教材评审委员会，以指导和组织教材的遴选、评审和修订工作，确保教材编写质量。

根据"十四五"期间高等中医药教育教学改革和高等中医药人才培养目标，在上述工作的基础上，人民卫生出版社规划、确定了中医学、针灸推拿学、中医骨伤科学、中药学、中西医临床医学、护理学、康复治疗学 7 个专业 155 种规划教材。教材主编、副主编和编委的遴选按照公开、公平、公正的原则进行。在全国 60 余所高等院校 4 500 余位专家和学者申报的基础上，3 000 余位申报者经教材建设指导委员会、教材评审委员会审定批准，被聘任为主编、副主编、编委。

本套教材的主要特色如下：

1. **立德树人，思政教育** 教材以习近平新时代中国特色社会主义思想为引领，坚守"为党育人、为国育才"的初心和使命，坚持以文化人，以文载道，以德育人，以德为先。将立德树人深化到各学科、各领域，加强学生理想信念教育，厚植爱国主义情怀，把社会主义核心价值观融入教育教学全过程。根据不同专业人才培养特点和专业能力素质要求，科学合理地设计思政教育内容。教材中有机融入中医药文化元素和思想政治教育元素，形成专业课教学与思政理论教育、课程思政与专业思政紧密结合的教材建设格局。

2. **准确定位，联系实际** 教材的深度和广度符合各专业教学大纲的要求和特定学制、特定对象、特定层次的培养目标，紧扣教学活动和知识结构。以解决目前各院校教材使用中的突出问题为出发点和落脚点，对人才培养体系、课程体系、教材体系进行充分调研和论证，使之更加符合教改实际、适应中医药人才培养要求和社会需求。

3. **夯实基础，整体优化** 以科学严谨的治学态度，对教材体系进行科学设计、整体优化，体现中医药基本理论、基本知识、基本思维、基本技能；教材编写综合考虑学科的分化、交叉，既充分体现不同学科自身特点，又注意各学科之间有机衔接；确保理论体系完善，知识点结合完备，内容精练、完整，概念准确，切合教学实际。

4. **注重衔接，合理区分** 严格界定本科教材与职业教育教材、研究生教材、毕业后教育教材的知识范畴，认真总结、详细讨论现阶段中医药本科各课程的知识和理论框架，使其在教材中得以凸显,既要相互联系,又要在编写思路、框架设计、内容取舍等方面有一定的区分度。

5. **体现传承,突出特色** 本套教材是培养复合型、创新型中医药人才的重要工具,是中医药文明传承的重要载体。传统的中医药文化是国家软实力的重要体现。因此,教材必须遵循中医药传承发展规律,既要反映原汁原味的中医药知识,培养学生的中医思维,又要使学生中西医学融会贯通;既要传承经典,又要创新发挥,体现新版教材"传承精华、守正创新"的特点。

6. **与时俱进,纸数融合** 本套教材新增中医抗疫知识,培养学生的探索精神、创新精神,强化中医药防疫人才培养。同时,教材编写充分体现与时代融合、与现代科技融合、与现代医学融合的特色和理念,将移动互联、网络增值、慕课、翻转课堂等新的教学理念和教学技术、学习方式融入教材建设之中。书中设有随文二维码,通过扫码,学生可对教材的数字增值服务内容进行自主学习。

7. **创新形式,提高效用** 教材在形式上仍将传承上版模块化编写的设计思路,图文并茂、版式精美;内容方面注重提高效用,同时应用问题导入、案例教学、探究教学等教材编写理念,以提高学生的学习兴趣和学习效果。

8. **突出实用,注重技能** 增设技能教材、实验实训内容及相关栏目,适当增加实践教学学时数,增强学生综合运用所学知识的能力和动手能力,体现医学生早临床、多临床、反复临床的特点,使学生好学、临床好用、教师好教。

9. **立足精品,树立标准** 始终坚持具有中国特色的教材建设机制和模式,编委会精心编写,出版社精心审校,全程全员坚持质量控制体系,把打造精品教材作为崇高的历史使命,严把各个环节质量关,力保教材的精品属性,使精品和金课互相促进,通过教材建设推动和深化高等中医药教育教学改革,力争打造国内外高等中医药教育标准化教材。

10. **三点兼顾,有机结合** 以基本知识点作为主体内容,适度增加新进展、新技术、新方法,并与相关部门制定的职业技能鉴定规范和国家执业医师(药师)资格考试有效衔接,使知识点、创新点、执业点三点结合;紧密联系临床和科研实际情况,避免理论与实践脱节、教学与临床脱节。

本轮教材的修订编写,教育部、国家卫生健康委员会、国家中医药管理局有关领导和教育部高等学校中医学类专业教学指导委员会、中药学类专业教学指导委员会、中西医结合类专业教学指导委员会等相关专家给予了大力支持和指导,得到了全国各医药卫生院校和部分医院、科研机构领导、专家和教师的积极支持和参与,在此,对有关单位和个人表示衷心的感谢!为了保持教材内容的先进性,在本版教材使用过程中,我们力争做到教材纸质版内容不断勘误,数字内容与时俱进,实时更新。希望各院校在教学使用中,以及在探索课程体系、课程标准和教材建设与改革的进程中,及时提出宝贵意见或建议,以便不断修订和完善,为下一轮教材的修订工作奠定坚实的基础。

人民卫生出版社

2023 年 3 月

前　言

随着人口老龄化进程的加速,慢性疾病的发病率也在不断上升,而如何有效地利用有限的卫生资源防治慢性疾病,最大限度降低医疗费用、减轻社会经济负担、提高居民的生命质量,满足居民日益增长的卫生保健服务需求,是新时期赋予我们的历史使命,也是我国医疗卫生体制改革重心所在。2019 年 6 月底,国家卫生健康委员会完成了《健康中国行动(2019—2030 年)》的制定,旨在促进以治病为中心向以人民健康为中心转变,努力使群众不生病、少生病。

健康管理整合了生物医学、行为科学和人文社会学科的知识、理论和技能,是针对健康需求,对健康资源进行计划、组织、指挥、协调和控制,实施对个体和群体健康的全面监测和分析,提供健康咨询和指导,干预健康危险因素,提高健康素质的全过程。健康管理将被动的疾病治疗拓展为主动的管理健康,达到促进健康和维护健康的目的。

根据高等医学院校人才培养方案的目标以及卫生服务模式改变对健康管理人才的需求,我们修订编写了《健康管理》第 3 版。全书共 10 章,第一章健康管理概论,介绍健康管理的概念和特点,基本步骤、服务流程和发展;第二章至第四章介绍健康风险评估,健康管理基本策略、基本方法及针对不同人群的健康教育;第五章介绍了中医治未病与中医体质调养在健康管理中的应用和实施;第六章介绍了健康体检在健康管理中的应用;第七章至第九章介绍了健康管理服务所涉及的相关领域;第十章介绍健康管理技术的应用、慢性非传染性疾病(简称慢性病)危险因素的健康管理、常见慢性病的健康管理及重点人群的健康管理,新增常见中医疫病的健康管理。

本教材根据宽基础、重技能、培养创新能力的专门人才的要求,旨在培养医学生树立经营健康、管理健康、促进健康的思想,建立个体和群体生命全程的健康管理模式,将生物医学、行为科学、人文社会学科的理论知识和方法综合应用到健康管理中,突出中医药学的特色服务在健康管理中的作用。

本教材供中医学、中西医临床医学、卫生管理等专业使用,同时也可作为健康管理师职业技能培训的参考教材。

本教材在编写过程中,得到人民卫生出版社及各编写单位专家的大力支持,在此表示诚挚的感谢。由于健康管理学科在我国尚在发展过程中,加之编者学识有限,书中难免存在疏漏和不妥之处,敬请专家、师生和读者批评指正,以便再版时修正和完善。

编　者
2023 年 4 月

❖❖❖ 目　　录 ❖❖❖

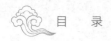

绪论

健康是人类生存发展的要素,也是人类一切社会活动的基础。在人类社会快速发展的阶段,人类追求的不仅是拥有物质,更重要的是拥有健康的体魄来享受高品质的生活,因此必须提高居民的健康意识、避免健康风险因素(如不合理膳食、空气污染、职业风险、药物滥用等)对人类健康的影响,合理有效地利用有限的卫生资源,提升健康水平,减少医疗资源的浪费,解决慢性病和老龄化的问题,进一步促进人类健康的持续发展,全方位、全周期维护和保障人民健康,这是健康管理的核心所在,也是我国实现健康中国建设的重要保证。

一、健康管理的性质和任务

健康管理是一门新兴且正在发展中的学科,涉及医学、人文社会学和管理学三大学科门类的知识和技能,是一门综合性和应用性学科。健康管理作为一门学科最早在欧美兴起,并逐渐形成一个独立的行业。欧美各国和澳大利亚都有专门为健康管理学科设立的硕士学位,名为 MHA(master of health administration)。

英国把健康管理定义为"通过社会努力来防治疾病、促进健康和延长寿命的艺术和科学"。美国职业与环境医学学院(American College of Occupational & Environmental Medicine,ACOEM)的健康和生产效率管理(health and productivity management,HPM)机构,针对员工全面健康的各种服务项目进行联合管理,如医疗保险、伤残保险、员工赔偿、员工生活和工作关系失衡协助项目、带薪病假、健康促进和职业安全项目等,这些服务项目的联合管理也表明了健康管理不仅在于疾病自身的服务,还应包括与健康和疾病相关的社会服务,如健康行业组织(医院 / 公共卫生机构 / 保险公司 / 医药企业等)的设置、健康服务的模式、健康发展战略、政策和措施的研究和实施等。

我国学者从预防医学的视角出发,将健康管理定义为"对个体或群体的健康进行全面监测、分析、评估,提供健康咨询和指导、对健康危险因素进行干预的全过程"。

二、健康管理的研究对象和内容

健康管理面向个体和群体,研究生命过程中健康的动态变化和影响健康的风险因素,运用临床医学、预防医学、中医药学、心理学、行为科学、管理科学、保险学以及社会科学等多个学科的知识和技术,全面检查、监测、分析与评估健康风险因素对健康影响的规律和特点,提出针对健康风险因素以及提高整体健康水平的干预策略和措施,包括提供咨询、行为干预、健康和科学的生活方式的指导等;在个体研究的基础上,研究不同区域、不同年龄阶段、不同性别等多个群体的健康状况,并进行群体性健康风险因素的预测、评估、统计和分析,探索疾病发生的风险性及疾病发展的趋势和规律,从而不断改进疾病预防和健康维护的策略,以提高人民的健康水平。健康管理的服务是前瞻性的全程服务,尤其强调的是提高服务对象的自我保健和自我调适的意识及能力,充分发挥个人、家庭、社会的健康潜能,以求提高生命质量。因此,健康管理的目的是在卫生工作方针的指导下,以人民健康为中心,促进预防为主的健康管理,实现人人享有健康。

三、健康管理的战略目标

健康管理是一种战略投资,对整个国民经济的发展和国际竞争力都具有重要的战略意义。2016 年,党中央、国务院召开全国卫生与健康大会,并发布《"健康中国 2030"规划纲要》,提出了健康中国建设的目标和任务。"共建共享、全民健康"是建设健康中国的战略主题,核心是以人民健康为中心,坚持以基层为重点,以改革创新为动力,预防为主,中西医并重,把健康融入所有政策,人民共建共享的卫生与健康工作方针,针对生活行为方式、生产生活环境以及医疗卫生服务等健康影响因素,坚持政府主导与调动社会、个人的积极性相结合,推动人人参与、人人尽力、人人享有,落实预防为主,推行健康生活方式,减少疾病发生,强化早诊断、早治疗、早康复,实现全民健康。到 2030 年,促进全民健康的制度体系更加完善,健康领域发展更加协调,健康生活方式得到普及,健康服务质量和健康保障水平不断提高,健康产业繁荣发展,基本实现健康公平,主要健康指标进入高收入国家行列;到 2050 年,建成与社会主义现代化国家相适应的健康国家。既要从供给侧和需求侧两端发力,统筹社会、行业和个人三个层面,形成维护和促进健康的强大合力,同时立足于全人群和全生命周期两个着力点,提供公平可及、系统连续的健康服务,实现更高水平的全民健康。行动计划重视促进健康生活的适宜技术和用品的开发及推广,健康知识和技能核心信息发布制度的建立,健全覆盖全国的健康素养和生活方式监测体系;建立健全健康促进与教育体系,提高健康教育服务能力,从小抓起,普及健康科学知识;加强精神文明建设,发展健康文化,移风易俗,培养良好的生活习惯;各级各类媒体加大健康科学知识宣传力度,积极建设和规范各类广播电视等健康栏目,利用新媒体拓展健康教育;坚持以政府为主导,以城乡基层卫生服务机构为基础,以公共卫生机构和大中型医院为支撑,动员家庭、学校、企事业单位和全社会共同参与,形成良好的工作机制和发展环境,从而实现全民健康的最终目标。

党的十九大作出了实施健康中国战略的重大决策部署,为积极应对当前突出健康问题,必须关口前移,采取有效干预措施,努力使群众不生病、少生病,提高生活质量,延长健康寿命。2019 年 6 月底,国家卫生健康委员会根据国务院审议意见组织完成了《健康中国行动(2019—2030 年)》的制定,该行动围绕疾病预防和健康促进两大核心,将开展 15 个重大专项行动,促进以治病为中心向以人民健康为中心转变,努力使群众不生病、少生病。专项行动包括健康知识普及、控烟、心理健康促进、心脑血管疾病防治、癌症防治等。

四、学习健康管理的目的和意义

医学的目的是预防和治疗疾病,促进和维持健康;缓解疾病疼痛,减轻疾病痛苦;对病患进行治疗和护理,对不能治愈者进行照料;防止过早死亡,遵循临终关怀。这充分体现了"以人为本,以健康为中心"理念,突出了预防、诊治和保健为一体的服务目标,推动从单纯的疾病治疗到维护与促进健康;从以医院为重心的服务扩展到社区与家庭的健康服务和关怀;卫生投资的重点从疾病的诊治向疾病预防与健康促进的转变,医学人才的培养目标也不再是单纯的治病救人,而更重要的是关注健康、促进健康,为提高人群的健康水平服务。因此,医学生学习健康管理的目的和意义在于:第一,是树立大卫生的观念,掌握健康管理的知识和技能,在临床服务中注重健康风险因素的干预;第二,树立全面健康管理的新观念,增强预防为主、防治结合的意识,将三级预防措施贯穿于健康照顾的始终;第三,理解健康管理的核心思想,发挥健康管理的主动性,提高居民的健康意识,有助于健康的促进;第四,突出中西医结合,将健康管理与中医治未病有机结合,服务于健康和疾病;第五,充分认识现代社会的发展与人类的健康密不可分,理解新健康观的内涵,顺应医学模式的转变,拓宽知识面,做一名合格的卫生服务者,努力为人民群众提供全方位、全周期的健康服务。因此,健康管理这门课程也是医学生必修的课程之一。

（张晓天）

第一章

健康管理概论

学习目标

1. 掌握健康管理的概念、科学基础、基本步骤和服务流程。
2. 熟悉健康管理的要素、特点和产生背景。
3. 了解健康管理的发展历史及现状。

第一节　健康管理的基本概念

一、健康管理的概念

(一) 健康的概念

世界卫生组织关于健康的定义不断完善。1948 年世界卫生组织(World Health Organization, WHO)宪章中首次提出三维的健康概念:"健康不仅仅是没有疾病和虚弱,而是一种身体、心理和社会上的完善(well being)状态。"1978 年,WHO 在国际初级卫生保健会议上通过的《阿拉木图宣言》中重申了健康概念的内涵,指出"健康不仅仅是没有疾病和痛苦,而是包括身体、心理和社会功能各方面的完好状态"。1989 年,WHO 又进一步完善了健康概念,指出健康应是"生理、心理、社会适应和道德方面的良好状态"。

(二) 管理的概念

管理是为了有效地实现组织目标,由管理者利用相关知识、技术和方法对组织活动进行决策、组织、领导、控制并不断创新的过程。因此,管理的目标是能在最合适的时间里把最合适的资源用在最合适的地方并发挥最合适的作用。

为了提高资源的利用效率,管理者首先需要为组织利用资源的活动选择正确的方向(决策),然后根据目标活动的要求设计合理的职位系统,招募合适的人员(组织);把招募到的人员安排在恰当的岗位后,要尽力让他们持续地表现出积极的行为(领导);不同成员的行为不一定都符合组织的预定要求,所以要进行及时的追踪和检查(控制);资源利用的效率在很大程度上取决于活动方法或技术是否合理,随着人们对客观世界认识能力的提升,活动方法需要不断改进。实际上,不仅仅是活动方法,组织活动的方向、对从事具体活动的人的安排也应随着活动环境与条件的变化而及时调整或创新。因此,组织要通过管理努力保证始终让正确的人用正确的方法在正确的岗位上从事正确的工作。管理包括决策、组织、领导、控制以及创新等一系列工作。

管理理论经历了从古典、现代以及当代三个阶段的形成和发展。古典管理理论在 19 世纪末20世纪初开始系统形成,其主要标志是泰勒的《科学管理原理》和法约尔的《工业管理与一般管理》,分别于1911年和1925年出版,主要是针对组织内部的管理,研究问题涉及科学管理、一般管理以及科层组织。20世纪60年代,逐渐萌生了现代管理理论,研究范围从组织内部扩展到组织外部环境,包括了管理思维的系统与权变研究、管理本质的决策与协调研究和管理分析的技术与方法研究。在20世纪70年代,当代管理理论诞生,主要包括了新制度学派的组织趋同理论和技术视角的企业再造理论。

管理学最早是为了针对企业在运营这方面的需求而产生的,因此最初是应用在企业管理、商务管理、财务管理、人力资源管理、信息管理、战略管理等领域。后来由于组织活动和资源有限的普遍性,管理开始渗透到各个领域中,如与健康领域密切相关的公共管理、卫生事业管理等。

(三)健康管理的概念

健康是一个积极的状态,它不仅是个人身体素质的体现,也是社会和个人的资源。现代社会中,健康的促进与维护不仅仅是医学问题,更涉及国家公共政策制定、法制管理体系、社会经济形态、社会保障体系、组织管理制度、科技及产业发展趋势等社会活动的各个方面。在"健康中国"的战略下,国家对健康的认识已由疾病治疗全面向健康促进转变,把健康融入所有政策,发挥社会制度的优势,从健康影响因素的广泛性、社会性、整体性出发进行综合治理,这无疑是社会健康观及国家战略的重大转变。

在此背景下,健康管理应运而生。作为一门新兴学科和行业,健康管理(health management)尚未形成独立的学科体系,亦未形成各国学者都接受的定义。综合国内外关于健康管理的代表性定义、《健康管理师国家职业标准》(2007年)和2020年7月发布的《健康管理师国家职业标准(试行)》中关于健康管理师的职业定义,健康管理是指在生物-心理-社会医学模式下,以三维健康概念为核心(生理、心理和社会适应能力),通过采用医学、中医学和管理学的理论、方法和技术,对个体或群体健康状况及健康危险因素进行全面检测、评估与干预,科学有效地调动社会资源,实现全人、全程、全方位的医学服务,达到以最小成本预防疾病发生,控制疾病发展,提高生命质量,获得最优健康效果的学科。

健康管理作为一种全新的前瞻性医学管理模式和卫生服务模式,将健康体检、健康评估、健康干预有效结合在一起,变被动医治为主动预防,及早发现、积极控制发病诱因及其过程,是有效降低发病率、病死(病残)率,提高生命质量和节约治疗费用,增强医疗保障体系承受力的有效手段。

二、健康管理的要素

健康管理是把健康纳入管理的一个过程,是人们为了实现健康管理目标而采取的有效手段和科学统筹过程,是针对健康需求对健康资源进行计划、组织、指挥、协调和控制的过程,即对个体和群体健康进行全面监测、分析,提供健康咨询和指导及对健康危险因素进行干预的过程,从而以最小的资源投入获得最大的健康产出。特别需要注意的是,疾病的诊断和治疗过程是治疗学的工作范畴,不是健康管理的内容。综合来看,健康管理包括以下基本要素。

(一)健康管理的主体

健康管理的主体是多元的。首先,个体是自身健康的第一责任人,健康促进生活方式的养成和坚持都需要个体作为最终的实现者;其次,经过系统医学教育或培训并取得相应资质的医务工作者或健康管理师是健康管理的专业服务人员;最后,在我国健康中国战略的背景下,国家、各级政府和组织单位都是个体或群体健康的相关责任人。

（二）健康管理的客体

健康管理的客体包括了健康人群、亚健康人群（亚临床人群）以及慢性病早期或康复期人群。

（三）健康管理的手段

健康管理的手段包括对与个体和群体健康相关的资源进行计划、组织、指挥、协调和控制。健康管理涉及的专业知识技能包括临床医学、预防医学、中医学和管理学等相关学科。健康管理服务的两大支撑点是信息技术和金融保险。

（四）健康管理的目标

以最小的健康资源投入获得最大的个体或群体的健康产出。

三、健康管理的特点

1. 标准化　健康管理是事关个体和群体健康的关键问题，所以其具体服务内容和工作流程必须遵循循证医学和循证公共卫生学的方法和要求，依据学术界已经公认的疾病防控指南和规范来确定和实施。

2. 个体化　健康管理通过健康信息检测和收集，筛选和识别个体的健康风险因素，并针对性设计个体健康管理方案，进行个体指导，动态追踪效果。它体现的是一种分类管理思想，即对不同个体、不同类型的群体分别采取针对性的健康管理服务。

3. 系统化　健康管理通过持续实时、连续监测人体健康状态，对个人乃至群体健康状况进行全面、综合的评价，其内容不仅针对生理，还包括心理和社会因素；不仅针对疾病，更关注健康。

4. 前瞻性　健康管理的目的在于对引起疾病的危险因素进行准确识别和干预，从而防止或延缓疾病的发生发展，以降低社会医疗成本、提高人群生活质量，因此前瞻性是实现健康管理价值的关键。

5. 综合性　要实施准确的健康干预就必须综合运用已有的医学、管理学知识对疾病及危险因素进行分析，调动一切社会医疗资源，制订高效的干预措施，建立切实可行的健康管理方案，确保资源的利用获得最大收益。因此，综合性是落实健康管理的前提和基础。健康评估和干预的结果既要针对个体和群体的特征和健康需求，又要注重服务的可重复性和有效性，强调多平台合作提供服务。健康管理的多主体要综合调整、同时协作，才能实现健康产出的最大化。

四、健康管理的科学基础

健康管理以临床医学、预防医学、管理学多学科交叉构建的平台为科学基础，采用最先进的医学理论和技术分析健康和疾病的动态平衡，明确疾病的发生发展规律；应用预防医学理念，采取科学措施阻断或延缓疾病的发生和发展；引入管理学的方法实现全社会医疗资源的高效配置，达到健康管理的目的。

首先，健康和疾病的动态平衡关系、疾病的发生发展进程及预防医学的干预策略是健康管理的重要科学基础之一（图1-1）。个体从健康到疾病是一个完整的过程。一般来说，是从处于低危险状态到高危险状态，再到早期病变，继而出现临床症状的过程。在被诊断为疾病之前有一个或长或短的隐蔽过程，其间的变化多数并不被轻易地察觉，各阶段之间也无截然界线。在急性传染病中，这个过程可以很短，在慢性病中，这个过程一般较长。在被诊断为疾病之前，进行有针对性的预防干预，有可能成功地阻断、延缓、甚至逆转疾病的发生和发展进程，从而实现维护健康的目的。如通过健康风险分析和评估确定冠心病、脑卒中、癌症、糖尿病等慢性病的高危人群,通过有效干预手段控制健康风险因素,减少发病风险,可以在这些疾病发展早期、尚可逆转之时阻止或延缓疾病的进程。

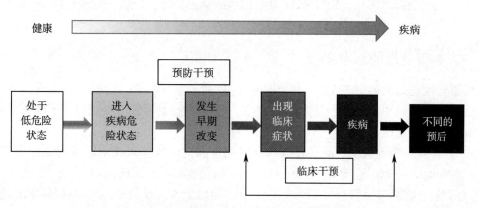

图 1-1 疾病的发生发展过程及干预策略

其次,大部分慢性病的危险因素是可以改变的,这为健康管理效果的达成提供了第二个科学基础(图 1-2)。世界卫生组织指出,高血压、高血脂、超重及肥胖、缺乏体力活动、蔬菜及水果摄入不足以及吸烟,是引起慢性病的重要危险因素。虽然这些危险因素相关的疾病,如冠心病和糖尿病在目前的医学发展情况下难以治愈,但是其危险因素,如不合理膳食和静坐少动的生活方式确实是可以控制和改变的,这为此类疾病的防治提供了思路和途径。

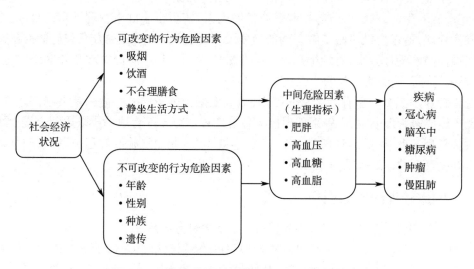

图 1-2 可改变的健康危险因素是健康管理的基础

在上述健康管理过程中,临床医学、预防医学、管理学全过程参与,并通过有效地利用先进的信息技术,分析大量的健康和疾病数据,包括基因数据、影像结果、生物学标志物指标以及传统临床指标,从中得出个人健康相关的高价值健康管理信息,从而指导了健康管理的过程,以达到最优效果。

第二节　健康管理的基本步骤与服务流程

一、健康管理的基本步骤

健康管理是以人的健康为中心,长期连续、周而复始、螺旋上升的全人、全程、全方位的健康服务。作为一种前瞻性的卫生服务模式,一个基本的健康管理步骤包括了以下三步,也就是常说的健康管理"三部曲":

1. 了解个体健康状况　即通过健康信息调查和健康体检来收集服务对象的个人健康信息,包括个人一般情况(年龄、性别、职业等)、目前健康状况和疾病家族史、生活方式(膳食、体力活动、吸烟和饮酒)等。因为只有采集详细的个人健康信息,才能制订科学的健康管理计划,实施有效的个人健康维护。

2. 评估健康及疾病风险　即根据所收集的个人健康信息,采用临床特定数学模型等现代评估技术,对健康状况、疾病发生或死亡的危险性进行量化评估,结合医学、中医学和预防医学知识,帮助个体综合认识健康风险、强化健康意识,为纠正不健康的行为和习惯、阻断疾病的发生通路、制订个体化的健康干预措施奠定基础。在健康评估基础上,才可以制订个性化的健康管理计划,为个体提供预防性干预的行动原则,为健康管理者和个体间的沟通提供一个有效的桥梁。

3. 实施健康干预和健康促进　在前两部分的基础上,以多种形式来帮助个人采取行动、纠正不良的生活方式和习惯,控制健康危险因素,实现个人健康管理计划的目标。如实施颈椎病管理,通过提供讲座了解正确的坐姿及习惯,制定专项运动方案和包括推拿按摩、针灸拔罐在内的理疗方案,对颈椎病进行综合健康干预。与一般健康教育和健康促进不同的是,健康管理强调健康干预的个性化特点。

健康管理的三个步骤有一个总的原则,即应根据个体不同的高危因素去制订差异性综合化的个体健康管理方案,积极采用现代信息管理技术等多种管理手段以达到全程、无微不至的关怀管理。此外,健康管理是一个长期、连续不断、周而复始的过程,只有长期坚持,才能达到健康管理的预期效果。

二、健康管理的服务流程

一般来说,健康管理的常用服务流程由以下 5 个部分组成。

1. 健康调查与健康体检　健康调查是通过问卷或访谈的方式,了解个体的一般信息、既往病史、家族病史和生活方式等信息,从而为了解健康危险因素的形成和健康干预方案的制订提供基础。健康体检区别于以疾病为导向的诊疗性体检,是针对未病、初病或将病的健康或亚健康人群的体检,是依据现代健康新概念与现代医学模式,通过医学手段和方法对受检者进行心身整体检查,了解受检者整体健康状况、早期发现疾病线索和健康隐患的诊疗行为。健康体检项目可根据疾病预测指向的变化、个体差异、地域差异、社会形态差异和个人教育背景等因素进行调整。健康调查和健康体检对后续健康干预活动具有明确的指导意义。

2. 健康评估　以现代生物医学、中医学、预防医学、心理学和管理学等学科的交叉为基础,通过采用统计学、数学模型、现代信息技术等手段,对个体健康史、家族史、生活方式、心理因素和人体各项理化指标进行综合的数据分析处理,为服务对象提供一系列的评估、预测和指导报告,其中包括用来反映各项检查指标状况的个人健康体检报告、个人总体健康评估报告、精神压力评估报告等。

3. 个人健康咨询 完成基于健康信息基础上的健康评估后,个体即可以获得不同层次的健康咨询服务,包括明确个体健康状况、疾病危险因素和提高健康水平的具体措施及预防疾病发生的针对性方案等。健康管理咨询的实施可以通过健康管理服务中心或健康管理者的干预来实现。内容包括:解读个人健康信息、评估健康检查结果、制订个人健康管理计划、提供健康指导意见和制订随访跟踪计划等。

4. 个人健康管理后续服务 个人健康管理的后续服务是对个人健康管理计划实施监督、保证和完善的运行程序。后续服务的内容主要取决于被服务个体(人群)的情况及可利用资源的多少,可以根据个人及人群的需求提供不同的服务。后续服务的形式可以是通过互联网查询个人健康信息和接受健康指导,定期寄送健康管理通讯和健康提示,自己提供个性化的健康促进行动计划。监督随访是后续服务的一个常用手段。随访的主要内容是检查健康管理计划的实现状况,检查(必要时测量)主要危险因素的变化情况。健康教育课堂也是后续服务的重要措施,在营养改善、生活方式改变与疾病控制方面有很好的效果。

5. 专项的健康及疾病管理服务 专项的健康及疾病管理服务是对特殊个体和专属人群,按患者及健康人分类,具有特定健康目标和疾病预测指向的非常规健康管理服务。对已患有慢性病的个体,可选择针对特定疾病或疾病危险因素的服务,如糖尿病管理、心血管疾病及相关危险因素管理、精神压力缓解、戒烟、运动、营养及膳食咨询等。对没有慢性病的个体,可选择的服务也很多,如个人健康教育、生活方式改善咨询、疾病高危人群的教育及维护项目等。

第三节　健康管理的兴起与发展

一、健康管理的兴起

1. 古代健康管理的思想萌芽 自人类出现以来,为了维系健康和生命,就一直进行着健康管理的实践与探索。两千多年前的《黄帝内经》中就有"不治已病治未病"的"预防为主"思想,与健康风险评估、控制的思路不谋而合。中医养生十分重视饮食补益和锻炼健身防病,如《素问·脏气法时论》指出:"毒药攻邪,五谷为养,五果为助,五畜为益,五菜为充,气味合而服之,以补精益气。"华佗提出"动摇则谷气得消,血脉流通,病不得生,譬犹户枢,终不朽也"。西方古代医学文献中也蕴含着早期健康管理的思想。希波克拉底指出"能理解生命的人同样理解健康对人来说具有最高的价值"。罗马大百科全书载:"医学实践由三部分组成:通过生活方式治疗、通过药物治疗和通过手术治疗。"生活方式治疗就是在营养、穿着和对身体的护理、进行锻炼及锻炼的时间长度、按摩、洗澡、睡眠、合理限度内的性生活等方面提供健康方式的处方和建议。

2. 现代健康管理的出现与发展 健康管理的实践最初产生在 20 世纪 50~60 年代的美国,是市场需求和人类知识不断累积而逐步完善和发展起来的。一方面人口老龄化加剧、急性传染病蔓延、慢性病发病率提升、环境不断恶化、人口素质不断提高、健康观念不断改变,医疗卫生需求过度增长,加之新兴、昂贵的医疗技术的大量出现,导致医疗费用持续快速上升,成为美国经济社会发展的巨大压力。另一方面,后工业化时代生产力、人力资源观念发生改变,员工的生产效率取代劳动力、机器,成为判断生产力的指标。而长期研究发现,员工的生产效率与员工的健康状况密切相关。

但是,医疗卫生领域的高科技投资对总体人群健康的回报率已开始下降,而健康问题造成的生产效率下降已经威胁到美国的经济和社会发展。研究发现,雇主每花费1美元的员工医药开支,意味着还有2~3美元因员工健康问题造成生产效率下降而带来的损失。之所以出现健康相关生产效率不断下降的问题,主要是因为美国的医疗系统是一个"诊断和治疗"的系统,人群中20%的不健康人群共用了80%的医疗卫生费用,而80%健康的人群却只用了20%的医疗卫生费用。现代社会每个人都处在疾病的威胁之下,每个人都可能成为慢性病患者。若只关注疾病人群,只在"诊断和治疗"系统上投资,忽视各种健康风险因素对80%健康人群的损害,疾病人群必将不断扩大,现有的医疗系统必将不堪负荷,社会生产力就会受到严重的威胁。

由此,学术界和相关机构逐渐形成了这样一个共识:为了提高生产力,保证经济的健康发展,提高员工工作效率,就要保证员工及其家属享有健康。这就要求建立同时能为健康和不健康的人服务的健康维护和管理系统,而不是改良主要为不健康人群服务的昂贵"诊断和治疗"系统。

当然,新技术的产生,尤其是20世纪50年代以来,世界经济、科技和相关学科发展,为健康管理的产生奠定了坚实的基础,主要表现为:公共卫生和流行病学关于健康风险、循证公共卫生干预的大量研究,为健康管理积累了大量的科学证据;管理科学和行为医学的发展为健康管理的起步提供了理论和实践基础;互联网和信息产业的迅猛发展为健康管理的起飞插上了翅膀。

此外,学术界和医疗机构在健康管理行业的发展中也起到了十分重要的推动作用。影响力较大的有美国职业与环境医学学院、杜克大学、密歇根大学等,其积极地倡导健康管理这一新的服务模式(具体名称有所差异),并在模型开发、项目设计、效果评价等方面进行了研究和成果推广,如美国职业和环境医学学会专门发表了关于健康和生产效率管理的共识声明,密歇根大学艾鼎敦博士提出了健康管理的概念。

二、健康管理在国外的发展

(一)健康管理在美国

在美国,首先广泛应用健康管理服务的是保险行业。美国80%的医疗支出用在了治疗那些可预防的疾病上;这些需昂贵治疗费用的疾病如果有很小的改善,就可节约大量直接医疗费用;若能避免患上这些疾病,则会节省更多医疗费用。很多健康服务经营者及企业认为疾病预测技术能实现这一目标。因为它可以预测出高风险个体中哪些人未来可能需要费用昂贵的治疗,从而需要支付较多的医疗费用;根据这些信息,保险公司就能将重点放在如何维护这些人的健康状态上,通过减少他们对急诊、抢救和/或住院治疗的需求来降低费用。于是,疾病预测模型研发进入快速发展期,疾病预测技术被越来越多地应用到健康保险服务中,起到了改善保险项目成本-效果比、降低保险报销费用的作用。疾病预测逐渐成为增加健康服务管理计划性的最有效方法之一,并发展成为一种标准的服务手段。

目前,美国每10个人就有7个享有健康管理服务,健康管理市场规模庞大。医疗集团/医疗机构、健康促进中心、大中型企业、社区服务组织等,都为大众提供了各种形式、内容多样的健康管理项目及相关服务,并形成了较大规模的健康管理服务队伍,成为美国医疗保健系统中的一支重要力量。生活方式管理、需求管理、疾病管理等,逐渐发展成较为成熟的健康管理基本策略(见第三章健康管理策略)。

（二）健康管理在日本

日本非常重视健康管理,并且是较早开展健康管理活动的国家之一。日本的健康管理始于 1959 年,健康手册在其中发挥着重要作用。最早使用健康手册的村政府每年为村民进行一次体检,并将健康知识及各项疾病状况等详细记录成册,每人一本。后来,健康手册的做法推广到日本全国。

在日本,各市、町、村政府行政机关组织对全体国民进行健康调查和健康增进活动。特别值得注意的是,日本的健康教育是贯穿整个健康管理过程的重要环节,通过健康知识的教育,在居民中普及常见病、传染病和多发病的预防知识,让人们了解生活与健康、职业与健康、环境与健康之间的关系,提升人们的健康意识,使人们主动参与其中,引导其自觉克服不良的生活习惯。同时,日本的健康教育早已经纳入法治化的轨道。日本法律规定,从小学三年级开始增加保健指导课程,包括饮食习惯的养成、生活习惯的纠正等,并且明确规定了学校和老师的法律责任。通过健康管理,日本的健康观念得以转变,健康意识也不仅满足于无病无痛,而是追求一种身体的、社会的、精神的、心理的良好状态。

（三）健康管理在欧洲

德国的健康管理策略一方面由政府设立专门的健康宣教机构,注重对民众进行健康知识的普及,建立多种形式的健康服务组织,使更多的人得到更多的健康服务,民众慢性病的患病率明显下降。另一方面德国健康保险机构将保险保障、健康管理服务和医疗服务整合在一起,在承担医保费用的同时,对于不同人群,有针对性地寄发健康资料,对投保人进行健康教育和行为干预。

近年来,英国不断上涨的医疗费用使健康保险公司意识到健康管理的重要性。英国的健康保险公司为客户提供从前端的疾病预防、健康保健到最终的危重病治疗等一系列全面优质的健康服务。通过有效的健康管理,实现对投保人疾病的早发现、早治疗,通过健康知识宣传、疾病预防、慢性病管理等方式以达到阻止病情恶化,控制医疗费用,从而维护投保人身体健康,并减少保险公司赔付支出的目的。许多健康保险公司将保险保障、健康管理服务、医疗服务及其供应商等资源整合在同一平台下,并通过深化与国家健康服务体系的合作或自办医疗机构等方式,增强了风险控制能力。

（四）全球健康管理

1. 千年发展目标　2000 年联合国首脑会议上签署了《联合国千年宣言》,就消除贫穷、饥饿、疾病、文盲、环境恶化和对妇女的歧视,商定了一套有时限的目标和指标。这些目标和指标被置于全球议程的核心,统称为千年发展目标（Millennium Development Goals,MDGs）。千年发展目标引发了有史以来最为成功的反贫困运动,8 项目标转化为各个领域的实际行动,从全球范围改变了人们的生活和未来,帮助 10 亿多人摆脱了极端贫困,挽救了数百万人的生命,并改善了更多人的境遇,也保护了我们的地球。千年发展目标在卫生领域具体指标方面成绩显著,中低收入国家在孕产妇和儿童保健、对抗艾滋病、疟疾和结核病等传染病方面取得了巨大进展,全球人民健康状况得到明显改善。千年发展目标的成功证明了全球行动行之有效,只要具备针对性的干预措施、合理的战略、充足的资源和政治意愿,即使最贫穷的国家也能取得前所未有的巨大进步。

2. 可持续发展目标　2015 年联合国可持续发展峰会评估了千年发展目标落实情况,并制定了 2030 年可持续发展议程。该议程更加符合当前正在转型的国际政治经济格局和国际发展合作新形势,在理念构建、形成方式、内容范围、适用对象和实施手段五大方面超越了千年发展目标,是对千年发展目标的升华和扩展。

可持续发展目标将卫生健康再次放在了全球发展的重要位置。在 17 项总目标中,第 3

项总目标是"确保健康的生活方式,促进各年龄段人群的福祉",与卫生领域直接相关。此外,还有 8 项总目标与卫生健康间接相关,分别是消除贫困、消除饥饿、性别平等、清洁饮用水和卫生设施、经济清洁的能源、可持续发展的城市和社区、和平包容的机构、促进目标实现的伙伴关系。这些目标的实现将有助于提高全球人群的健康状况。

三、健康管理在我国的发展

(一) 我国健康管理的发展概况

我国的健康管理机构起步较晚。尽管在 20 世纪 60 年代,我国就有医师采用健康风险评估的手段来指导患者进行自我保健,但直到 2001 年,第一家专门的健康管理机构注册成立,才正式宣告健康管理机构在我国兴起。2002 年,健康管理的理念付诸实践;2005 年,韩启德院士结合我国实际,提出了健康管理的概念;2005 年,中国医师协会成立医师健康管理和医师健康保险专业委员会;2005 年 10 月,健康管理师被劳动部公布为第四批新职业;2005 年 12 月,首批健康管理师接受培训;2007 年,中华医学会成立健康管理学分会,《健康管理师国家职业标准》发布,为我国健康管理奠定了政策基础。从此,健康管理成为我国居民健康服务体系中的一个独立产业。随后各种体检机构或其他医疗机构相继转换为健康管理机构,我国健康管理呈现出了蓬勃发展的局面。

2018 年,全国各级各类健康管理(体检)机构已近 8 000 家。从《中国卫生健康统计年鉴》中的健康体检人次(统计口径:各类医疗机构健康检查人次合计)来看,"十三五"期间我国健康体检人次年复合增长率约为 4.58%,2019 年达 4.44 亿人次(2020 年受疫情影响,体检人次有所下滑)。国家卫生行政主管部门在鼓励发展个性化健康管理服务的同时,也出台了一系列旨在规范健康体检机构设置和执业行为的政策文件,包括针对独立健康体检机构发布的《健康体检中心基本标准(试行)》《健康体检中心管理规范(试行)》以及《关于进一步加强健康体检机构管理促进健康体检行业规范有序发展的通知》。

为了解决健康产业概念内涵不清、外延界定不明、统计口径不明确的问题,国家统计局于 2019 年 4 月发布了《健康产业统计分类(2019)》,将健康产业划分为 13 个大类、58 个中类、92 个小类,涵盖第一、第二、第三产业,包括健康农林牧渔业、健康相关产品制造业以及健康服务业。我国健康产业总体呈现积极向上、蓬勃发展的良好态势。根据国家卫生健康委员会卫生发展研究中心的核算,2019 年全国健康服务业总规模(健康产业增加值)为 70 148 亿元,比 2018 年增长 12.4%,占 GDP 的比重为 7.08%,显示我国的健康服务业正在向支柱产业迈进。

(二) 我国健康管理发展的基础与环境

1. 健康理念和市场需求奠定了发展的基础 随着我国改革开放与经济的快速发展,社会结构、经济结构以及人们的生活方式都发生了一系列的变化,人们的健康意识,特别是城镇居民的健康意识正在发生着前所未有的巨大变化,人们对健康的要求更高,对亚健康状态的调整、恢复更加重视,健康方面的消费需求也日益强烈。同时,由于疾病谱改变和老龄化加剧,慢性病的患病人数及老年人口数量攀升。第七次全国人口普查数据显示,2020 年,中国大陆地区 60 岁及以上的老年人口总量为 2.64 亿,已占到总人口的 18.7%。预计到 2050 年高龄老人将占到老龄人口的 1/5。2018 年调查显示,60 岁及以上老年人口慢性病患病率为 59.1%,比 2013 年增加 8.9 个百分点;老年人口多病共患情况较为严重,60 岁及以上老年人口中 23.8% 同时患有 2 种及以上慢性病,比 2013 年增加 7.6 个百分点。按照 2018 年老年人口数测算,2018 年老年人口中慢性病患病人数达到 1.47 亿,患 2 种及以上慢性病的人数为 5 926.2 万人,患 3 种及以上慢性病的人数为 1 867.5 万人。老年人口卫生服务利用水平也有所提高,占总人口数 17.9% 的老年人口就诊人次占总就诊人次的 45.3%。随着老年人口数的增加,给现有卫生服务体系带来巨大挑战,如果按 2030 年老年人口 3.98 亿,以 2018 年调查的 2 周就诊率推算,2030 年 60 岁及以上老年人就诊人次将达到 41.5 亿人次,相当于 2018 年全国总就诊人次(83.1 亿)的 50%,即 2018 年现有卫生资源的一半将用于老年人口的医疗服务。而且,在老年人口中,生活不能自理、需要照料者超过 2 500 万。这些改变共同导致人们的健康需求逐步由简单、单一的医疗治疗型,向疾病预防型、保健型和健康促进型转变。预防型医疗服务及体检市场的兴起、健康保险及社保的需求、人们对健康维护服务的需求、医疗市场分化的结果使得健康群体受到越来越多的关注,也催生了健康管理在国内的诞生。以人的“个性化健康需求”为目标,系统、完整、全程、连续、终身解决个人健康问题的健康管理服务,在中国正显现出巨大的需求和市场潜力,并由此吸引越来越多的社会资源,逐渐成为一个具有远大发展前景的产业。

2. 政府起到了指向、指导和监督作用 2013 年国务院印发《关于促进健康服务业发展的若干意见》,明确了健康服务业的基本框架,指明了健康管理的发展思路。政府通过出台法律法规政策、搭建国家级的健康管理科研机构与学术组织、建立行业学会和协会、推动健康管理人才培养等方式指导、监督健康管理行业的良性发展。2016 年,中共中央、国务院印发了《“健康中国 2030”规划纲要》。这是我国首次在国家层面制定的健康领域中长期战略规划,是到 2030 年推进健康中国建设的行动纲领,对全面建成小康社会、加快推进社会主义现代化具有重大意义。同时,这也是我国积极参与全球健康治理、履行我国对联合国“2030 可持续发展议程”承诺的重要举措。除此之外,国家围绕健康服务业发展发布了一系列政策文件。随后,各省(自治区、直辖市)也相继出台促进健康服务业发展的政策,这些都为我国健康管理的发展提供了政策保障,将健康管理的发展推向了新的高潮。

3. 科技进步为健康管理的发展提供了强有力的支撑 “互联网＋医疗”的出现就是把传统生命信息采集与监测、健康风险评估与诊断、健康咨询与健康干预、治疗等健康项目,通过可穿戴设备、大数据分析和移动互联网相连,实现健康信息的实时共享与流动,进而提高健康管理的水平和效率。随着互联网时代的来临,移动医疗初创项目受到热捧,产生了一批移动健康企业,但是受到政策、技术等壁垒的限制,市场规模难以迅速扩大。而国务院印发《关于促进健康服务业发展的若干意见》《关于促进移动互联网健康有序发展的指导意见》等政策的出台,为移动健康发展解除了政策瓶颈,提供了资金、技术扶持,为优质企业的发展提供了肥沃土壤,加之大数据技术水平的不断提升,各大互联网巨头纷纷布局“互联网＋健康”行业,使移动健康发展迎来新一轮热潮。

(三) 我国健康管理发展面临的问题

当前,我国健康管理发展面临的主要矛盾是健康管理医学服务供给不平衡、不充分的现状与人民日益增长的健康需求和各级政府对健康管理医学服务的期望与要求之间的矛盾。围绕这个主要矛盾,新发展阶段我国健康管理在发展进程中存在以下问题。

1. 先进理念与现实的矛盾 这也是我国健康管理发展中各种问题的集中体现。先进的健康管理理念给国内健康服务提供了全新视角和更高层面的理解,并逐步为学术界、相关部门和群体所认同。但是,目前国内在健康评估、健康维护、健康产品、服务模式、运行模式、服务范围等方面仍明显滞后于这些先进理念,具有中国特色的健康管理服务系统和运营模式尚未建立起来。行业发展尚处于不成熟阶段,监管体系也亟待完善,这些在很大程度上影响了健康管理在我国的发展。因此,尽快建立健全国家相关职业标准,促进健康管理学科快速发展,加快相关专业管理人才的培养,促使我国的健康管理从盲目无序走向科学有序,是健康管理发展的当务之急。

2. 学科建设、理论体系和职业标准缺乏　健康管理学科建设规范化和标准化尺度不清，导致目前健康管理学科建设缺乏定力和合力。学科建设规范和理论体系标准是行业规范的前提，而行业标准、规范体系是行业有序发展的前提。但是，健康管理是一门新兴学科，目前国际、国内都没有真正系统、权威的健康管理学科规范和理论体系。这种学科体系的不完善，导致实践中无法建立健康管理的整体行业标准，缺少相关技术标准与行业服务建设规范，只能采用医院的检测和判断标准，不符合实际情况和健康管理的需求，落后于健康产业与健康管理行业体系建设的要求；同时，健康管理职业准入标准较低，造成行业从业人员综合素质偏低。

3. 专业和职业的社会认可度仍需提高　由于健康管理学科属于新兴交叉学科，其学科地位在一定程度上处于"有声音没身份、有影响没地位、有贡献没资源"的尴尬境地。健康管理学科目前尚未进入国家医学学科目录，所培养的"健康服务与管理"专业的学生的就业定位尚不够清晰，社会和市场对其知晓度和认可度不高；大部分综合医院下设的健康管理科（中心）处于边缘化状态，无法得到足够的资源支持，发展受到很大限制。

4. 专业人员与管理人员的匮乏　健康管理是一门综合性的交叉学科，涉及预防医学、临床医学、社会科学、管理学等诸多领域。在国内，健康管理尚未形成完整独立的学科体系，健康管理专业人才的院校培养体系也刚刚起步。一方面，从事健康管理服务的人员匮乏，大多是从医药、预防等行业转行，甚至是没有经过专业、正规的培训就从事该行业。另一方面，从事该行业管理的人才更是匮乏，因而无法有效地引导该行业的管理。

5. 信息化水平尚不能满足行业发展需求　健康管理服务的快速发展对智能化、信息化提出了更高的要求。健康数据的实时获取、健康风险的即时评估、健康干预方案的动态制订以及远程监控、咨询与干预、健康管理服务的预约等，都离不开互联网、物联网的支持。但是，大多数健康管理机构的信息化水平相对局限，缺乏与医疗机构等现有部门的有效整合，不利于就诊信息与健康管理信息间的有效结合。

6. 政策支撑落到实处尚需不断探索　虽然国家出台的政策为健康管理的发展明确了方向和思路，但是，如何使这些发展思路落地，尚有很长的路要走。比如如何将健康管理服务与现行健康保险、医疗保险机制衔接，逐步将符合居民需求和社会发展要求的健康管理服务纳入医疗保障体系；如何区分不同类型群体的状况，从而设置符合公平性要求的差异化医疗保障体系等。

7. 迫切、多元的需求与服务形式单一的矛盾　目前我国健康管理大体可以分为社区健康管理、医院健康管理、企业健康管理等几种模式。各种模式的健康管理服务内容主要包括健康档案管理、常规项目为主的疾病筛查，缺少差异化；而健康干预主要以健康教育为主，健康干预手段单一。健康管理机构缺乏与社区卫生服务中心、医院相关科室的有效联动，未形成一个全程覆盖的健康管理服务体系。

四、健康管理的应用前景

随着人类社会的进步与发展，健康管理越来越显示出广泛的应用前景。《"健康中国2030"规划纲要》提出，要发展健康产业，积极促进健康与养老、旅游、互联网、健身休闲、食品融合，催生健康新产业、新业态、新模式；引导发展专业的医学检验中心、医疗影像中心、病理诊断中心和血液透析中心等；积极发展健身休闲运动产业，引导社会力量参与健身休闲设施建设运营；促进医药产业发展，加强医药技术创新，提升产业发展水平，到2030年，高端医疗设备市场国产化率大幅提高，实现医药工业中高速发展和向中高端迈进，跨入世界制药强国行列。其中，健康管理凭借对健康的评估与预测，为医疗卫生政策的制定提供政策咨询，引导社会相关资源的集中和流向,帮助医疗机构、健康管理和健康保险公司以及社区等采取有效的服务手段对个体的健康进行个性化的管理,以达到有效预防疾病、提高健康水平、节约医疗支出的良好作用。

(一) 健康管理在健康保险中的应用

健康保险和医疗保险是健康管理在国外应用的一个主要方面。在我国,2004 年中国保险监督管理委员会连续给 5 家专业健康保险公司颁发了筹建批文。2005 年第一家专业健康保险公司开业。控制投保人群的健康风险、预测投保人群的健康费用,是健康管理在保险业中的主要应用领域。随着健康业务的不断展开和逐渐深入,未来健康保险的职责将不再停留在简单的健康服务费用的分担,而是将健康管理理念引入医疗保险管理中,将医疗保障与预防保健结合,将健康、亚健康人群个人账户内的资金用于健康管理;通过与社区(卫生服务机构)等合作,提供长期、有效的健康管理服务;通过提供专业化、个性化的健康管理服务,满足客户健康服务的需求;通过实施专业化的健康诊疗风险控制,降低保险对象的健康风险。

(二) 健康管理在企业中的应用

企业人群是健康管理的又一重要目标人群。根据国外的实践经验,健康管理在企业的应用主要在企业人群健康状况评价、企业人群医疗费用分析与控制、企业人力资源分析三个方面,其出发点及归宿点都是为了企业生产效率和经济效益的提高以及竞争力的增强。因此,"健康与生产效率管理整合与员工健康有关、从而影响其工作绩效的所有数据和服务,它不仅测量健康干预措施对员工健康的影响,还测量干预措施对企业生产效率的影响"。随着健康管理服务的不断深入和规范,除了现有的定期体检、健康评估、疾病预防等内容,针对企业自身的特点和需求,开展体检后的健康干预与促进、实施工作场所的健康管理项目将是健康管理在企业中应用的主要方向。

(三) 健康管理在社区中的应用

社区卫生服务以妇女、儿童、老年人和慢性病患者、残疾人等为重点,以满足基本医疗卫生服务需求为目的,融预防、医疗、保健、康复、健康教育、计划生育技术服务为一体,旨在通过提供有效、经济、方便、综合、连续的基层卫生服务,实现人群的全过程健康管理。结合社区卫生服务的特点和需要,健康管理可在以下 3 个方面提供帮助:第一,识别、控制健康危险因素,实施个性化健康教育;第二,指导医疗需求和医疗服务,辅助临床决策;第三,实现全程健康信息管理。健康管理个性化的健康评估体系和完善的信息管理系统,有望成为社区利用健康管理服务的突破点和启动点。

(四) 健康管理在医院中的应用

医院是健康管理服务的重要供给主体,是健康管理服务体系的重要支撑。健康管理涉及健康信息采集、健康评估和预测、健康咨询指导、健康干预等多环节,而且都具有很强的专业性,医院在这方面则具有非常大的人员、设备等优势。因此,医院可以成为健康管理中的重要一环,根据医院的不同等级、职能,开展不同层次的健康管理服务,为其他健康管理机构提供不同层次的技术支持、指导。

笔记栏

学习小结

1. 学习内容

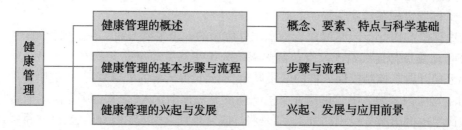

2. 学习方法　在打破固有的医学、预防医学、管理学的理论束缚下,综合运用已掌握的各学科知识,深刻理解健康管理的概念及应用,明确其基本步骤及流程,从而形成健康管理的理念。

复习思考题

1. 简述健康管理的概念和科学基础。
2. 简述健康管理的基本步骤和流程。
3. 试述健康管理的产生背景与发展现状。

（王耀刚　刘　彩）

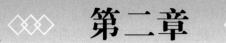

第二章

健康风险因素和健康风险评估

> **学习目标**
>
> 1. 掌握健康风险因素的种类及特点;掌握健康风险评估的技术和方法。
> 2. 熟悉健康风险评估的概念。
> 3. 了解健康风险因素的作用过程;了解健康风险评估的意义、应用范围。

第一节　健康风险因素概述

一、健康风险因素

(一)健康风险因素概念

健康风险因素(health risk factors)是指在机体内外环境中存在的与疾病发生、发展及死亡有关的诱发因素,即导致疾病或死亡发生可能性增加的因素,或者能使健康不良结局发生概率增加的因素;而当这一因素被清除后,人群与之相关的疾病或死亡的发生概率即能降低。随着医学模式和人群健康观念的改变,人类对于健康风险因素的认识更加深入和全面。疾病谱的变化使得慢性疾病成为危害人类健康的主要疾病,而慢性病的风险因素具有非特异性、多变性和不确定性等特点,因此健康风险因素对慢性疾病的病因研究具有较大的现实意义。

(二)健康风险因素的种类

人类生存环境中存在许多健康危险因素,与健康和疾病形成各种复杂的关联关系,因此其分类也是多方面的。根据健康风险因素对于公共卫生不同领域的意义,可以有不同的分类。按照在因果链上与不良健康结局关系的远近,可分为间接健康风险因素和直接健康风险因素。从风险因素暴露水平而言,可分为个体健康危险因素和群体健康危险因素。从健康促进活动干预效果分类,分为可干预的健康风险因素(又称可改变的健康风险因素)和不可干预的健康风险因素(又称不可变健康风险因素),不可变健康风险因素可随着干预手段的不断发展而被重新归类。德威尔(Dever)从健康政策分析的角度创立综合健康医学模式,该模式将健康风险因素分为生物遗传因素、行为和生活方式因素、环境因素、卫生服务因素四大类。这种分类方法不仅与流行病学上多因多果的因果推断理论遥相呼应,还能更好地指导因素的管理和控制,因此,这种分类方法得到广泛认同和应用。

1. 生物遗传因素　包括直接与遗传有关的疾病以及遗传与其他危险因素共同作用的疾病,包括年龄、性别、种族、身高、体重等生物风险因素,以及基因、遗传特征、家族疾病特征、成熟老化、个体敏感差异和个体心理等遗传风险因素。

2. 行为和生活方式因素 是指因个人不良行为或生活方式而产生的健康风险因素,在健康风险因素评价技术中,亦称为自创性风险因素。《世界卫生统计 2023》报告显示,74%的疾病死亡归因于慢性病,如疾病谱前位的心血管疾病、脑血管疾病、恶性肿瘤。大多数慢性病的发生发展与不良的行为生活方式密切相关,如吸烟、酗酒、药物滥用、不合理膳食、体力活动不足、睡眠不足、特殊嗜好及不洁性行为等,而这些行为是可以改变的。因此,加强行为生活风险因素的监测,实施有针对性的行为生活干预策略,消除或减轻自创性风险因素,对控制慢性病的发生发展很有必要。

3. 环境因素 环境包括原自然环境与社会环境,环境中存在的各种危险因素对人类健康有着重要的影响。

(1) 自然环境风险因素:分为生物性风险因素,如细菌、病毒、真菌、寄生虫等,该类因素所致疾病具有明显的三间分布特征;物理性风险因素,如噪声、振动、电离辐射等,随着计算机和信息技术的普及,这些因素对人体健康也造成了一定的威胁;化学性风险因素,如化学毒物、粉尘、农药、废气废水等,此类因素多是由于次生环境危害对健康产生影响。

(2) 社会环境风险因素:包括政治制度、经济状况、收入水平、居住条件、营养状况、就业条件及家庭因素。如生活环境恶劣、卫生设施不足、营养不良、受教育机会不均衡、社会歧视、生存压力、就业压力等社会因素;家庭矛盾和社会矛盾所带来的精神心理压力等。

4. 卫生服务因素 是指卫生服务中存在的各种不利于保护和增进健康的因素,如卫生资源配置不合理、医疗保健制度不完善、公共卫生体系和服务网络不健全、医疗服务质量低下、医疗事故、误诊漏诊、院内交叉感染等,这些因素直接或间接危害人群的健康水平。

(三) 健康风险因素的特点

了解健康风险因素对健康影响的特点,不仅可加深对健康风险因素的认识,也对疾病的预防,尤其是慢性病的预防具有重要意义。

1. 潜伏期长 健康风险因素产生危害的潜伏期取决于其数量、性质和接触时间。一般来讲,人群长期反复接触健康风险因素之后才可能发生疾病。例如肺癌患者的吸烟史往往长达数十年。健康风险因素作用的长潜伏期,使因素与疾病之间的因果关系较难确定,给疾病预防带来一定困难,但也给疾病干预提供了时间与机会。

2. 联合作用明显 健康风险因素多为联合作用,而使致病危险性增强,如吸烟者同时接触石棉或有害金属粉尘,肺癌的发生概率要比单纯吸烟者增加几倍甚至十几倍;冠心病患者往往同时存在高血脂、高血压、吸烟、超重肥胖等的影响。虽然多个因素同时作用时发病率高,但对多个因素同时进行控制的效果也会更好。

3. 特异性弱 表现为疾病的发生与多种风险因素有关,而一种风险因素也可导致多种疾病。如吸烟可引起肺癌、口腔癌、食管癌、支气管炎、心脑血管疾病和胃溃疡等全身各系统的各种疾病,而冠心病等心脑血管疾病的发生又与不合理饮食、吸烟、精神紧张、饮酒等多因素有关。正是由于风险因素与疾病之间的弱特异性,加上患者个体差异性,使得个体容易忽视危险因素的影响。

4. 广泛存在 健康风险因素广泛存在于自然与社会环境中,且早已融入人们的日常生活,被大多数人所习惯和接受,有些不良行为已形成习惯难以改变,其健康危害具有潜在性、长久性、持续性的特点,使得健康风险因素干预的困难程度随之加深,但同时也显示出持久、深度的干预策略尤为重要。

(四) 健康风险因素的作用过程

按照健康风险因素与人体的作用时间,可分为以下几个过程:

1. **无危险阶段** 周围环境和行为生活方式中基本不存在风险因素,预防措施是通过健康教育,防止风险因素的发生。

2. **出现风险因素** 随着生物遗传因素、环境因素、行为生活方式的改变,生产生活环境中出现了健康风险因素,但作用时间短暂、程度轻微,而并无明显危害,或其危害还不易被检出。此时可通过环境因素检测或行为生活方式调查,发现风险因素的存在。

3. **致病因素出现** 随着风险因素数量增加及作用时间延长,风险因素转化为致病因素开始对机体产生危害,但由于机体防御机制的作用以及致病因素的弱化,尚不足以形成疾病,此时采取干预措施,可阻止疾病的发生。

4. **疾病形成** 疾病形成可逆的形态功能损害,用生理生化的诊断手段可及时发现。此时预防策略是筛检,及时发现无症状患者,早期诊断、早期治疗,及时阻止风险因素的作用,使病程逆转而恢复健康。

5. **症状显现** 症状与体征可并行或先后出现,病程亦不可逆,积极采取治疗措施以改善症状和体征,防止伤残和减少劳动能力的丧失。

6. **劳动力丧失** 此时是疾病进程的最后阶段,采取康复治疗,提高生存质量。

二、健康风险因素评估

(一) 健康风险因素评估概念

健康风险因素评估(health risk appraisal,HRA)是研究危险因素与疾病发病率及死亡率之间数量依存关系及其规律性的一种技术。用以研究人们在环境、行为生活方式和医疗卫生服务中存在的各种危险因素对疾病发生和发展的影响程度,以及通过改变生产生活环境、改变不良行为生活方式,起到降低危险因素和延长寿命的作用。

HRA 的基本思想是根据流行病学资料、人口发病率或死亡率资料以及运用数理统计学方法,对人们在生活、生产环境及医疗卫生服务中存在的与健康相关的危险因素进行测评,估计个体患病或死亡的危险性,预测个体降低危险因素的潜在可能性以及可能延长的寿命程度,并向个体进行反馈。

(二) 健康风险因素评估的产生与发展

健康风险因素评估是伴随临床实践发展起来的一种技术,1940 年 Lewis C. Robbins 医师首次提出健康风险评估,他创造的健康风险表(health hazard chart)赋予了医疗检查结果更多的疾病预测性含义。1950 年,Robbins 主持制订了《10 年期死亡率风险表格》(tables of 10-year mortality risk),并且在人寿保险精算方法对患者个体死亡风险概率的量化估计中大量应用。1970 年,Robbins 医师和 Jack Hall 医师共同编写了《如何运用前瞻性医学》(*How to Prospective Medicine*)一书,该书系统论述了定量研究健康风险因素的原理和方法,以及健康风险因素与未来健康结局之间的量化关系,提供了完整的健康风险评估工具包,包括问卷表、健康风险计算以及反馈沟通的方法等。至此,健康风险评估进入大规模应用和快速发展时期。1979 年,Jack Hall 和 Jack D. Zwener Hal 出版了《未来医学》一书,特别更新了健康风险因素评价基础的内容,并且由生物统计学家 Harvy Geller 和健康保险学家 Norman Gesner 根据各种风险因素与相应慢性病之间的密切程度和作用强度,制订了 Geller-Gesner 危险分数转变表。

随着计算机信息技术的发展,20 世纪 70 年代中后期,美国北卡罗来纳州立大学卫生服务研究中心和美国疾病控制与预防中心先后编制了个体健康危险因素评价的计算程序。随后,适合于不同对象和目的的 HRA 计算机软件应运而生。20 世纪 80 年代末,美国埃默里大学的卡特中心与美国疾病控制与预防中心共同推出用于个人电脑的第二代健康风险评估软件,将健康风险评估的疾病种类由 26 种增加到 44 种,软件的出现促进了健康风险因素评价的迅速发展。美国、加拿大率先将健康风险评估应用于健康教育及健康促进活动。20 世纪 90 年代,美国弗雷明汉心脏研究(Framingham Heart Study)建立了冠心病绝对风险预测模型,自此开始了健康危险因素评价从死亡风险评估到患病风险评估的新历程;由于患病风险比死亡风险更能让人们理解风险因素的作用,有助于有效实施健康干预措施,更具有实际指导意义。例如美国密歇根大学健康管理研究中心所研发的健康风险评估系统,以健康得分取代了以往的健康年龄和可达最低年龄等指标,更具个性化、可行性、可比性、教育性。

1985 年,上海医科大学的龚幼龙教授将健康风险因素评估方法引入我国。20 世纪 90 年代起,健康风险因素评估方法受到国内流行病学专家和其他专家的评议和关注。21 世纪初,伴随着健康管理服务在国内的兴起和发展,部分健康管理企业引进国外健康风险因素评估模型用于健康管理项目,在一定程度上推动了健康风险因素评估方法在国内的应用。目前在国内比较成熟的健康管理系统有健康自我管理系统和新生代健康风险评估系统。

第二节　健康风险评估目的和意义

健康风险评估的重要意义在于将评估中所获得的健康相关数据转变成公众所熟知的健康信息,使人们从这些健康信息中获得对自身健康的一种判断、态度、观点和认同等,从而形成和建立起良好的身体、心理和社会适应能力等方面的知识和技能框架,减少健康风险因素的影响。

一、帮助人们综合认识健康风险因素

1. 慢性病因果关系的复杂性　慢性病病因多且复杂,主要与众多自创性健康风险因素密切关联,通过健康风险评估能够帮助个体充分了解自身健康风险因素,使其认识到可通过改变不良行为生活习惯降低慢性疾病的患病风险。

2. 慢性病病程长、负担重　慢性病具有病程较长、并发症发病率高、致残率高、控制率低、需要长期照顾等特点,其治疗费用的上涨速度超过国民经济和居民收入的增长速度,由此引起的经济负担对社会经济和谐发展形成沉重压力,已成为危害国民健康的重大公共卫生问题。此外,慢性病严重影响劳动力发展及其生产水平,给个人、家庭和社会造成间接的负担。因此,通过健康风险评估使人们充分认识慢性病所带来的经济负担,引导人们积极主动进行疾病防控和健康维护,降低甚至避免健康风险因素的影响,提高健康水平。

二、鼓励和帮助人们修正危害健康行为

1. 健康行为　健康行为(health behavior)是指人们为了增强体质、维持心身健康、预防疾病、延年益寿而采取或养成的行为和健康习惯。健康行为具备以下几个基本特征:①有利性:即行为表现对自身、他人、环境有益;②规律性:如起居有常、饮食有节;③符合理性:即行为表现可被自己、他人和社会所理解和接受;④行为强度常态、积极:即语言表达行为、情绪行为、工作行为等应积极向上;⑤行为同一性:外在行为与内在思维动机协调一致,与所处的环境条件无冲突;⑥行为整体和谐性:即个人行为具有的固有特征,与他人或环境发生冲突时,表现出容忍和适应。

2. 危害健康行为　危害健康行为(health-risky behavior)是指不利于自身和他人健康的一组行为。主要特点为:①危害性:行为对人、对己、对社会的健康有直接或间接的、明显

或潜在的危害作用；②明显性和稳定性：即行为是在一定的作用强度和持续时间后形成的；③习得性：即个体在后天的生活经历中习得的，故又称"自我创造的危险因素"。

危害健康行为可分为五类：①不良生活方式：如吸烟、酗酒、缺乏体力活动、不良饮食习惯、久坐不动等；②致病行为模式：即导致特异性疾病发生的行为模式，如表现为不耐烦和敌意的 A 型行为模式，情绪过度压抑和自我克制的 C 型行为模式，据研究，A 型行为模式与冠心病密切相关，C 型行为模式与肿瘤发生相关；③不良疾病行为：疾病行为指个体从感知自身患病到疾病康复全过程所表现出来的一系列行为，不良疾病行为可发生在上述过程的任何阶段，恐惧、讳疾忌医、不及时就诊、不遵从医嘱等都属不良疾病行为；④违规行为：指违反法律法规、道德规范等有关联的危害健康行为，这些行为不仅直接危害行为者个人健康，还会影响社会健康和正常的社会秩序，如药物滥用、不洁性行为等；⑤迷信行为：指人对事物的一种痴迷信任状态，即盲目地相信，如无知、宿命论等。

大量研究表明，在慢性病的诱因中，遗传因素占 15%，社会因素占 10%，气候因素占 7%，医疗条件占 8%，而危害健康的行为占 60%。危害健康行为对健康的影响需要经过长时间才能显现出来，这类行为不仅单独作用，同时也会协同作用于人体。健康风险评估通过个性化、量化的评估结果，不仅帮助人们认识自身的健康风险因素及其危害与发展趋势，而且能够显示出通过行为改善人们所能提升的健康水平，帮助人们有的放矢地修正危害健康的行为。

三、制订个体化的健康干预措施

在了解个体或群体的主要健康问题和健康风险因素的基础上，首先应确定哪些是主要的健康问题，哪些是导致这些健康问题的风险因素；哪些健康风险因素可以修正，哪些不可修正（如年龄、遗传等）。根据可修正因素出现的频率、强度、干预措施的成本和效果等，制订可行性的个性化健康干预措施。

制订个性化健康干预措施应注意以下几个问题：

1. 针对性 健康问题和健康风险因素往往是多重的，因此健康干预的内容和方法也应是多方面的，且应在不同健康阶段提出有针对性的干预措施，以提高干预的效果。

2. 可行性 由于健康干预措施的实施涉及干预对象的选择（如需求、文化、接受能力、经济等）和措施实施的保障（如干预人员、经费支持、社会支持、所具备的条件等），健康干预措施一定是可操作的、便于执行与推广的。例如老年糖尿病患者的血糖自我监测应根据该患者的具体情况确定。

3. 共同参与性 个体和群体的积极参与和配合，可以提高依从性，保证干预措施的实施。

4. 目标的阶段性 在干预的不同阶段设定不同的目标，便于在特定的时间达到，也可增加患者信心。

5. 信息反馈 主要通过定期随访、电话访视等方式开展，干预措施的结果应及时反馈。

四、评价干预措施的有效性

健康风险评估通过自身信息系统，收集、跟踪和比较评价指标的变化，从而对于干预措施的有效性进行实时的评价和修正。在干预措施执行结束后或干预措施实施一段时间后对结果进行评价，可以动态性观察客观指标是否达到预期目标，便于不断总结成绩，找出不足，并分析主要原因，及时调整方案，提高措施执行的有效性。选择何种评价指标是评价干预措施有效性的关键，因此，评价指标应包括客观指标和主观指标、阶段性指标和终极指标、定性指标和定量指标等。常用的评价指标有：①健康状况评价指标，如血压值及控制率、并发症发生率等；②健康干预依从性指标，如饮食调整、适量运动、坚持服药等良好行为的坚持率和形成率等；③社会经济学评价指标，如生命质量、医疗费用的支出等；④卫生服务利用指标，如门诊就诊率、住院率等；⑤居民参与率和满意率等指标。评价时应根据干预措施实施的具体情况选择有针对性的指标。

五、进行健康管理的人群分类

根据健康风险评估的结果将人群进行分类管理，可以充分利用有限的资源使健康效益最大化，符合成本-效益的原则，这也是健康管理的核心和宗旨所在。人群分类依据：①根据健康风险的高低，分为低风险阶段（以健康教育、维护健康为主的管理）、中风险阶段（以生活方式管理为主）、高风险阶段（以疾病管理为主）；②根据卫生服务的利用水平，分成基本无利用者（以需求管理为主）、利用较少者（以生活方式管理为主）、经常利用者（以疾病管理为主）；③根据疾病类别进入疾病的专案管理；④根据重点人群分类管理；⑤其他：也可以根据人群的性别、年龄、职业、依从性、医疗费用等分类管理。

第三节　健康风险评估的技术和方法

一、健康风险评估的基本原理和技术

（一）健康风险评估的基本原理

健康风险评估是以问卷表的方式搜集个人生活方式及健康危险因素信息，在此基础上定性或定量地预测由于某一种或几种特定原因造成的死亡或患病的风险，并通过提供健康教育和健康咨询服务，帮助个人改变一个或多个健康风险因素，进而降低患病或死亡的危险。常用的健康风险评估一般是以死亡为结果的危险性评估，但由于技术的发展及健康管理需求的变化，已逐步扩展到以疾病为基础的危险性评估。因此在评估时，收集疾病的风险因素以及危害程度（相对危险度），分析人群死亡率的资料和流行病学资料（如各危险因素的相对危险度和各危险因素在人群中的发生率），根据各种危险因素与相应慢性病（死亡率）之间联系的密切程度，依据一定的数理统计模型，将各种危险因素转换成危险分数，即将危险因素的危害程度量化，从而可以定量描述个体患病或死亡危险与各种危险因素之间的联系。目前广泛使用的是由美国生物统计学家盖勒（Geller H.）和健康保险学家格斯纳（Gesner N.）研制的危险分数转换表，按性别、年龄分组列出不同疾病存在的危险因素和危险分数数值，依危险分数的大小，评估主要健康危险存在的范围，提出降低危险水平的建议。

（二）健康风险评估的技术

1. 建立于单一危险因素与发病率的基础上的评估技术　该技术是将某些单一因素与发病率的关系以相对危险性来表示其强度，得到的各相关因素的加权分数即为患病的危险性。这种方案简单实用，不需要大量的数据分析，是健康管理发展早期的主要危险性评价方法。比较典型的有美国卡特中心（Carter Center）及美国糖尿病协会（ADA）的评价方法。

2. 建立于多因素分析基础上的评估技术　该技术是采用统计学概率理论的方法来获得患病危险性与危险因素之间的关系模型。为了能包括更多的危险因素，并提高评价的准确性，这种以数据为基础的模型在近几年得到了很大的发展，所采取的数理手段有多元回归、基于模糊数学的神经网络方法及蒙特卡罗模型等。这种方法的典型代表是弗雷明汉心

笔记栏

脏研究的冠心病模型，它是在前瞻性研究的基础上建立的，因而被广泛地使用；此外，还有欧洲的心血管手术危险因素评分系统（European system for cardiac operative risk evaluation, EuroSCORE）、英国基于 QResearch 数据库建立的风险评估模型（简称 QRISK）、中国动脉粥样硬化性心血管疾病风险预测模型（简称 China-PAR 模型）。

二、健康风险评估的种类

健康风险评估依据评估对象、评估目的和评估范围，有不同的分类和方法。从应用领域的角度，健康风险评估可分为：临床评估（包括体检、门诊、入院、治疗评估等）、健康过程及结果评估（包括健康状态评估、患病危险性评估、疾病并发症评估及预后评估等）、生活方式及健康行为评估（包括膳食、运动、心理、卫生服务利用等的评估）、公共卫生监测与人群健康评估（从人群的角度进行环境、食品安全、职业卫生等方面的健康评估）；从评估功能的角度，健康风险评估可分为：一般健康风险评估、疾病风险评估、生命质量评估、生活方式 / 行为评估（如体力活动评估、膳食评估和精神评估等）。

（一）一般健康风险评估

一般健康风险评估主要包括收集资料、健康风险评估和健康风险评估报告三个部分。采用问卷收集健康风险因素等相关资料；通过系统的方法定性和定量地分析疾病预防与健康维护的信息，对主要的健康问题和危险因素进行总结和概括，尤其是强调可以修正的健康风险因素，以增加个人和群体改善健康的动力，也可在一定程度上帮助提高健康管理项目的参与率。

1. 收集资料

（1）收集当地年龄、性别、疾病患病率或死亡率资料：选择当地危害健康最严重的疾病，即前 10~15 位死因的疾病作为研究对象。这些资料可通过死因登记、疾病监测、居民健康档案、回顾性健康调查等途径获得。

（2）收集健康风险因素资料：通过询问或自填式问卷调查，收集行为生活方式、环境危险因素和医疗卫生服务中的风险因素，通过病史询问、体格检查和实验室检查，也可以获得重要的家族遗传性风险因素资料。

2. 健康风险评估

（1）将危险因素转换为危险分数：评价健康风险因素的关键是将危险因素转换为危险分数，可通过查询《危险分数转换表》获得。将危险因素相当于平均水平时危险分数定为 1.0，即当危险分数为 1.0 时，个人发生某病死亡的概率相当于当地死亡率的平均水平。危险分数小于 1.0，即个体发生某病死亡的概率低于当地死亡率的平均水平。危险分数越高，死亡率越高；危险分数越低，死亡率越低。

（2）计算组合危险分数：多种危险因素并存的情况下，计算组合危险分数可以更好地反映危险因素之间的联合作用。

计算组合危险分数时分两种情况：

1）与疾病或死亡有关的危险因素只有一项，其组合危险分数等于该疾病的危险分数。

2）与疾病或死亡有关的危险因素有多项，要考虑到每一项危险因素的作用。计算组合危险因素时，将危险分数大于 1.0 的各项分别减去 1.0 后的剩余数值作为相加项分别相加，1.0 作为相乘项；小于或等于 1.0 的各危险分数值作为相乘项分别相乘；将相乘项之积和相加项之和相加，就得到该疾病的组合危险分数。

（3）评估存在死亡危险：它是指在某种危险分数单独或联合作用下，某种疾病的死亡可能性，即在现有健康风险因素条件下的预期死亡概率。

$$存在死亡危险 = 平均死亡概率 \times 危险分数$$

（4）计算评价年龄：评价年龄是依据年龄和平均死亡概率之间的函数关系，按个体所存在的危险因素计算的预期死亡率水平求出的年龄称评价年龄。

具体的计算方法是将各种死亡原因的存在危险分数求和，得出总的死亡危险值。用合计存在死亡危险值查评价年龄表，可得出评价年龄值。

（5）计算增长年龄：增长年龄是指个人修正危险因素（如吸烟者已经戒了烟，高血压者已经将其血压降到了 140/90mmHg 以下）后计算出来的年龄。这是根据已存在的危险因素，提出可能降低危险因素的措施后预计的死亡水平求出的评价年龄，又称为再评价年龄、预期年龄。

（6）计算危险降低程度：将个人所有可修正的危险因素修正到目标水平（如吸烟者已经戒了烟，高血压者已经将其血压降到了 140/90mmHg 以下），死亡危险可能降低的程度。其目的是通过展现个人可改善的健康风险空间，鼓励和帮助人们修正不健康的行为。

$$危险降低量 = 存在的死亡风险 - 新存在死亡风险$$
$$危险降低程度 = (危险降低量 / 总存在死亡风险) \times 100\%$$

（7）健康风险评估的结果应用：根据健康风险因素评价的对象和性质，可分为个体评价和群体评价两类。

1）个体评价：根据健康风险大小计算评价年龄和增长年龄，了解评价年龄、增长年龄、实际年龄三者之间的差别，评价该个体健康型、自创性危险因素型、难以改变的危险因素型和一般性危险型。

①健康型：个体评价年龄小于实际年龄。如个体的实际年龄为 53 岁，评价年龄为 50 岁，说明个体危险因素低于平均水平，预期健康状况良好。亦可理解为 53 岁的个体处于 50 岁年龄者的死亡概率，健康水平优于同龄人群。因危险因素较少，该个体进一步降低危险因素的可能性有限。

②自创性危险因素型：个体评价年龄大于实际年龄，并且评价年龄与增长年龄之差较大，危险因素平均水平较高。如个体的实际年龄为 42 岁，评价年龄为 48 岁，增长年龄为 38 岁。个体存在的危险因素多是自创型，属于可改变因素，降低危险因素可获得较大的健康改善，可以较大程度地延长预期寿命。

③难以改变的危险因素型：个体的评价年龄大于实际年龄，但评价年龄与增长年龄之差较小，个体的危险因素主要来自既往病史或生物遗传因素，属于不易改变因素，即使稍有改变，效果也不显著，死亡危险不可能有大的改变。如个体实际年龄为 47 岁，评价年龄为 53 岁，增长年龄为 52 岁。

④一般性危险型：个体评价年龄接近实际年龄，死亡水平相当于当地目标人群的平均水平。因降低危险因素的可能性有限，故增长年龄与评价年龄较接近。

2）群体评价：在个体评价的基础上，评价不同人群的危险程度；根据不同人群危险程度，可分为健康组、危险组和一般组，依据以上三种类型人群所占比例大小，确定不同人群的总危险程度，将危险程度最高的人群作为重点防控对象。也可根据人群特征如性别、年龄、文化水平等进行危险水平分析。

3. 健康风险评估报告　健康风险评估报告应以个体或群体基本特征为基础，反映客观存在的危险因素，并根据危险程度予以排序，针对未来可能罹患的疾病，提出健康干预建议。

个体健康风险评估报告主要内容包括以下内容：

（1）个体人口学特征：包括性别、年龄、健康信息概况，如血压值和血糖值、体重指数等。

（2）疾病风险评估结果：根据健康信息和临床检查结果，给出个体疾病患病风险、降低或消除健康风险可能改善的健康状况,如通过控制体重可能达到的增长年龄;疾病风险评估结果是与同等人口学特征人群的平均患病风险相比,个体患病的风险等级。

(3)健康危险因素重点提示:即个体所具有的某些疾病的重点危险因素(如高血压的重点危险因素有高盐饮食、高血脂、肥胖等)以及可改善的危险因素提示(如控制体重、增加体力活动水平、增加膳食纤维摄入等)。

(4)健康教育信息:如控制高血压或糖尿病等措施、戒烟措施、合理膳食的计划、健康生活方式的健康教育、定期随访等。

群体健康风险评估报告则包括该群体的人口学特征、疾病的患病率、风险因素的发生率、不良生活方式的发生率、人群干预措施和方法等。

(二)疾病风险评估(disease risk assessment)

疾病风险评估是指对特定疾病患病风险的评估,也是有关患病可能程度的评估,为健康风险评估的一个主要类型,与健康管理措施有着密切的联系。通过疾病风险评估,可以帮助评估对象发现某些疾病的患病可能性和程度,以利于个体积极采取干预措施,改善现有生活中的不良行为习惯,或是到医院进一步做临床检查。

1. 疾病风险评估的目的和特点 综合评估对象的临床表现和临床检测结果,经过评估筛查出患某种特定疾病的个体或群体,并引入需求管理或疾病;可以通过疾病风险改善程度来测量医生和/或患者良好临床实践的依从性与有效性;在疾病管理过程中可以评估特定干预措施实施后所达到的健康结果;也可评估医生和/或患者的满意度。疾病风险评估注重客观的临床资料对未来特定疾病发生的风险性,要求患者提供详细的基本信息和尽可能详尽的近期临床诊断、化验结果、处方、用药量等,并要求评估中如实认真回答问题;应用严谨的统计学方法和评估模型以及流行病学研究的成果评估个体或群体未来患病的可能性。该评估具有时段性,经过疾病风险防范指导后,基于良好的实践依从性,未来疾病患病风险会有所降低。疾病风险评估适用于医院或体检中心的疾病评估、保险公司等的核保和精算。

2. 疾病风险评估的方法和步骤 疾病风险评估方法有直接源于流行病研究成果的前瞻性队列研究如生存分析法、寿命表分析法和对以往流行病研究成果的综合分析(循证医学)如荟萃分析、回归等统计分析,人工智能模型、合成分析法等。

疾病风险评估的步骤包括:①选择要预测的疾病:一般来讲选择人群中危害严重、患病率高、有相对明确的与该疾病发生有关的危险因素;②不断发现并确定与该疾病发生有关的危险因素;③应用适当的疾病预测方法建立疾病风险预测模型;④验证评价模型的正确性和准确性。

(三)生命质量评估(quality of life assessment)

生命质量是指以社会经济、文化背景和价值取向为基础,人们对自己的身体状况、心理功能、社会能力以及个人状态的一种感觉体验。健康相关生命质量(health related quality of life,HRQOL)是指在病伤、医疗干预、老化和社会环境改变的影响下,测定与个人生活事件相联系的主观健康状态和个体满意度,它反映的是生存时间(生理指标)与生存质量(主观感受与功能状况)两者的综合。

1. 生命质量评估的目的和特点 生命质量评估随着人们对健康和疾病认识的不断深入,应用的范围也在扩大,生命质量评价不仅关心患者存活时间,而且关心患者的存活质量;不仅考虑客观的生理指标,而且强调患者的主观感受和功能状况;不仅考虑他人的评价,更关注自我评价;评价的结果具有时变性等特点。因此,生命质量评价的目的主要是:①监测个体和人群健康状况;②评估疾病严重程度;③评估疾病所带来的负担和对生命质量影响;④评价临床试验疗效和成本-效果;⑤指导患者康复技术;⑥为卫生政策的制定和卫生资源的合理利用提供依据。

2. 生命质量评估的内容　生命质量评估作为一种新的医学评价技术,全面评价疾病及治疗对患者造成的生理、心理和社会生活以及生活态度等方面的影响。包括功能状态、心理和社会的良好状况、健康意识、疾病治疗的相关症状等,包含生理状态、心理状态、社会功能状态、疾病状态、总体感觉五个方面。

(1)生理状态:是个体体能和活动的反映,是生命质量的基础,如活动受限的躯体活动受限、迁移受限、自我照顾受限;社会角色受限的社会角色种类和数量受限及角色紧张、角色冲突;体力适度性的无力、疲劳、虚弱等。

(2)心理状态:是人类大脑反映外界客观事物的过程,由认识、情感和意志活动过程组成。如焦虑、紧张、压抑、恐惧等情绪反应;理解力、注意力、记忆力等认知功能;幸福感、满意感等心理感受。

(3)社会功能状态:是人类社会生活的基本需要,主要测量社会整合(以社会成员的身份参与社会活动)、社会接触(人际交往和社区参与的数量范围和社会资源的利用程度等)、亲密关系(如亲情、朋友间获得社会支持的程度等)。

(4)疾病状态:是疾病的特征性表现和患者的主观感受,如主诉、体征、生理测量和实验室的检查等指标。

(5)对健康的总体感受:是个体对自身健康状态的主观判断与满意度,是一种综合性的评价,反映个体特定需求的满足程度以及对自身生活综合感觉状态。

3. 生命质量评估的方法　生命质量评估一般采用生命质量调查量表,在健康管理中根据不同人群和不同管理内容选择相应量表。

(1)通用的一般性生命质量量表:可用于不同类型、不同严重程度的疾患的治疗,与疾病的特异程度无关。常见的有:健康调查简表、欧洲五维健康量表、诺丁汉健康量表、疾病影响量表、中医生命质量评价量表等。

(2)临床生命质量测定量表:如临床生命质量测定方法、健康生存质量表、健康效用指数2和3等。

(3)特殊病种生命质量测定量表:主要针对特定病种的生命质量评价,如帕金森病生命质量调查表、严重心力衰竭生命质量调查表、糖尿病患者生命质量特异性量表。

(四)生活方式/行为评估

行为生活方式是现代医学模式中影响健康的关键因素。生活方式是在一定的社会条件制约和价值观念指导下所形成的满足自身生活需要的全部活动形式与行为特征的复杂有机体。建立在遗传特征、地理环境、文化传统、社会环境基础上的较为稳定的生活方式包括膳食习惯、体力活动、起居生活习惯、医疗素养等。《世界卫生统计2023》显示,膳食不合理造成的营养不良、酒精滥用、吸烟是造成慢性疾病的主要生活行为方式危险因素。行为生活方式评估不预测未来,仅对现状进行评估,主要目的是帮助个体识别不健康的行为方式,并提出改善建议。评估的重点领域包括体力活动、膳食结构、精神压力等。

1. 体力活动评估　体力活动是由骨骼肌收缩引起的、使身体在基础代谢水平上产生能量消耗增加的一切身体活动。对普通人群来讲,体力活动评估的主要目的是评估体适能与能量消耗情况。由于气候条件、一天中的不同时刻、活动的类型、个人技巧等诸多因素能够影响能量消耗,因此,选择评估手段必须在尽量准确测量能量的消耗水平和完成此评估需要的时间和体能能力之间进行平衡。一般会从3个侧面评估体力活动:活动强度、持续时间、活动频率,主要调查方法为体力活动日记、体力活动回顾等。

我国评估体力活动多使用国际体力活动量表,是根据活动频率、强度、时间、类型,从大强度、中等强度、步行和静坐4个方面评估。该量表分为长卷与短卷两种类型,短卷是调查每周从事某种强度体力活动累积的时间,其参照是活动时间;通过已知的每周活动频率和时间长短,乘以个体从事某种强度体力活动时所对应的活动当量赋值,就可以推算出个体每周从事某种强度体力活动水平。长卷是按照体力活动项目询问频率和时间,其参照是体力活动项目;个体每周从事某项体力活动水平的计算方法与短卷一致。

2. 膳食评估　膳食评估是运用科学手段来了解某一人群或个体的膳食和营养水平,以此来判断其膳食结构是否合理和营养状况是否良好的重要手段。其基础是膳食调查,膳食调查的方法主要有膳食回顾、体格检查、实验室监测。膳食回顾的常用工具是24小时膳食回顾、膳食日记、食物频率调查表(food frequency questionnaires,FFQ)。膳食数据的收集及分析没有"金标准",多通过基于营养数据库的营养调查软件进行。

3. 精神压力评估　精神压力评估是建立在精神压力与健康结果之间关系的科学研究之上;由于定义、测量、评估精神压力存在不同程度的困难,精神压力评估方法随着研究和理论的不断发展而逐步深入。常规的精神压力评估有三种不同的方法:心理生理方法、访谈和客观评分法、自报法,其中自报法最常用。自报法包括3种类型:应激源评价、心理反应性评价、认知评价。应激源评价可用社会再适应评定量表(social readjustment rating scale,SRRS),反映生活事件(如离婚、升迁)对个体的影响;心理反应性评价可用明尼苏达多相人格量表(minnesota multiphasic personality inventory,MMPI);认知评价是个体从自己的角度对遇到生活事件的性质、程度和可能的危害情况做出估计,如压力调查表(derogatis stress profile,DSP)。

第四节　健康风险评估的应用

一、识别健康问题及健康风险因素

健康风险评估应用于识别健康问题及健康风险因素,提高干预的有效性。由于健康风险因素对健康的影响有一定的过程,在此过程中,通过收集健康风险因素的资料,定性和定量地分析评估健康风险因素与健康或者患病/死亡之间的关系,通过个体目前所具有的危险因素计算其预期患病/死亡概率,与平均患病/死亡概率进行比较,预测个体在这种危险因素情况下在未来若干年患病/死亡的概率;针对这些健康风险因素,制订个性化的健康管理计划,并在医师的指导和个人或群体的广泛参与下,采取积极的、行之有效的干预措施,努力改变或减少这些危险因素,则可以预防由这些危险因素所致的健康问题。

二、实施个性化的健康教育与健康促进

健康风险评估是健康教育和健康促进的重要工具和手段,通过健康风险评估可以较为明确地了解个体的健康风险因素,尤其是存在的不良生活行为方式等,并反馈给评估对象,使其清晰知晓与自身健康行为有关信息,针对风险因素制订个性化的健康教育和健康促进计划,努力使个体自觉采纳健康生活方式的建议,自觉养成良好的行为生活方式,以降低或消除影响健康的风险因素。健康风险因素的评估同时也可用于健康教育的效果评价。

三、降低慢性病的发病死亡风险和医疗费用

流行病学资料显示,久坐、吸烟、过度饮酒、药物滥用、不良饮食习惯、体重过高或过低、

笔记栏

超重肥胖、高血脂、高血压、高血糖、高应激状态、抑郁等会诱发慢性疾病,不加以控制最终会引起伤残和死亡;降低这些潜在危险因素,慢性疾病的发病率及死亡率会明显降低。同时,因慢性疾病发病及恶化程度降低,个人的健康成本会因降低大量疾病治疗费用而得到有效控制,从而降低慢性病疾病经济负担。目前,一些健康保险公司正在利用 HRA 进行疾病管理,并将 HRA 及健康教育作为一、二级预防活动的重要内容以控制不断上涨的医疗费用。

四、维护职业人群健康和降低伤残率

生产过程中的物理、化学、生物因素,劳动过程中的制度和强度,生产环境中的自然环境、建筑环境、环境污染等职业风险因素给各类职业人群带来种种身心危害,影响生理功能、工作能力,甚至产生肢体损害,严重影响生活自理能力。通过职业人群健康风险评估,加强其健康教育,使雇主及职业者自觉选择有利于健康的职业行为,消除和降低职业风险因素,降低职业相关疾病的发病率、致残率和死亡率,提高职业人群的生命质量,同时降低职业人群社会和家庭疾病治疗负担。

五、评价卫生服务需求与利用

卫生服务是指卫生系统利用一定的卫生资源,向个体或群体提供医疗、预防、保健、康复等服务的过程,是针对个体和群体进行的有益于健康的全方位、人性化的医疗服务。卫生服务需求是实际发生的、消费者有支付能力的卫生服务,其受到服务价格、个人经济收入、健康状况与健康素养、个人健康偏好和卫生政策等多因素的影响。通过健康风险因素评估,可了解个体或群体健康状况以及健康偏好,帮助评估个体或群体的卫生服务需求,实施"早发现、早诊断、早治疗"的预防策略,促进卫生资源的合理利用。此外,通过健康风险评估,可发现疾病高危人群,将有限的卫生资源用于最需要和最有效的人群中,并根据危险因素程度提供相应的医疗卫生服务,实施健康综合干预。

六、实施人群的健康管理

利用健康危险因素评估可以了解人群危险因素的种类及数量,以便对人群的健康进行分类管理。人群健康管理的分类可以有以下几种:

1. 根据健康风险的程度分为高危险类型与低危险类型　对低危险类型的个人和群体采取集中形式的健康教育及健康促进活动,实施生活方式管理和需求管理。对高危险类型的个体和群体采取有针对性的干预,实施疾病的专案管理,包括生活方式的管理等。

2. 根据健康需求分为近期有需求和无需求　有需求的又可根据不同的需求内容分组。对近期有需求的个体和群体应及时开展健康风险评估,提供相关的健康知识,减少人们对原以为必须的、昂贵的和临床上不一定有必要的医疗保健服务的使用,也可通过电话、互联网等远程管理方式来指导个体和群体正确利用各种医疗保健服务满足自己的健康需求。

3. 人群的健康管理还可以根据不同的年龄、性别、干预的风险因素、疾病的种类、干预的措施等分类管理,这样可以提高干预的针对性和有效性,同时也降低干预实施的成本。

七、评价健康管理的效果

健康管理的效果评价包括以下 4 个方面。

1. 评价个体或群体健康风险因素的控制效果　通过收集、统计风险因素干预前后的变化和差异,评价风险因素控制程度、发展趋势,在人群中风险因素控制比例等。

2. 评估个体或群体患病风险的变化　针对特定的高危个体或群体,在健康管理的时间

范围内,评价服务对象未来罹患某种疾病的风险变化方向和幅度,总结健康干预的有效性。

3. 用于健康干预的成本 - 效果 / 效用评价　运用健康经济学的手段和方法,评价干预措施的成本和达到某种效果 / 效用之间的比例,以了解个人或群体在经济上的回报。

4. 用于相关人群的满意度评价　收集服务对象和健康管理人员的反馈意见,了解其对健康风险评估、健康管理服务以及整体效果的满意度。

学习小结

1. 学习内容

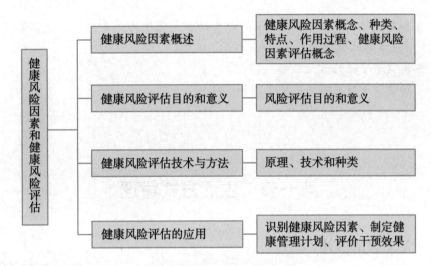

(1) 健康风险因素:概念、种类、特点和作用过程。

(2) 健康风险评估:概念、产生发展、意义及应用。

(3) 健康风险评估的技术和方法:基本原理与技术、评估种类。

2. 学习方法　本章应结合流行病的知识收集健康风险评估的资料,利用统计学的方法帮助理解健康风险评估的技术及其应用,以此理解健康风险评估的目的、意义和发展。

复习思考题

1. 健康风险因素有哪些?

2. 健康风险因素评估的基本原理与技术有哪些?

3. 简述健康风险因素的评估对疾病预防的意义。

4. 简述健康风险评估的种类及其应用范围。

(王　苗)

◇◆◆ 第三章 ◆◆◇

健康管理策略

学习目标

1. 掌握针对不同人群、不同需求的以生活方式管理为主要内容的健康管理技术；掌握健康管理策略的概念和特点。
2. 熟悉健康管理的六大策略。
3. 了解健康管理策略的实施范围和发展。

第一节　生活方式管理

一、生活方式的概述

生活方式有广义和狭义之分。广义的生活方式是指人们在物质生活和精神生活领域所从事的一切活动方式,包括物质生活和精神生活资料的生产和消费方式。狭义的生活方式则只包括物质生活和精神生活资料的消费方式。而本章所探讨的生活方式聚焦于由社会、经济、文化等因素所决定的日常行为模式。

（一）概念

生活方式（life style）是指不同的个人、群体或全体社会成员在一定的社会条件制约和价值观念指导下,所形成的满足自身生活需要的全部活动形式与行为特征的体系。它包括人们的衣、食、住、行、劳动工作、休息娱乐、社会交往等物质生活和精神生活,以及与这些方式相关的方面。身体健康与生活环境、体育锻炼和合理营养等有着密切的关系,改变和避免不良生活方式,对于心血管疾病、糖尿病、肥胖等慢性病的防治有较佳的效果。本节主要介绍生活方式管理的定义、特点和主要内容。平衡膳食、加强运动和体重控制等是生活方式管理常见的内容。

（二）分类

1. 从行为学上分类　行为一般是指可观察的显性行为。由遗传因素决定的行为看作本能行为,是与生俱来的,像睡眠、性行为、摄食行为等。人的行为丰富多彩,我们关注的是与健康有关的行为,即健康生活方式,它是指个体或群体与健康和疾病有关的行为生活方式。按照行为者对自身和他人健康状况的影响,健康生活方式可以分为健康促进生活方式和健康危险生活方式,前者指客观上有利于自己和他人的健康行为,后者是指偏离个人、他人的社会健康期望,不利于健康的行为。健康促进生活方式可分为日常健康行为、保健行为、预防性行为、改变危害健康的行为。日常健康行为是指个人日常生活中的饭后刷牙、便后洗手、不吸烟、少量饮酒等健康的行为生活方式。保健行为是指一个人定期查体、患病以后采取的求医行为等。预防性行为是指个人避免导致健康损害的环境和事件,如避免有害物的侵入、回避噪声的危害、安全性行为等。改变危害健康的行为是指个人针对存在的不良行为生活方式采取的改变行为,如戒烟、戒酒等。

2. 从社会学上分类　社会学对生活方式进行分类研究的意义在于将社会文化纳入行为的研究,更能从社会的层面洞察行为产生的原因。我们将生活方式分为健康生活方式和不良生活方式。这主要是从主体的行为是否对健康有利而进行的分类。对不良生活方式从主体的主动性上进行分类,可将不良生活方式又分为主动不良生活方式与被动不良生活方式,如主动吸烟与被动吸烟,主动饮酒与在一定的文化氛围下被动饮酒。从生活方式与社会规范的关系上可分为失范性不良生活方式与差异性不良生活方式。失范性不良生活方式不仅不利于健康,而且也是违反社会规范的,如酒后驾车等。这些行为不仅需要健康教育,而且也是需要进行社会控制的。差异性不良生活方式只是行为不利于健康,但不违反社会规范,主要对其进行健康教育。

二、生活方式管理的概述

(一)概念

生活方式管理是指以个人或自我为核心的卫生保健活动,通过科学方法指导人们培养健康习惯,建立健康的生活方式。生活方式管理作为健康管理的最基本策略之一,是通过健康促进技术,如行为纠正和健康教育,来保护人们远离不良生活方式,减少危险因素对健康的损害,预防疾病,改善健康。目前,生活方式管理的重点包括平衡膳食、控制烟酒、适度运动、控制体重和缓解精神压力等。

(二)生活方式管理的特点

1. 充分强调个体的健康责任和作用　个体的意愿是选择生活方式的前提,评价个体行为方式/行为可能带来的健康风险,健康风险对个体医疗保健需求有影响。通过调动个体的积极性,可以帮助个体做出最佳的健康行为选择,如建议适量运动、合理膳食、不吸烟、不酗酒等;通过多种方法和渠道帮助人们做出决策,如提供条件供大家进行健康生活方式的体验,指导人们掌握改善生活方式的技巧等。但是生活方式决策权和主要实施者是个体,强调个体对健康生活方式的责任和作用,使其"内化于心、外化于行"是发挥生活方式管理作用的关键。

2. 有效整合预防为主的三级预防网络　在健康或疾病的不同阶段都应始终贯穿三级预防的策略,不仅可以预防疾病的发生,也可逆转或延缓疾病的发展历程。其中,一级预防又称病因预防或初级预防,主要是针对致病因子(或危险因子)采取的措施,也是预防疾病发生和消灭疾病的根本措施,比如平衡膳食可以预防热量过多导致的肥胖。二级预防又称"三早"预防,即早发现、早诊断、早治疗,是发病期所进行的阻止病程进展、防止蔓延或减缓发展的主要措施,如通过体检及早发现血脂、血糖异常,通过采取少摄入含脂肪过多的食物、适度运动等措施减缓甚至消除血脂、血糖偏高情况。三级预防主要为对症治疗,防止伤残,促进功能恢复,提升生存质量和降低病死率,如对于确诊的高血压患者给予对症的药物,进行血压控制。通过有效整合三级预防,可以防止病情恶化,减少疾病的不良作用,防止复发或转移,预防并发症和伤残,对已丧失劳动力或残疾者通过康复治疗,促进其身心方面早日康复,使其恢复劳动力,病而不残或残而不废,保存其创造经济价值和社会劳动价值的能力。在其中,预防是生活方式管理的核心,一级预防以其前瞻性和经济性越来越受到健康管理相关人员的重视。

3. 加强生活方式管理与其他健康管理策略的联合协作　生活方式管理是健康管理策略的基础,也可以融入健康管理的其他策略中。例如,将生活方式管理纳入疾病管理项目中,可以减少疾病的发生率,或降低疾病的损害;将生活方式管理用于需求管理项目中,可以帮助人们更好地选择食物,提醒人们进行预防性的医学检查等。又如,饮食中控制盐和油的摄入量,不但有利于预防高血压和肥胖,也可以减少高血压、肥胖给个体带来的身体损伤。因此,在生命的各个阶段,无论是健康还是疾病状态,都应该采取和保持良好的生活方式,这样不仅可以提高其他管理策略的效果,而且可以节约更多的成本,获得更多的直接效益和边际效益。这也是健康管理中利用有效资源,获得最大健康效益的核心所在。

三、生活方式的干预技术

生活方式管理是其他健康管理策略的基础,生活方式的干预技术在生活方式管理中的作用举足轻重。实践中,教育、激励、训练和市场营销是四类常见促进健康行为改变的干预技术措施。

(一) 教育

教育干预是生活方式管理策略的基础组成。传统的健康教育注重传播知识和确立态度,不重视改变个人行为。而生活方式管理的目标是改善健康,在传统健康教育的基础上,更注重教育患者对自身健康的自我管理。有研究发现,如给予住院治疗的哮喘患者提供自我管理的信息,帮助其学会自我管理的技术,结果可以使其哮喘复发率减少 75%,住院时间减少 55%。

(二) 激励

又称行为矫正,通过正面强化、反面强化、反馈促进、惩罚等技术措施进行行为矫正,改变个体的生活或工作等环境,矫正不健康的行为。如社区发放控盐勺、量油壶就是对控盐降油饮食的有效激励方法。

(三) 训练

通过一系列参与式训练与体验,培训个体掌握行为矫正的技术,是鼓励健康行为的有效方法。方法包括讲课、示范、实践、反馈、强化、布置作业等。如在我国社区卫生服务中心开展的慢性病的自我管理知识讲座、适宜技术培训、患者示范等方面的训练。

(四) 市场营销

通过社会营销的技术推广健康行为,营造健康的大环境,增加健康管理方案的需求和促进个体不健康行为的改变。社会营销是通过名人效应让人们接受个体和社会健康的概念,改变不良的行为,如大众传媒的健康讲堂、互联网健康信息传播等。

个人或团体根据个体或环境因素采用不同形式的生活方式管理技术,可以帮助人们选择健康的生活方式或纠正原有的不健康的生活方式。虽然干预的方式不同,但生活方式管理的目的是相同的,即避免健康风险因素,预防疾病或伤害的发生。

四、健康生活方式的特点

健康生活方式具有以下基本特点:

(一) 有利性

个体行为有益于自身、有益于他人的健康。具有健康向上的人生态度和预防、保健态度,如积极主动锻炼身体、患病后及时求医、求医过程中配合医生的诊治等。

(二) 规律性

生活活动和劳动活动具有规律性。如定时饮食、定期查体、按时规律作息等。

（三）一致性

个体行为表现为内在心理与外在行为的一致性，不强迫自己做没有价值或不重要的事。

（四）和谐性

如果与环境发生冲突，有协调环境和调整自身的能力。心身和谐，个体能正确识别自己的不良情绪，了解自己的需要和心身状态，正确识别自己的亚健康状态、亚临床疾病和疾病状态，健康意识较强。

（五）适宜性

行为的强度具有理性的控制，健康行为符合机体的正常生理心理需要，有益于延年益寿，能保持旺盛的工作精力和强健的体魄等。

五、健康生活方式的管理方法

世界卫生组织指出，不健康的饮食、身体活动不足和吸烟是导致慢性病的重要行为危险因素。经济的发展改善了人民的生活条件，但同时也导致了人群膳食结构和生活方式发生转变，从而带来了新的健康问题。研究发现，如冠心病、脑卒中、糖尿病、肿瘤及慢性支气管炎等常见慢性病都与吸烟、饮酒、不健康饮食、缺少体力活动等健康危险因素有关。慢性病往往是"一因多果、一果多因、多因多果、互为因果"。慢性病的发生、发展一般遵循从健康人群→慢性病低危人群→慢性病高危人群→慢性病人群→慢性病并发症人群的自然规律。从任何一个阶段实施干预，都将产生明显的健康效果，干预越早，效果越佳。世界卫生组织提出了"合理膳食、戒烟限酒、心理平衡、体育锻炼"的健康促进新准则。我国卫生部门结合中国特色，发布了健康生活方式核心信息，包括基本健康行为和慢性病预防控制两部分内容。其中基本健康行为包括合理膳食、适量运动、戒烟限酒、心理平衡、疫苗接种、日常卫生、合理用药。

（一）合理膳食

要求膳食中提供足够的热量，各种营养素要均衡、比例适当，满足人体各种营养需要，达到合理营养、促进健康的目的。中国营养学会制定的《中国居民膳食指南（2022）》，其核心内容包括：食物多样，合理搭配；吃动平衡，健康体重；多吃蔬果、奶类、全谷、大豆；适量吃鱼、禽、蛋、瘦肉；少盐少油，控糖限酒；规律进餐，足量饮水；会烹会选，会看标签；公筷分餐，杜绝浪费。

（二）适量运动

身体活动包括家务、交通、工作和闲暇时间活动等，积极的身体活动对健康有诸多益处，包括减少过早死亡危险，降低各种慢性病的患病风险，如心血管疾病、脑卒中、2 型糖尿病、高血压、某些癌症、肥胖、骨质疏松和抑郁症等。运动需要采取必要的防护措施，以免造成运动损伤。

（三）戒烟限酒

烟草烟雾中含有几千种化学物质和化合物，其中含有数百种有毒物质、几十种致癌物质（包括甲醛、氯乙烯、苯并芘、亚硝基甲苯和砷等）。吸烟者中患各种癌症（尤其是肺癌）、心脏病、呼吸系统疾病、脑卒中以及其他致死性疾病者众多。无节制地饮酒会使食欲下降，食物摄入量减少，导致发生多种营养素缺乏、急性或慢性酒精中毒、酒精性脂肪肝，甚至酒精性肝硬化。过量饮酒还会增加患高血压、脑卒中和某些癌症等疾病的风险，并可引起不育、流产、胎儿智力发育异常等。酗酒还可导致事故及暴力的增加，危害个人健康和社会安定。应了解吸烟和过量饮酒的危害的同时，意识到戒烟限酒的益处，尽早戒烟，倡导文明饮酒。

（四）心理平衡

心理因素以情绪为中介变量影响人的神经、内分泌和免疫调节平衡，进而导致健康损害和疾病。现代研究表明，长期情绪压抑是所有肿瘤的重要危险因素。此外，心理因素还通过影响人的行为生活方式而危害健康。随着生活节奏的加快，人类在职场和家庭面临的压力也逐步加剧，导致对人类健康有危害的心理和精神疾患不断增加。《2022 年国民抑郁症蓝皮书》数据表明，62.36% 的人经常感到抑郁，情绪压力和亲子关系是引发抑郁症的主要社会环境因素，其次为亲密关系和职业发展。而且，抑郁症发病群体呈年轻化趋势。因此，要学会缓解精神压力，保持心理平衡。

（五）疫苗接种

通过注射或口服等方式，使疫苗进入人体并产生抵御某些细菌、病毒的能力，保护身体不得某些疾病。通过开展疫苗接种，可以有效预防、控制甚至消灭一些严重危害人类健康的疾病。儿童家长或儿童监护人要按规定建立预防接种记录并妥善保管。由于个体差异，少数人接种疫苗后可能产生一些不良反应，应加以注意，接种后要留意观察。

（六）日常卫生

勤洗手是预防传染病的重要措施，正确洗手是个人卫生的基础，保持手部清洁卫生是降低腹泻等肠道传染病和肺炎等呼吸道传染病患病风险最有效和经济的方法之一。日常生活中，如果忽视手部卫生，将导致腹泻、流行性感冒（简称流感）、手足口病、沙眼等疾病传播概率大大增加。经常开窗通风，保持室内空气流畅，降低室内空气中微生物的数量和密度。在呼吸道传染病（如水痘、流感、新型冠状病毒感染）流行期间，应科学佩戴口罩、注意咳嗽礼仪、少聚集、养成清洁消毒习惯，减少个体与病原体的接触。要注意饮食和饮水卫生，不吃不洁或半生食物。因为肠道传染病的病原体借粪便排出体外，污染水和食物，如果进食受到污染的食物或饮用水就容易感染疾病。

（七）合理用药

抗生素是治疗细菌性感染疾病的有效药物，但是滥用抗生素会使细菌产生耐药，滥用抗生素对人体的危害包括诱发细菌耐药、损害人体器官、破坏体内菌群平衡导致二重感染等。合理用药是指：正确的药品、正确的剂量、正确的给药时间、正确的给药途径、给予正确的患者。要提高安全用药的意识，用药时要明确药物的用途、用法与不良反应，服药时，要遵医嘱，不要自己随便选药、停药，预防药物依赖。

生活方式管理主要关注健康个体的生活方式/行为可能带来什么健康风险，这些行为和风险将影响他们对医疗保健的需求。因此，生活方式管理要帮助个体做出最佳的健康行为选择，以减少健康风险因素。

六、中医健康生活方式的管理方法

健康生活方式蕴含在中医养生学这门学科中。养生，又称摄生、道生、卫生、保生等。养生之养，含有保养、修养、培养、调养、补养、护养等意；生，就是指人的生命。概言之，养生就是保养人的生命。具体而言，养生是人类为了自身良好的生存与发展，有意识地根据人体生长衰老不可逆的量、质变化规律，所进行的一切物质和精神的身心养护活动。这种行为活动贯穿于出生前、出生后，病前、病中、病后的生命全过程。

中医养生学是在中医理论指导下，根据人体生命活动变化的规律，研究调摄身心、养护生命、祛病延年的理论和方法的中医分支学科。中医养生学的学科体系，以中医理论为基础，包含了生命观、寿夭说、健康说、和谐观、权衡观等基本观念；确立了预防为主、扶正避邪、动静结合、形神合一、审因施养、三因制宜、五脏为本、杂合以养等基本原则。在其指导下，中医养生学所采用的养生手段和方法更是丰富多彩,不胜枚举。仅气功导引,就有"千家妙功"的美誉,这些丰富多彩的养生方法,能养、能防、能治,充分利用自然和社会环境的诸多有利因素,全面调动人体自身的调节能力,使人与环境和谐一体,而且简便易行,卓有成效,是人类祛病延年的理想手段。

（一）精神养生

精神养生是指在中医养生基本原则指导下,通过主动的修德怡神、积精全神、调志摄神等,保护和增强人的精神心理健康;通过节制、疏泄、移情、开导、暗示等措施及时排解不良情绪,恢复心理平衡,达到情志和调、心安神怡的养生方法。

中医倡导修德怡神,即常存仁爱之心、常怀坦荡之胸、常做乐善之事、常省修德之身和常以恬淡为务。常存仁爱之心:即仁德为人之本,是养生者应当努力培养和提高的重要精神品质。重视道德修养,长存仁爱之心的人,能始终与他人保持和谐的人际关系,自然心神无忧,精神愉悦而有益于健康长寿。常怀坦荡之胸:不做损人利己之事,不贪不义之财。胸怀坦荡,光明磊落,自然心安理得,心神安宁,没有忧愁,生活在舒心如意的气氛中,其乐融融。如此则人之精神内环境常保持良好的状态,有利于人的健康长寿。常做乐善之事:一个人性善好施,以奉献为荣,乐于助人,可以激发人们对其产生友爱感激之情,并从中获得内心温暖,缓解在日常生活中常有的焦虑,从而能很好地维持其脏腑阴阳的协调与平衡,有益于维护其身心健康。常省修德之身:凡事从宽处想,从大处想,不拘泥于一时一事的得失,是精神养生的具体方法之一,能使人常葆青春。反之,如果心胸狭窄,遇事斤斤计较,意气用事,则徒增气恼,更伤自身,当为养生之戒。常以恬淡为务:除了自控以内心清静外,摒弃低俗爱好和习惯,培养高雅的兴趣爱好,是养生的实用之法。

（二）社交养生

社交可以让人摆脱孤独,减轻痛苦,有利于培养健全的人格,满足高层次的心理需求,有益于健康长寿。社交养生是指个人根据社会环境状况及自身的交际情况,合理利用社会环境中的有利因素,主动改善自身的交际状况,建立良好的交际圈,从而更好地融入社会,达到怡畅情志、却病延寿目的的养生方法。

健康的社交要遵循诚实守信、尊重平等、宽容大度、相互理解、互利互惠、掌握适度和以和为贵的基本原则。建立和谐际环境的措施包括:重视仪表形象、加强个性修养、真诚关爱他人、学会换位思考、运用微笑语言、使用礼貌用语、学会幽默风趣和克服不良心态。

（三）饮食养生

中医认为饮食应该遵循的原则是:全面膳食、合理搭配,审因施膳、以人为本,食饮有节、注意宜忌。

全面膳食就是要全面摄取人体所必需的各种营养成分,主张人们的饮食要以谷类为主食,以肉类为副食,以蔬菜、水果为辅助。这一饮食养生的原则与现代提倡的"平衡膳食宝塔"思想是一致的。现代研究认为,蛋白质、脂类、糖类、维生素、矿物质、水和纤维素这七大类是人体所需的主要营养素。合理搭配就是在全面膳食的基础上注意各类食物所占的比例。首先,合理搭配要注意荤素搭配、以素食为主;其次,合理搭配应"谨和五味",饮食养生要注意调和五味,不偏嗜、久食某种食物或某种味道,从而使饮食正常发挥其对人体的保养作用;最后,合理搭配应寒热适宜,一方面指食物的寒热属性应相互协调,另一方面指食物入口时的温度要适宜。过食温热食物,容易损伤脾胃阴液;过食寒凉食物,容易损伤脾胃阳气。现代研究发现,当食物的温度与人体的温度大致相同时,体内的各种消化酶才能充分发挥作用。

审因施膳、以人为本是指要因时、因地、因人制宜地合理选择膳食。因人制宜就是根据个人的年龄、性别、体质等生理特点进行饮食养生。首先，应根据各年龄段的生理特点进行饮食养生。小儿具有脏腑娇嫩、发育迅速的生理特点，因此饮食应保证营养全面充足、易于消化，特别是要保证蛋白质的供给以及含有丰富的维生素和矿物质。另外，在此基础上应慎食肥腻厚味，防止损伤脾胃或形成肥胖。中青年人发育成熟，气血旺盛，但消耗较大，饮食应按需搭配、营养充足。老年人脏腑功能衰退，气血化源不足，故食宜熟软、易消化而多补益，不食生冷和不易消化的食物。其次，性别不同，饮食有别。妇女需要经历经、带、胎、产、乳等特殊时期。平素易伤血，故应多食补血的食品；孕、产、乳期易致气血虚弱，更要进食补气血的食物，加强营养的摄入，可适当增加偏于温补的血肉有情之品。再次，人的体质有阴阳虚实的不同，故饮食养生需根据体质的不同而有所不同。阳虚之体宜食温补之品；阴虚之体宜食养阴之品；气虚者宜食补气之品；血虚者宜食补血之品；体弱者应食易消化而又营养之品；体胖者多痰湿，宜食健脾化湿之品；体瘦者多阴虚，宜食滋阴生津之品等。因时制宜就是根据四时季节和昼夜晨昏的时序规律来进行饮食养生（表3-1）。因地制宜就是根据地域环境特点进行饮食养生。我国地域辽阔，地势有高下之别，气候有寒热湿燥之分，水土性质各异，因此饮食养生必须坚持因地制宜的原则。我国东南地势较低，气候温暖潮湿，宜食清淡通利或甘凉之品；西北地势较高，气候寒冷干燥，宜食温热滋润之品。由于各地水土性质不同，有些地方容易形成地方病，如地方性甲状腺肿、克山病、大骨节病等，更应因地制宜进行食养以预防。

表3-1 因时制宜饮食养生应用简表

季节	食养原则	应时养脏	宜选食材
春	升	肝	枸杞子、春笋、芹菜、菠菜、猪肝
夏	清	心	苦瓜、冬瓜、绿豆、西瓜、莲子、荷叶、鸭肉
长夏	平	脾	山药、薏苡仁、芡实、扁豆、猪肚
秋	润	肺	银耳、百合、萝卜、梨、杏仁、荸荠、猪肺
冬	补	肾	羊肉、核桃、海参、虾、猪腰、黑豆、黑芝麻

食饮有节主要包括饮食要适时、适量；注意宜忌主要包括注意饮食卫生、食宜清淡、饮食禁忌。饮食适时，就是按照一定的时间，有规律地进食。一般的饮食习惯是一日三餐，即早餐、午餐、晚餐，间隔时间约为4~6小时。一般情况下，早餐应安排在6:30—8:30，午餐应在11:30—13:30，晚餐应在18:00—20:00进行为宜。这种时间安排与饮食物在胃肠中消化和吸收的时间比较吻合，因此符合饮食养生的要求。饮食适量，就是按照一定的量进食。一日三餐中，早餐要保证其营养充足，午餐要吃好，晚餐要适量。比较合理的三餐分配是：早餐占全天总热能的30%~40%，午餐占30%~40%，晚餐占30%左右。饮食适量还包括饥饱适度。过饥则化源不足，精气匮乏；过饱则胃肠负担过重，影响运化功能。除上述饮食养生的原则外，人们在长期的饮食实践中，还发现许多与饮食有关的适宜和禁忌的事项，需要在饮食养生中加以注意。主要包括注意饮食卫生、食宜清淡、烹饪选择和饮食禁忌。

（四）传统运动养生

中医传统运动养生要遵循动静结合、运动适度、三因制宜（因人、因时和因地制宜）和循序渐进、持之以恒的原则。主要包括太极拳、八段锦、五禽戏、易筋经等传统运动项目。

（五）起居养生

起居养生就是在中医理论指导下，通过调节人体的日常生活作息，使之符合自然界和人体的生理规律的一种养生方法。要选择舒适清净的住宅环境，远离环境污染，同时做到作息常规和劳逸适度。

（六）沐浴养生

沐浴养生是利用水、泥沙、日光、空气、中药汤液等有形或无形的天然物理介质,作用于体表,以达到强身健体、延年益寿为目的的养生方法。根据沐浴的方式不同,分别可起到发汗解表、祛风除湿、行气活血、舒筋活络、宁心安神和调和阴阳等作用。

（七）雅趣养生

包括音乐养生、弈棋养生、书画养生、品读养生、垂钓养生、花鸟养生、旅游养生、品茗养生及包括集藏和香熏在内的其他养生的健康生活方式。

第二节 需求管理

一、概述

需求是当人的某一级需要得到最低限度满足后追求高一级的需要,逐级上升,成为推动继续努力的内在动力。需求是健康管理产生的动力,需求管理是健康管理所采用的另一个常用策略,通过帮助健康消费者维护自身健康和寻求恰当的卫生服务,控制卫生成本,促进卫生服务的合理利用,进而达到合理地使用医疗服务和管理自己健康的目标,包括自我保健服务和人群就诊分流服务。

自我保健服务和人群就诊分流服务,可以帮助人们更好地使用医疗服务并管理好自己的"小病"。这一管理策略是基于这样一个理念:"如果人们在和自己有关的医疗保健决策中扮演积极作用,服务效果会更好。"通过提供一些工具,如小病自助决策支持系统和行为支持,个人可以更好地利用医疗保健服务,在正确的时间、正确的地点,利用正确的服务类型。现代健康管理服务还利用远程信息管理系统和方式来指导患病个体恰当地利用各种医疗服务、保健方式和健康消费。

二、影响需求的主要因素

需求管理是以人群为基础、通过帮助健康消费者维护健康以及寻求适当的医疗保健来控制健康消费的支出和改善对医疗保健服务的利用。需求管理的目标是通过减少昂贵的、临床并非必需的医疗服务,有效改善人群健康状况。需求管理常用的手段包括寻找手术的替代疗法、帮助患者减少特定的风险因素并采纳健康生活方式、鼓励自我保健、阻断疾病发展等。影响人们医疗消费需求的因素主要有以下四种:

1. 患病率 反映了人群中疾病的发生水平,由于健康管理的介入使得疾病被预防成为可能,并因而使得患病率与服务利用率之间的正相关关系发生了不同程度的逆转。

2. 感知到的需要 是个人对疾病重要性的看法,是否需要寻求医疗服务是影响卫生福利利用的最重要的因素。主要包括:个人关于疾病危险和卫生服务益处的知识、个人感知到推荐疗法的疗效、个人评估疾病问题的能力、个人感知到疾病的严重性、个人独立处理疾病问题的能力以及个人对自己处理好疾病问题的信心等。

3. 患者偏好 强调患者在医疗保健决策中的重要作用,医师的职责是帮助患者了解某种治疗的益处和风险并加以实施,患者与医师共同对选择何种治疗方法负责,医师的帮助提高了患者的医疗教育水平,当患者被充分告知了治疗方法的利弊,就会选择那些创伤小、风险低、治疗费用低廉、疗效确切的治疗手段。

4. 健康因素以外的动机 一些健康因素以外的因素,如个人请病假的能力、残疾补贴、疾病补助、保险中的自付比例以及相关社会政治经济因素等,都在不同程度上影响人们寻求医疗保健的决定。

三、需求预测方法与技术

目前已有多种方法和技术用于预测卫生服务。归纳起来主要有以下几种:

1. 以问卷为基础的健康评估 该项评估属于前瞻性的评估,以健康和疾病风险评估为代表,通过综合性的问卷和一定的评估技术,预测在未来的一定时间内个人的患病风险,以及谁将是卫生服务的主要消费者。

2. 以医疗卫生花费为基础的评估 该项评估属于回顾性的评估,通过分析已发生的医疗卫生费用,预测未来将发生的医疗费用。由于医疗花费数据是已经客观存在的,不应出现个人自报数据,以免影响预测结果。

3. 以医疗大数据为基础的评估 大数据是指无法在一定时间内用传统工具和方法对其内容进行抓取、管理、处理和利用的数据集合。通过大数据挖掘和分析关键技术,可对公共突发事件、流行性疾病暴发、人口流动等领域提供分析和预警,也可提供科学管理和决策的数据基础和信息依据。依托互联网开展大数据应用是健康需求预测的重要方向,如将可穿戴式设备、移动通信等结合起来,可构建多种新型健康服务模式,包括自我健康管理、疾病危险因素分析和预警、医院感染暴发检测等。

第三节 疾病管理

一、概念

疾病管理是着眼于某种特定疾病,如糖尿病,为患者提供相关医疗保健的服务。它是一个协调医疗保健干预与患者沟通的系统,强调患者自我保健的重要性,在整个医疗服务系统中为患者协调医疗资源。疾病管理是健康管理的主要策略之一,支撑医患关系和保健计划,强调运用循证医学和增强个人能力的策略来预防疾病的恶化,以持续性地改善个体或群体健康为基准来评估临床、人文和经济方面效果。

美国疾病管理协会(Disease Management Association of America,DMAA)指出,疾病管理内容包含:人群识别,循证医学的指导;医师与服务提供者协调运作;患者自我管理教育;过程与结果的预测和管理;定期报告和反馈。

慢性病的发生、发展一般都遵循从健康正常人→低危人群→高危人群(亚临床状态)→患者→并发症患者的自然规律。从任何一个阶段实施干预,都会产生明显的健康效果,同时疾病管理重在预防和干预,干预越早,效果越好。

二、疾病管理特点

疾病管理跨越很多部门,需要整合多种资源。技术的进步、资料收集与处理能力的发展,逐步提高了疾病管理能力。远程家庭检测、家访服务、网上服务和电话监测等技术是目前常用的技术。包括以下三方面特点。

1. 目标人群是患有特定疾病的个体 如糖尿病管理项目的管理对象为已确诊的患者,1型或2型糖尿病的患者,高血压管理项目为已确诊高血压患者。重视疾病发生发展的全过程管理,强调预防、保健、医疗等多学科的合作,提倡资源的早利用,减少非必需的医疗花费,提高卫生资源和资金的使用效率。

2. 不以单个病例和 / 或某单次就诊事件为中心 关注个体或群体连续性的健康状况与生活质量,而不是独立或单个的事件,这也是疾病管理与传统的单个病例管理的区别。

3. 注重医疗卫生服务及干预措施的综合协调 关注健康状况的持续性改善过程,要求积极、有效地协调来自于多个服务提供者的医疗卫生服务与干预措施。由于卫生服务系统的多样性与复杂性,使得疾病管理的协调尤为重要。

三、疾病管理目的

疾病管理的目的在于:①提高患者的健康状况;②减少不必要的医疗费用。疾病管理重视疾病发生发展的全过程,包括高危患者的管理,患者病后的临床诊治、康复,并发症的预防与治疗等,强调预防、保健、医疗等多学科的合作,减少非必需发病之后的花费,提高卫生资源和资金的使用效率等。适合管理的疾病包括肥胖、高血压、糖尿病、呼吸性疾病等,这些疾病有患病率较高、医疗费用高等特点,通过健康教育项目和临床项目能提高患者的生活质量和健康水平。疾病管理实施步骤如下:

1. 制订疾病管理的总目标和阶段目标 例如,肥胖患者管理的总目标为体重指数(body mass index,BMI)达到 23 左右,将总目标分解为多个小目标,如健康的 BMI 水平和个人理想的 BMI 值、坚持运动、平衡膳食、改变一个不良的生活方式等。

2. 充分了解针对疾病的保健方法和实践方式,制订并执行个体化、有针对性的保健计划 保健计划要从能够具体改变和容易实施的行为开始,并注意与保健队伍的其他人员沟通。

3. 为被管理者提供疾病有关诊疗档案 相关的资料包括相关病史资料、体检报告、实验室检查结果、服药情况、家族史、生活方式等信息,以便为其下次就医提供详尽的资料。对重要疾病指标需要重点观察和记录,监测、控制疾病的发展。

4. 协调医疗保健服务 如提供就医指导,帮助选择最佳的就诊医院和医师,快速协调安排疾病诊疗、转诊、急诊通道,与全科医师交流等相关事宜。

5. 指导和跟踪治疗的执行情况,提供最新的循证医学证据,纳入健康管理流程。

6. 指导和促进患者自我管理和监测 平时通过现场、电话、网络等教育方式,教授患者自我管理和自我检测技能,提高患者疾病防范和自我管理能力,提高患者的依从性和行为矫正能力。

四、疾病管理的方法

疾病管理的执行模式有 2 种,即初级疾病管理模式和团体疾病管理模式。初级疾病管理模式,是将一个患者分配给一个管理者的一对一的关系,适用于极高危的个体管理,这种模式费用较高,效率不如团体疾病管理模式;团体疾病管理模式,是将多个患者分配给一个疾病管理者,这是常用的一种模式,患者自愿选择进入项目,实施的流程包括评估分层、制订保健计划、执行保健计划、评价效果。其内容如下:

1. 评估分层 目的有:①确定随访接触强度。②掌握和综合分析患者所有资料。③根据患者的情况将患者分配给合适的疾病管理责任师。④测量疾病恶化程度,尤其注重慢性疾病。以糖尿病为例做三个分层:第三层,上个月的平均血糖>16.7mmol/L(300mg/dl);糖化血红蛋白>11%;或半年内住过院;或有活动性感染;或有严重的慢性并发症。第二层,没有定期地监测血糖。第一层,除上述外所有其他的糖尿病。分层后,可确定第三层人群要加强干预,或配给有经验的疾病管理责任师,对第二层人群给予支持和健康教育,对第一层人群可以只寄送一些健康教育资料。

2. 制订保健计划　综合考虑管理的预期结果、可以提供支持的技术条件等制订保健计划。

3. 执行保健计划　通过电话联系、邮寄或网页预读、面谈等方式,提出计划的建议和期望目标,动员、鼓励和指导患者执行保健计划,灌输正面的希望,鼓励改变,教授患者自我管理的技能,提高患者的自我管理能力。

4. 评价效果　一般可从 4 个方面进行。①临床结果:包括并发症、发病及死亡情况,医师的临床实践水平等;②经费结果:包括医疗费用,住院、急诊和门诊次数,误工天数,生活质量等;③行为结果:患者的依从性、自我管理能力等;④服务质量结果、患者的满意度。

第四节　综合的群体健康管理

综合的群体健康管理是以人的健康需要为中心,通过协调不同的健康管理策略来为个体提供更为全面的健康和福利管理。这些策略都是以人的健康需要为中心而发展起来的实施健康管理的优秀模式。综合群体健康管理常见的有针对个体的个人健康管理方案和针对团体的企业健康管理方案。

根据健康风险评估的结果将人群进行分类管理,可以充分利用有限的资源使健康效益最大化,符合成本 / 效果或效益的原则,这也是健康管理的核心和宗旨所在。人群分类依据:①根据健康风险的高低分成低风险阶段(以健康教育、维护健康为主的管理)、中风险阶段(以生活方式管理为主)、高风险阶段(以疾病管理为主);②根据卫生服务的利用水平分成基本无利用者(以需求管理为主)、利用较少者(以生活方式管理为主)、经常利用者(以疾病管理为主);③根据疾病类别进入疾病的专案管理;④根据重点人群分类管理;⑤其他也可以根据人群的性别、年龄、职业、依从性、医疗费用等分类管理。根据不同人群实施有针对性的干预措施,可以提高干预的有效性。

一、个人健康管理方案

个人健康管理方案内容主要包括:信息收集、健康与疾病评估、健康处方、危险因素的确定、医 - 患体系的建立、跟踪与干预服务。

被评估者向健康评估服务中心提供个人的家族史、健康史、生活方式、膳食结构、体格报告、职业、教育背景以及实验室检查报告等个人相关信息。评估系统根据以上信息应准确有效地评估出被评估者目前健康状况以及在未来 5 年内相关患慢性病的危险程度、发展趋势及与其相关的危险因素,并确定个人处于"健康""亚健康""高危"或者"患病"的某种状态。基于个人的各种健康状态及发展趋势,提供有针对性的健康指导建议。对于处于"健康"状态的个人,提供进一步保持健康和影响健康生活方式的各种相关建议。对于处于"亚健康""高危"以及"患病"状态的个人,分析其个人的健康危险因素,并确定所有可能致病的相关危险因素。在确定危险因素以后,应建立良好的医 - 患沟通渠道。当个人出现症状时,健康管理服务系统将及时发出预警并实施干预。对于轻度症状,系统将自动警告个人;对于中度症状,系统将同时警告健康管理客户服务中心,健康顾问将主动及时与个人联系,确定下一步处理措施;对于重度症状,系统将同时警告个人指定的医师,确定下一步就医措施。

对于参加"跟踪与干预服务"的个人,将提供跟踪与干预服务,通过短信、电话、互联网以及邮件等方式来跟踪个人执行健康管理计划的状况,并定期进行重复评估,给个人提供最新的改善结果。对于没有执行改善指导的个人,将与个人进行直接沟通与指导,以保证健康管理计划的实施。通过以上全面的健康管理计划,帮助个人改善其不健康生活方式,降低其危险因素,从而有效地控制疾病并改善自己的健康,减少患病概率和降低医疗费用。

二、企业健康管理方案

在现代企业的人力资源管理中,员工的身心健康问题已经引起了管理者越来越多的关注。实践表明员工的压力和挫折感会严重降低其工作效率,使人际冲突增多,引发工作事故,增加缺勤率,进而导致企业运营成本的增加。因此,在充分地体现"以人为本"的思想下,如何有效地维护和增强员工生理与心理的健康和优势,发挥员工的积极性和创造力,以提高组织和个人效率,降低运营成本,加强组织的内部凝聚力和外部竞争力,已成为新世纪企业管理和发展模式所应着力考虑和解决的问题。

企业健康管理是针对员工的健康需求,进行计划、组织、指挥、协调和控制的过程,即对员工健康进行全面检测分析、评估,提供健康咨询和指导,对健康危险因素进行干预,从而达到员工身体、精神和社会生活处于完好状态的目的。

企业健康管理要点包括:①制订全员健康体检方案;②根据企业的行业特点及涉及的健康维护目标,选择合适检测项目搭配方案;③以现代信息技术为载体,构建全国绿色就医通道方案;④由营养专家指导构建营养配餐方案;⑤建立个体化的运动方案;⑥建立减压和解决心理问题方案;⑦建立环境改善方案;⑧建立根据健康管理对象特点的健康教育方案;⑨建立企业内部健康管理师培训方案。

一般来说,企业需要对员工进行需求管理,医疗保险机构和医疗服务机构需要开展疾病管理,大型企业需要进行残疾管理,人寿保险公司、雇主和社会福利机构会提供灾难性病伤管理。

学习小结

1. 学习内容

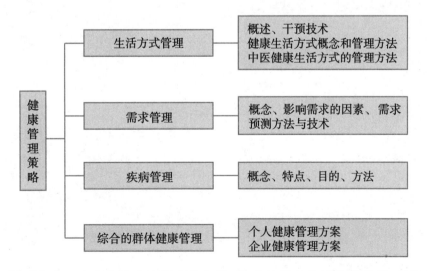

2. 学习方法　本章应结合流行病的知识,收集健康风险评估的资料,利用统计学的方法,帮助理解健康风险评估的技术及其应用,以此理解健康风险评估的目的、意义和发展。

复习思考题

1. 简述生活方式管理的技术、常见健康生活方式和常用的中医健康生活方式管理方法。

2. 以糖尿病管理为例简述需求管理的内涵和预测方法。

3. 简述疾病管理内涵及常见方法。

（佟　欣　王耀刚　刘　彩）

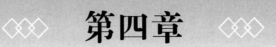

第四章

健康教育与健康促进

第一节 健康教育与健康促进概述

一、健康教育概念

健康教育(health education)是通过有计划、有组织、有系统的社会教育活动,全面提高公民的健康素质,促使人们自愿地改变不良的健康行为和影响健康行为的相关因素,消除或减轻影响健康的危险因素,预防疾病,促进健康和提高生活质量。第十三届世界健康教育大会提出:健康教育是一门研究以传播保健知识和技术,影响人体和群体行为,消除危险因素,预防疾病,促进健康的科学。以上定义强调了健康教育的特定目标是改善对象的健康相关行为。健康教育的干预活动,应该以调查研究为前提;健康教育的主要干预措施是健康信息传播。健康教育是包含多方面要素的系统活动,健康教育的首要任务是致力于疾病的预防控制,也帮助患者更好地治疗和康复,提升普通人群的健康水平。

健康教育的核心是促使个体或群体改变不健康的行为和生活方式,尤其是组织行为改变。许多不良行为或生活方式受社会习俗、文化背景、经济条件、卫生服务等影响,更广泛的行为涉及生活状况,如居住条件、饮食习惯、工作条件、市场供应、社会规范、环境状况等。因此,要改变行为还必须增加有利健康的相关因素,如获得充足的资源、有效的社区领导和社会的支持以及自我帮助的技能等,此外还要采取各种方法帮助群众了解他们自己的健康状况并做出自愿的选择以改善他们的健康,而不是强迫他们改变某种行为,所以健康教育必须是有计划、有组织、有系统的教育过程,才能达到预期的目的。

二、健康促进概念

健康促进(health promotion)是健康教育的发展与延伸,其含义要比健康教育更为广泛。没有健康教育也就没有健康促进,但健康促进的概念比健康教育更完整,健康促进是健康教育的延伸和发展。健康促进的特征体现在以下几方面:

1. 健康促进对行为改变作用较持久且常带有一定的约束性。

2. 健康促进涉及整个人群和人们社会生活的各个方面。它的目的是全面改善和增进整个国民健康,而不仅限于某一部分人群或仅针对某一疾病的危险因素。

3. 健康促进在疾病三级预防中的作用主要体现在一级预防甚至更早阶段。健康促进不仅要改变人们不利于健康的行为生活方式,而且要帮助人们建立有益于健康的行为生活方式,全面增进健康素质并促进健康。

4. 健康教育是健康促进的先导和基础。健康教育通过信息传播和行为干预的手段帮助人们了解政策及环境的改变,主动改变自身行为。但是健康教育如果不向健康促进发展,它的作用就会受到极大的限制。

5. 健康促进将客观支持与主观参与融为一体,不仅涵盖了健康教育信息传播和行为干预的内容,还强调行为改变所需的组织支持、政策支持、经济支持等环境改变的各项策略。健康教育和健康促进比起来,在改变行为中,健康教育比较强调自愿,而健康促进则带有约束性。

健康促进为达到计划目标需采取健康促进策略,即战略措施。策略不是固定不变的,不同的计划目标有不同的策略,有人称策略的制定是"健康促进的艺术",说明它是一项难度较高的工作,既有原则性,又有灵活性。《渥太华宣言》中确定了健康促进的三大策略,包括以下方面:

(1)倡导(advocacy):是一种有组织的个体及社会的联合行动。为了创造有利于健康的社会、经济、文化和环境条件,要倡导政策支持,开发领导,争取获得政治承诺;倡导社会对各项健康举措的认同,激发社会对健康的关注以及群众的参与意识;倡导卫生及相关部门提供全方位的支持,最大限度地满足群众对健康的愿望和需求。

(2)赋权(empowerment):健康是基本人权,健康促进的重点在于实施健康方面的平等,缩小目前存在的资源分配和健康状况的差异,保障人人都有享受卫生保健的机会与资源。为使人们最充分地发挥各自健康的潜能,应对个人赋权,授予群众正确的观念、科学的知识和可行的技能,获得控制那些影响自己健康的有关决策和行动的能力。同时,应对社区赋权,使社区人群的集体行动更大地影响和控制决定社区健康与生活质量的因素。这既是社区行动的主要目标,也是实现卫生服务、资源分配平等合理的基础。

(3)协调(mediation):健康促进涉及卫生部门、社会其他经济部门、政府、非政府组织、社会各行各业和社会各界人士、社区、家庭和个人。在改善和保护健康的健康促进活动中,必须使个体、社区及相关部门等各利益相关者之间协调一致,组成强大的联盟和社会支持体系,共同协作实现健康目标。

第二节 健康教育和健康促进的计划设计

一、计划设计概述及原则

任何一项健康促进与教育的活动无论周期长短都必须有科学的、周密的规划设计。每项健康教育与健康促进计划均由设计、实施和评价三个部分组成,三者之间是相互联系、相互制约、不可分割的有机整体,从而保证对某一目标人群的行为干预有针对性和有效性。其中,设计是整套计划的纲领,它基于研究目标人群有关健康问题及其特征形成该问题的理论假设,提出解决该问题的目标和为实现这些目标所采取的一系列具体方法、步骤和策略。实施是具体执行计划去实现目标、获得效果的过程。评价是监控项目质量、检测项目成效的重要保证系统,贯穿于整个计划的始终。

计划设计是一个组织机构通过科学的预测和决策,根据实际情况所提出的在未来一定时期内所要达到的目标以及实现这一目标的方法、途径等所有活动的过程。计划设计包括六点原则:①目标原则;②整体性原则;③前瞻性原则;④灵活性原则;⑤可行性原则;⑥参与性原则。

二、计划设计的模式

计划设计的模式是指计划设计的框架结构,包括计划设计的基本要素、计划设计的程序。不管是什么设计模式,其设计程序基本上是一样的,都包括7个阶段:①评估人群需求;②确定要做什么;③制订要达到的目标;④提出用什么措施进行干预;⑤如何组织执行干预措施;⑥评价计划效果;⑦做出评估报告。在众多模式中,应用较广、更具权威性的首推美国著名健康教育学家劳伦斯·格林(Lawrence W. Green)提出的格林模式(PRECEDE-PROCEED model)。其优点是针对特定健康问题先进行诊断,然后根据诊断结果去规划并执行解决该健康问题的干预或教育计划,在干预或教育计划执行过程中进行相应评价。其特点是从"结果入手",用演绎的方法进行思考,从最终结果追溯到最初起因,同时考虑健康影响因素的多重性,帮助计划制定者把这些因素作为重点干预目标的同时,产生特定的规划目标和评价标准。

三、社区需求评估

在制订社区健康教育与健康促进计划时,重要的不是我们主观上要解决什么问题,而是该社区需要我们解决什么,哪些问题能通过健康教育和健康促进的手段得到解决,目前应该优先解决的健康问题是什么。要解决以上这些问题我们需要通过以下方式:

1. 社区诊断(community diagnosis) 又称社区评估,是一个通过客观的科学方法对社区重要健康问题和影响因素,以及与这些问题有关的社区内的组织机构、政策、资源现状进行确定的过程。目的是了解社区的特点,确定社区居民对自己健康需求和生活质量的判断。

社区诊断主要评估社区群众的需求与愿望,以及生活质量。社区需求评估多采用社会学调查方法,如召开知情人座谈会、群众听证会、专家调查、专题小组讨论等方法。此外,可以利用卫生部门提供的各种资料,如死亡统计资料、疾病监测数据、妇幼保健记录、医院病案资料和既往在本社区开展的各种专项调查资料。另外,相关的文献回顾和现场调查对社会诊断也同样有价值。

2. 流行病学诊断 流行病学诊断的主要任务是运用流行病学资料和方法客观地确定影响目标人群生活质量的主要健康问题,即哪些行为因素和环境因素引起主要健康问题。

流行病学诊断最终要解决以下问题:①威胁社区人群生命与健康的疾病或健康问题是什么? ②对该疾病或健康问题有影响的是哪些危险因素? 其中最重要的危险因素是什么? ③找出因某健康问题受累的是哪一类人群,他们的性别、年龄、种族、职业有什么特征? ④这些疾病或健康问题在地区、季节、持续时间上有什么规律可循? ⑤对哪些(或哪个)问题进行干预可能最敏感? 预期效果和效益可能最好? ⑥提出完善健康促进计划目标的行为与环境问题。

3. 行为与环境诊断 行为诊断的目的是明确健康问题的行为危险因素,并根据行为的重要性和可行性确定应优先干预的行为有哪些。行为诊断中区分引起健康的行为问题与非行为问题,通过行为与健康问题关系的密切程度和行为发生的频度来判断健康行为的重要性。

环境又可分为"物质环境"和"社会环境"两大类,其中常存在许多非个人能力所能解决的因素,但是,这些因素一旦被去除或改变,却可以改善人们的健康。环境因素的改善有助于个人行为的改变,但需要相应的组织或行政措施。环境诊断的目的在于了解引发健康问题的环境危险因素,同样经过重要性和可行性分析,确定重点干预的环境因素。

4. 教育诊断　教育诊断的任务是确定影响目标行为的倾向因素、促成因素和强化因素。

倾向因素又称前置因素,先于行为,是促使或阻碍行为动机形成的因素,包括知识、信念、态度、价值观等;促成因素又称实现因素,是指促使某种行为动机或愿望得以实现的因素,包括实现行为改变所必需的技术和资源,如卫生保健设施、医疗费用、交通工具、个人保健技术、政策法规的支持程度等,也发生在行为之前;强化因素是激励行为维持与发展或减弱行为的因素,发生在行为之后,主要包括社会是否支持、同伴的影响、周围人的评价、个人采纳行为后的感受等。

5. 管理与政策诊断　管理与政策诊断的核心内容是组织评价,包括组织内分析和组织间分析。

组织内分析立足于对健康教育与健康促进组织内部进行分析和评估,了解组织的实践经验与组织应变能力、资源配置等。组织间分析侧重于分析健康教育与健康促进外环境对执行计划可能产生的影响,如社区的其他项目是否与健康教育与健康促进项目相抵触,是否有可以开发利用于健康教育与健康促进项目的资源,健康教育机构与其他机构之间的关系等。

四、优先项目的确定

社区需求往往是多方面、多层次的,而资源有限,势必不可能全部满足,因此必须选择确定优先项目。确定优先项目原则包括:

1. 依据对人群健康危险的严重程度排序　①疾病的致残、致死率高;②疾病受累人群数量大;③与该疾病相关的危险因素分布广;④行为因素与疾病结局的关系密切。

2. 依据危险因素的可干预性排序　①因素是明确的致病因素;②因素是可测量的,可以定量评价其消长;③因素可以预防控制,且有明确的健康收益;④因素的干预措施是干预对象能够接受的,具有可操作性。

3. 按成本 - 效益估计排序　选择测算可以得到较好效果和社会效益的项目。此外,在成本相当时,选择效益好的干预方案,在效益相当时,选择成本低的干预方案。

4. 依据环境排序　将影响行为改变的环境因素进行划分,与个体关系密切的环境称为小环境,与社会整体有关的环境称为大环境。当大环境和小环境都有利于行为改变时,应作为优先干预的环境因素。

五、计划目标的确定

一个健康教育和健康促进计划必定要有明确的目标,并且是可测量的,否则计划的实施过程及效果都将不能评价,这样的计划也就失去了意义。

计划的总体目标(goal)是指在执行某项健康促进规划后预期应达到的理想影响和效果。它是宏观的,甚至计划者并不能亲自看到这种结果。例如,青少年的控烟计划,其总目标可以提出:"造就不吸烟的新一代。"

计划的具体目标(objective)是为了实现总体目标而要达到的具体结果,要求是明确的、具体的、可测量的指标。具体目标必须回答以下几个问题(4 个 W 和 2 个 H),即 Who——

笔记栏

对谁？ What——实现什么变化（知识、信念、行为）？ When——在多长时间内实现这种变化（如 1 年、3 年）？ Where——在什么范围内实现这种变化？ How much——变化程度多大（增加或减少多少）？ How to measure——如何测量这种变化（指标或标准）？

除规划的具体目标外，还可有教育的具体目标和行为的具体目标。以青少年控烟教育为例。行为具体目标为：执行该计划 1 年后①60% 青少年吸烟者戒了烟；②40% 的青少年能劝阻家人不吸烟。教育具体目标为：执行该计划 1 年后达到以下几点好处：①知识方面。a. 80% 的青少年能说出 3 项及以上吸烟对健康的危害；b. 60% 的青少年能说出吸烟成瘾的主要原因。②信念方面。a. 50% 吸烟的青少年相信自己能把烟戒掉；b. 70% 的青少年相信不吸烟的行为能得到家长的支持。③态度方面。a. 70% 的青少年表示非但现在不吸烟，以后长大工作了也不吸烟；b. 80% 的青少年更喜欢与不吸烟的人交朋友。④价值观方面。a. 50% 的青少年认为健康最为重要，为了健康应摒弃烟草；b. 70% 吸烟的青少年认为，即使戒烟要失去要好的朋友亦在所不惜。⑤技巧方面。a. 50% 的青少年学会如何拒绝第一支烟的技巧；b. 90% 不吸烟的青少年掌握在公共场所劝阻他人吸烟的语言技巧。

六、制订干预策略

（一）确定目标人群

根据计划的目标决定应该对谁进行教育，如计划的目标是预防中小学生吸烟，教育的主要对象应是中小学生及其家长、教师、学校及教育系统的领导。确定了正确的教育对象能够使教育计划达到事半功倍的效果。

目标人群可分为以下 3 类：

一级目标人群：计划希望改变其健康相关行为，改善并促进其健康的人群，通常是健康问题直接影响的人群。如果健康问题影响的人群自身缺乏行为能力，则其监护人、照料者为一级目标人群。

二级目标人群：对一级目标人群采纳健康行为有直接影响的人群，通常是与一级目标人群关系密切的人，如亲属、同伴、医务人员、行政领导等。

三级目标人群：对计划的成功实施和计划目标的成功实现有重要影响的人群，如政策制定者、投资者等。

（二）确定教育（干预）策略

理想的教育策略包括健康教育策略、社会策略和环境策略 3 个方面。

1. 健康教育策略　常用的健康教育策略：①信息交流类。如人际传播中的讲课、小组讨论、个别咨询、电视讲座、广播讲座、广告以及各种文字资料、健康日历、挂图等。②技能培训类。例如开展技能培训讲座、组织观摩学习、设计示范家庭和示范学校等。③组织方法类。例如社区开发、社会运动等。

2. 社会策略　包括政府制定的各项政策和法规，以及学校、商业机构制定的正式和非正式的规定。如吸烟干预计划的社会策略，包括政府制定公共场所禁止吸烟、禁止商店向未成年人售烟的政策或地方法律，出台学校鼓励禁烟和惩罚吸烟的规定等。

3. 环境策略　改变社会环境和物质环境。如一项关于控烟的社区健康促进计划，环境政策可包括公共场所不设立售烟亭、在一定场所设立明显的禁烟区等。

（三）确定干预场所

常见的干预场所包括教育机构、卫生机构、公共场所、工作场所和居民家庭，而任何健康教育和健康促进项目，均可同时选用以上 5 类场所或根据条件和需要选择其中的几类。

（四）确定教育活动日程

任何健康教育和健康促进计划都要包括以下 4 个方面的日程时间：①项目计划、制订监测和评价计划阶段；②项目准备阶段：包括制作健康教育材料和预试验、人员培训、物质资源准备等；③执行（干预）阶段：包括各种媒介渠道应用、监测与评价计划的执行等；④总结阶段：包括整理、分析所收集的材料和数据，撰写项目总结评价报告，规划今后工作等。计划一般以年为单位，多使用图或日程表的形式列出该年的行动计划，日程表应该包括活动内容、活动执行时间、各个步骤的负责人和经费等内容。

（五）确定组织网络与执行人员

执行人员可以专业人员为主体，吸收政府各部门、大众传播部门、各级医药卫生部门、中小学校等参加。组织具有多层次、多部门、多渠道特点的网络，确保计划目标的实现。对于执行计划的各类人员要根据工作性质分别给予培训，提高执行计划和评价计划的多种技能。

（六）质量控制

建立健全各级项目执行机构、人员，建立一个严密的、系统的监测与评价系统，对监测与评价的活动、指标、方法、工具、时间、监测人、评价人、负责人做出明确的计划。及时发现计划、材料、策略及实施中的问题并进行调整。

第三节 健康教育与健康促进计划的实施

一、实施的概述

有效的实施是健康教育与健康促进计划的预期目标得以实现的核心内容，是具体落实与实践、获得效果的过程。实施健康教育计划的过程是复杂的，包括的内容很多，涉及的方面也很多。实施工作虽然是实践性很强的工作，但也必须在理论的指导下进行。健康教育与健康促进计划实施的 SCOPE 模式就是对实施工作的理论性总结。SCOPE 模式将复杂的实施工作归纳成 5 大环节，这 5 个环节是：制定实施工作时间表（schedule），控制实施质量（control of quality），建立实施的组织机构（organization），组织和培训实施工作人员（person），配备所需设备与健康教育材料（equipment and material）。这 5 个环节与实施过程紧密相连，同时 5 个环节之间也互相密切关联。

二、制定实施时间表

实施进度表是整个执行计划的核心，是实现目标管理的体现；时间进度表也是一个对照表，可以用来对照检查各项工作的进展速度和完成数量；时间进度表是项目过程评估的一个主要依据。制订实施时间表的依据是项目计划书，参加制订的人员是项目实施负责人和主要技术人员，实施工作负责人主持召开实施工作讨论会，根据项目计划制订实施工作时间进度表。实施进度表的内容主要包括以下方面：

1. 工作内容　是指各项具体的实施活动，如启动会、培训班材料制作、传播活动、干预活动等。

2. 负责人员　指该项活动的具体负责人员。

3. 检测指标　检测项目领导小组是否成立、培训班通知、学员名单、现场图片等。

4. 经费预算　活动所需费用的估计。

5. 特殊需求　活动所需特定设备、场所、技术支持等。

三、实施质量控制

在实施健康教育与健康促进计划的过程中,运用过程评估(process assessment)和即时效应评估(present impact assessment)的手段和方法对实施过程(implementation process)进行监测(monitoring)和评估(assessment),了解和评估实施的过程及实施效果,发现和解决实施过程中出现的问题,及时调整实施策略,调整人力、财力、物力的分配,调整各分项工作的进度,控制实施质量,以保证计划的顺利实施和取得预期的效果。

1. 质量控制的内容

(1)工作进程的监测:检测各项活动是否按照时间表的预算时间进行。

(2)活动内容的监测:检查实际开展的活动在内容上、数量上是否如计划所要求。

(3)活动开展状况的监测:监测实施人员的工作状况、目标人群参与状况、相关部门配合状况。

(4)目标人群知、信、行("知"是对相关知识的认识和理解,"信"是正确的信念和积极的态度,"行"是行动。)及有关危险因素的监测:该监测有利于掌握项目活动的针对性和有效性。

(5)经费开支的监测:该监测有利于控制预算,保证计划的顺利实施。

2. 质量控制的量化指标

(1)干预活动暴露率 = 实际被干预的目标人数 / 应该被干预的目标人数 ×100%。

(2)部门参与率 = 参与到项目活动中的协作单位数 / 协作单位总数 ×100%。

(3)单条核心信息知晓率 = 知晓某核心信息的目标人数 / 被调查目标人数 ×100%。

(4)核心信息总知晓率 = 调查对象知晓的核心信息总数 / 核心信息条数目 × 有效调查问卷数。

(5)信念持有率 = 持有某一信念的目标人数 / 被调查目标人数 ×100%。

(6)行为具有率 = 具有某一行为的目标人数 / 被调查目标人数 ×100%。

(7)行为改变率 = 在干预期间正向改变某一行为的目标人数 / 干预前具有该行为的目标人数 ×100%。

(8)知识(行为)合格率 = 达到预定合格标准的目标人数 / 被调查的目标人数 ×100%。

3. 质量控制的方法　主要包括记录与报告方法、现场考察和参与方法、审计方法、调查方法。

四、实施过程中的组织要素

在制订完实施计划并开始实施活动时,首要的任务就是建立领导实施工作的领导机构和具体承担实施任务的执行机构,同时还要确定协作单位,建立协作关系。领导机构和执行机构的确定或建立是项目实施的基本保证,能否有一个强有力的领导机构和一个工作效率高的执行机构,决定着一个计划实施的成败。所以,必须对实施工作的组织机构问题给予足够的重视。

1. 领导机构　包括与该项计划实施直接相关的部门领导和主持实施工作的业务负责人,全面对项目进行管理和协调。

2. 执行机构　指具体负责操作和运行计划的机构,如健教所、妇幼保健所。

3. 组织间的协调与合作　充分应用社会动员和行政干预的功能,协调有关部门的关系并建立多个部门的联合是成功实施计划的重要保证。

4. 政策支持　支持性政策可以促进当地资源的投入,可以开创多部门协调合作的局面,可以影响群众参与的态度。

五、实施人员与培训

健康教育与健康促进计划的实施需要有相适应的人员,选定人员应根据计划的具体内容来确定,既要考虑到人员的数量,又要考虑到人员的专业能力。实施人员主要是从执行机构中选定,必要时应从相应业务部门聘请人员共同工作。实施人员应该掌握与实施该项计划有关的知识与技能。虽然培训是必要的,但实施人员原有的知识、技能和经验也十分重要。

在培训开始之前要制订出培训计划,培训班的组织工作主要包括教学和后勤两部分。人员培训方法可以采用头脑风暴法、角色扮演法、小组讨论法和案例分析法。最后进行培训评价,主要包括对培训效果的评价、对教师和教材的评价、对组织和后勤工作的评价等。

第四节 健康教育与健康促进计划的评价

一、评价的概述

评价是把客观实际与可接受标准进行比较。计划评价是全面检测、控制、保证计划方案设计先进、实施成功,并取得应有效果的关键性措施,贯穿于整个计划实施的始终。是否执行严密的计划评价已成为衡量一项计划是否成功、是否科学的重要标志。评价工作应贯穿于计划设计、执行的全过程,是一项系统工程。

计划评价的主要目的有:确定健康教育计划的先进性与合理性;确定健康教育活动的数量与质量,确定健康教育是否适合目标人群、是否按计划进行,以及资源利用情况;确定健康教育计划达到预期目标的程度及其影响因素;总结健康教育项目的成功经验与不足之处,提出进一步的研究假设;向公众介绍项目结果,扩大健康教育项目影响,改善公共关系,以取得目标人群、社区、投资者的更广泛支持与合作;向项目资金投资者说明项目结果,完成合同的要求。

二、计划评价的类型

(一) 形成评价

形成评价(formative evaluation)指在计划执行前或执行早期对计划内容所做的评价。包括为制订干预计划所做的需求评估及为计划设计和执行提供所需的基础资料。

形成评价总目的是通过需求评估以了解所制订的规划目标和干预措施是否合适;通过计划实施前对目标人群的了解,以决定适用于该人群的最佳干预方法。形成评价的具体内容包括:①了解目标人群对干预措施的看法;②选择教育信息并做预试验;③了解教育资料发放系统,包括生产、储存、批发、零售以及免费发放渠道;④通过调查获得有价值的信息(如文盲率、方言、术语用词),为制订评价问卷提供依据;⑤问卷的项目通过预调查做修改;⑥提供定性资料为定量资料作解释或补充说明;⑦发现实施早期阶段可能出现的问题。

(二) 过程评价

过程评价(process evaluation)是在计划实施过程中,对计划的设计、组成、实施过程、管理、工作人员情况等方面进行的评价,贯穿于计划执行的全过程。通过过程评价能够发现项目执行过程中存在的问题,以便采取修正行动。过程评价的着重点在于项目日常持续进行的操作运转情况,旨在改善项目及其管理。过程评价目的在于控制规划的质量,因此,又称为质量控制或规划质量保证审查（quality assurance review，QAR）。

过程评价内容包括如下问题：①教育干预是否适合教育对象，并为他们所接受？②教育干预是否按既定程序得以实施（时间、频率）？③干预实施质量如何？是否出现敷衍了事、不负责任的工作作风？④教育材料是否全部发放给目标人群？⑤教育干预的覆盖率多少？是否覆盖全部目标人群？⑥目标人群参与情况如何？是否愿意或有可能参与规划？原因何在？⑦干预方法是否有效？何种方法为佳？针对教育对象应如何调整干预方法？⑧教育服务利用情况，如设立各类展览、咨询等服务项目，应了解其利用情况、利用率低原因何在。⑨信息反馈系统是否健全？是否建立完整的信息反馈体系，及时有效地反映规划情况？是否建立必要的记录保存制度？记录的完整性和质量如何？

（三）效应评价

效应评价又称近期和中期效果评价，是评估健康教育计划的某方面对目标人群的知识、态度、行为的直接影响。

效应评价内容包括：①评估健康行为的倾向因素；②评估健康行为的促成因素；③评估健康行为的强化因素；④评估健康相关行为改变情况；⑤评估政策、法规制定情况。

（四）结局评价

结局评价又称远期效果评价，指评价健康教育和健康促进计划的最终目标是否实现。结局评价的内容如下：

1. 效果　指计划对目标人群健康状况的影响。其评价指标包括：①生理指标：如身高、体重、体重指数、血压、血红蛋白、胆固醇等；②心理指标：如人格、智力等；③疾病与死亡指标：如疾病发病率、患病率、死亡率、婴儿死亡率、5岁以下儿童死亡率、平均期望寿命、减寿人年数（PYLL）等。

2. 效益　指计划改变人群健康状况所带来的远期社会效益和经济效益。指标主要是生活质量指标。对于生活质量的测量可用以下量表：①生活质量指数（physical quality of life index，PQLI）；②美国社会健康协会（American social health association，ASHA）指数；③日常活动（activities of daily life，ADL）量表；④生活满意度指数量表（life satisfaction index，LSI）。

3. 成本-效果　成本-效果分析就是通过计算实施健康促进计划所花费的资源与健康收益进行分析比较，目的在于确定以最少的投入产生最大的效果的规划，比较不同计划的成本-效果以决定某规划是否有继续实施的必要性。

（五）总结评价

是指对综合形成评价、过程评价、效果评价以及各方面资料做出总结性的概括。综合性指标更能全面地反映规划的成败。总结评价从规划的成本-效果，各项活动的完成情况做出判断，以期做出该规划是否有必要重复或扩大或终止的决定。

三、影响评价结果的因素

（一）时间因素

在健康教育计划执行或评价期间，发生了除干预之外的重大的、可能导致目标人群产生某些可能对结局有影响的变化。如某些有自愈倾向的疾病，从发生、发展、痊愈有其自然趋势，此时如给予药物治疗，可能把自愈的结果误认为是药物的效果。可通过设立对照组和过程追踪排除这些因素的影响。

（二）测试或观察因素

1. 调查者因素

（1）暗示效应：调查者或评价者的言谈、态度、行为等使目标人群受到暗示，并按照调查者的希望进行表现的现象称为暗示效应。如教育者认为家庭条件差的学生不讲究卫生、学习成绩差,这种态度可能导致这些学生个人卫生习惯不良、学习成绩不佳。这种结果虽是客观实际,但却是因教育者的态度所致,此类偏倚可通过对调查人员加强技术培训来排除。

(2)项目工作者的成熟性:随着项目的进展,项目工作者能越来越熟练地运用有关知识和技能,表现为即使是用同样的工具测量同样的内容,后期的测试结果与早期的测试结果不同。这种偏倚可通过设立对照、加强培训、由同一批工作人员进行干预前后的调查等方式尽可能减少。

(3)评定错误:无论健康教育者或是评价者,主观上都希望健康教育计划达到预期目标。这就导致在评价中有意无意放松对干预组评价的标准,而依原标准评价对照组,使评价结果偏离真实情况。可通过盲法来消除这种偏倚。

2. 测量工具因素　测量工具包括问卷、仪器、药品、试剂等,其有效性和准确性也直接影响评价结果的真实性。可通过计划评价开始前对测量工具可靠性和准确性的评估和预试验,发现问题、及时改进,来提高测量工具的质量。

3. 测量对象因素

(1)测量对象成熟性:在项目进行过程中,目标人群也在不断成熟,更加了解并关注项目内容,这可能使测量结果和项目干预的真实结果更好。

(2)霍桑效应:人们被选择作为干预或评价对象时,由于感觉到正在被研究或评价,所表现出的行为异乎寻常的现象称为霍桑效应。

（三）回归因素

指由于偶然因素,个别被测试对象的某特征水平过高或过低,在以后的测量中又恢复到原有的实际水平的现象。可采用对照组、重复测量的方法来减少回归因素对项目效果的影响。

（四）选择因素

干预组和对照组选择不均衡可引起观察结果的偏倚。可以通过随机化或配对设计来防止或减少此类偏倚。

（五）失访

指在健康教育与健康促进计划执行或评价过程中,目标人群由于各种原因不能被干预或评价。当目标人群失访比例高(超过10%)或是非随机失访(即只是其中有某种特征的人失访)时,会导致评价结果的偏倚。因此应努力减少失访,或采用独立随机样本,或对应答者和失访者的各项特征分析以估计失访引起的偏倚及偏倚的程度。

第五节　健康信息的传播

一、传播概述

传播(communication)又可译为交流、交往、通信,它是一种社会性传递信息的行为,是个人之间和集体之间以及集体与个人之间交换和传递新闻、事实、意见的信息过程。

健康传播(health communication)是指以"人人健康"为出发点,运用各种传播媒介渠道和方法,为维护和促进人类健康的目的而制作、传递、分散、分享健康信息的过程。健康传播是健康教育与健康促进的重要手段和策略,健康传播将医学研究成果转化为大众易读的健康知识,并通过态度和行为的改变,以降低疾病的患病率和死亡率,有效提高一个社区或国家生活质量和健康水准为目的的行为。健康传播研究议题涉及广泛,既包括以艾滋病预防为龙头的疾病预防,也包括药物滥用预防、医患关系研究、计划生育、癌症的早期发现、戒烟等内容。

根据传播的特征,人类传播行为可以分为四种类型:自我传播、人际传播、组织传播和大众传播,其中人际传播的效果较好。

自我的传播又可称为自身传播或内向传播,指个人接收外界信息后,在头脑中进行信息加工处理的过程。这是人类进行信息内化的必要的生物学基础,也是健康传播得以实现的必要前提。这一传播方式强调受者自主性,获得与个人有关的信息,建立与他人的社会协作关系,达到自我认知和自我提高。一般来说发放给个人或家庭中使用的健康教育处方或宣传手册等主要靠自主性来完成对知识、行为的学习内化。

人际的传播是人际关系得以建立的基础,也是人与人之间社会关系的直接体现。主要包括教育性传播、训练性传播、咨询性传播、劝服性传播、指导性传播等。研究表明,人与人之间直接亲身传播的影响力大于大众传播。其更强调人与人的沟通,人际传播涉及双方主体即传播者与受者的沟通互动,这就要求传播者有一定的人际沟通技巧,其中包括非语言和语言技巧两种,以受者为中心通过面部表情、动作或倾听沟通等技巧得到受者信任,实现双方互动而达到信息传播的目的。运用恰当时效果显著。多用于面对面、一对一交流。

组织的传播是指组织间、组织内部成员之间的信息交流活动,是有组织有计划的、具有一定规模的信息传播,包括讲座、小组讨论等。组织传播包括自我传播和人际传播,相对自我传播和人际传播,组织传播的组织纪律性明显,目的性明确,形式多种多样,集思广益,可解释为一对多或者多对多交流,在活动过程中发生互动。

大众传播是指通过广播、电视、电影、报纸、期刊、书籍、标语、板报、宣传单、互联网等大众媒介向社会人群传播信息的过程。分为宣传性传播和倡导性传播。其信息是公开的,面向全社会人群:信息传播距离远、覆盖面广、速度快。

♡ 思政元素

健康传播,助力健康中国

《健康中国行动(2019—2030年)》中提出普及健康知识,提高全民健康素养水平,是提高全民健康水平最根本、最经济、最有效的措施之一。健康传播将医学研究成果转化为大众的健康知识,而健康传播者是健康传播的主体。如何成为一个优秀的健康传播者,以自己的专业知识造福他人、以自己的工作热情和友善态度温暖患者以及健康者和亚健康者人群,是广大健康传播者亟待思考的问题。

国务院办公厅关于印发《"十四五"国民健康规划》的通知中提到全方位干预健康问题和影响因素,加强健康促进与教育,完善国家健康科普专家库和资源库,构建全媒体健康科普知识发布和传播机制,鼓励医疗机构从业人员开展健康促进与健康教育。健康传播是健康教育与健康促进的主要方式,医务工作者要努力成为优秀的健康传播者,为国民健康教育与健康促进做出贡献。

二、人际传播基本技巧

人际传播,也称人际交流,是指个人与个人之间进行直接的信息交流,也是由两个个体系统相互连接组成新的信息传播系统。这种交流主要通过语言来完成,也可以通过动作、手势、表情等非语言的形式完成。在交流过程中,交流双方或多方都在不断地交流着自己的传授角色,不断地接收信息和发生信息。由于反馈及时,交流充分,交流的双方可以即时了解对方对信息的接受程度和传播效果并可以根据受传者的接受情况及接受者的反应来随时调整传播策略,充分运用和发挥传播技巧。

听、说、看、问、答、表情、动作等都是构成人际交流的基本方式,交流方式技巧运用的好坏直接影响到传播的效果。作为健康教育工作者,首先要掌握以下几点基本技巧:①讲话速度适中,不要过快,也不要过慢;②尽量少用专业词汇,语言简单明了,通俗易懂;③对方讲话时要仔细倾听,不要轻易打断对方的说话,不要四处观望;④用表情和动作支持对方,鼓励对方把不清楚的问题提出来,把真实的思想、认识说出来;⑤注意观察对方的表情和周围的环境;⑥用举例的方法来说明问题;⑦使用手头的材料、器具帮助说明问题;⑧注意问话技巧,选择好的提问方式;⑨回答问题时,先要搞清楚问题的核心,还要注意对方提问的意图,不要过于简单地回答问题,也不能给对方似是而非的答案。

1. 谈话技巧 包括:①尊重对方;②力求讲普通话;③适当重复重要的和不易被理解的概念,使听者印象更深;④语言通俗易懂;⑤谈话的内容简单明确;⑥及时取得反馈;⑦使用辅助材料:例如图画、模型等。

2. 非语言传播技巧 非语言传播是指人们在沟通过程中除语言外,还可以运用动作、体态等非语言形式来传递信息,这些非语言信息运用得当,会给人际交往带来很大的帮助,反之则会妨碍双方的沟通和交流。常用的非语言传播技巧有:

(1)动态体语:通过无声的动作来传达思想和感情。如恰当地运用手势,兴奋时鼓掌、愤怒时握拳等;正确的握手姿势和力度;恰当的眼神与注视方向;和蔼可亲、平易近人的态度。

(2)静态体语:主要通过体态、姿势、仪表服饰等非语言形式传递信息。如整洁的着装、稳重的站姿和坐姿。

(3)有声的类语言:指说话时声音的音量、速度、语调、节奏以及鼻音等。如惊讶声、惊喜声、感叹声、懊恼声、口哨声等。

(4)时空语:在人际交往中利用由时间、环境、设施和交往气氛所产生的语义来传递信息。如准时赴约、比肩而坐。

3. 倾听技巧 这里所讲的"倾听",不是指生理功能的"听力",而是一种心理功能,是对接收到的信息所做的积极能动的心理反应。有效地听取对方讲话是人际交往的基本技能之一。倾听的意义在于首先调动自身的知识储备来完善讲话者的内容,从而使自己获得最大的信息量。常用的倾听技巧有以下几点:

(1)注意的技巧:我们在倾听别人说话时,必须保持放松而灵敏的身体姿态,并伴以适当的肢体动作,对对方的讲话做出积极的反应。比如身体适当前倾,与说话者交流目光,适当点头或做一些手势。

(2)追随的技巧:追随最主要的目的是让说话者以自己的方式表达内心的想法感受,使得听者能够更加了解说话者如何看待自己所处的情境。

1)基本鼓励:在倾听过程中,使用深感兴趣的、真诚的、高昂的声调会使人自信十足;恰当的肢体语言,如用手托着下巴等,也会显示出倾听者的态度诚恳,这些都能让说话者感受到倾听者的支持和信任;用一些简单的反应,如恰当的微笑、赞许的表情、积极的目光或伴以

"嗯""对"等的词语,促使说话者说下去,向说话人表明你在认真倾听;也可以用皱眉、不惑等表情给讲话人提供准确的反馈信息,以利于说话者及时调整。

2)偶尔插嘴:除了基本鼓励外,倾听者以开放的方式询问所听到的事,成为谈话的主动参与者,就会增进彼此间的交流和理解。可以说,提问既可以是对说话者的鼓励,表明你在认真倾听,又可以是控制和引导谈话论话题的重要途径。但需要注意的是,提问必须适时和适度,不要询问过多的问题,一次最好只问一个,否则会造成对方思考的困扰或中断。而且问题必须是开放性的,如"有什么""怎么样",而不是"对不对""是不是"。

3)适当沉默:沉默是倾听者必须学习的技巧。在倾听的过程中,忘掉自己的立场、见解,保持沉默,让对方把话说完。

(3)反应的技巧:复述指用自己的话来重新表达说话者所说的内容。有效的倾听者常常使用这样的语言:"我听你说的是""你是不是这个意思""就像你刚才所说"……复述对方说过的话既表示对说话者的尊重,也能够用对方的观点说出自己的想法。这样,倾听者不仅能够赢得说话者的信任,而且能够找到沟通语言,从而拉近彼此之间的距离。

1)简述语义:听者以自己的方式,简洁地重复说话者主要的意思(可总结自己听到的问题、对方所说的内容),以确定自己接收和理解的意思与对方所欲传达的相符。当我们复述他人的意思时,用字必须尽量精简,避免使用冗长的陈述,以免阻碍说话者的思路,不过必须注意简述语义时保持客观的描述,避免引导对方谈话的主题与方向。

2)情感反应:反应方已经传达或隐含的情绪状态。除了简要地重复对方的内容外,我们也必须表达对于说话者感情的理解。正如简述语义能够检验我们对说话者谈话内容的知觉一样,反映对方的情感也可以检视我们对于他人情绪的知觉,以及为说话者提供更深入观察他们自己内在的各种情绪的机会。

3)意义反应:当我们同时反映内容与情感时,就是在进行意义反应。意义反应一般是最有效的反应方式。初学时用"你觉得……(感觉的词汇)""因为……(与此感觉有关的事件或内容)"的句式,等到运用纯熟,就可以自由变化,只要意思一致即可。

4. 提问技巧 问的目的在于开启话题,获取信息,便于进一步沟通。一个问题如何问常比问什么更重要。同样一个问题,善于提问,则可清晰完整地获取所需要的信息;反之,则可能一无所获。提问的时候要注意以下几点:

(1)不要一个问题接着一个问题问,要给对方以间隙。

(2)注意提问的语气,不要把提问变成质问。

(3)根据不同情况及提问目的采取不同类型的提问方式。

1)封闭式提问:要求对方给予简短而准确的、肯定或否定的答复。例如:"你喝酒吗?"

2)开放式提问:给对方以思考、判断和发挥的余地,问者可从对方的回答中获得较多的信息。例如:"你中午饭吃了哪些菜呢?"

3)探索式提问:为进一步了解对方存在某种认识、信念、行为现象的缘由而提问,以寻求更深层次的信息。例如:"你为什么不喜欢运动呢?"

4)倾向性提问:也叫诱导性提问。这种提问往往加入了提问者的倾向意识,提问者实际上已表明了自己的立场,诱导对方按自己的思路回答问题,有暗示作用。例如:"你今天感觉好点了吧?""你会戒烟吧?"

5)复合式提问:在所提的问题中包含有前4种问题中的2种或2种以上类型的问题,即为复合型问题。例如:"你抽烟吗?"如果回答"抽烟",再问:"为什么要抽?"

5. 反馈技巧 反馈指受者接收信息后所产生的反应又回到信息发出者的现象和过程。在健康传播过程中,传播者及时取得反馈,使健康教育者得以及时了解健康教育对象的知识、态度及行为状况等,以便对教学进行有针对性的调整。同时,适当地给予反馈,则使受传者可获得必要的激励和指导。

在人际传播中,常用的反馈方式有2种:①语言反馈,即用语言表达反馈信息;②体语反馈,即交谈双方用动作、表情等身体语言来反馈信息。

在健康传播活动中,应注意运用以下一些反馈技巧:

(1)积极性反馈:对教育对象的言行表示理解、赞同或支持。

(2)消极性反馈:对教育对象的言行表示不赞同或反对。

(3)模糊性反馈:对教育对象的言行没有表示出明确的态度和立场。

(4)鞭策性反馈:教育传播者在充分理解对方所表达的意思后,分析其存在的问题及需要提高的方向。激励健康传播对象树立更高层次的目标,促使其知、信、行达到更完善、更健康的境界。

(5)情感性反馈:对对方的感情流露做出恰当的反应,表示对对方的理解,这对于建立良好的人际关系是至关重要的。

6. 组织小组讨论技巧　小组讨论又称小组传播,是人际传播的一个重要类型,即小组成员之间相互沟通,共享信息的传播行为,在讨论的过程中,大家各抒己见、畅所欲言,在轻松愉快的气氛中获得在交流领域知识、信念、行为方面的提高。组织讨论技巧如下:

(1)热情接待:主持人应提前到达活动场所,对前来参加讨论的小组成员表示欢迎。在开始讨论之前大家相互之间可就一些轻松话题进行交谈,以建立良好的人际关系。

(2)打破僵局:讨论之前开始时往往会出现僵局,主持人可利用"开场白"或介绍大家相互认识来打破僵局。

(3)使用引子:主持人利用某些文章、幻灯片、录像片等作引子,有针对性地提出问题,为人们提供生动形象的讨论情景和主题。

(4)头脑风暴法:首先由主持人提出一个开放性的问题,大家集思广益、畅所欲言,然后组织大家将各种意见分门别类,分析各意见的优缺点,最后做出总结,得出必要的结论。

(5)轮流发言:即小组成员依次发言,人人参与,机会均等。但要注意在发言过程中不干扰、不打断发言;在全体人员发言结束前不作任何评论和总结;允许不想发言的人不参加讨论,不可强迫发言。该方法用于会议开始和结束时或需获取信息反馈时。

(6)分散讨论法:即化整为零,2~4人组成一个小组,先各小组充分讨论,然后集中起来由每一小组派一名代表汇报。

(7)无记名提案法:即让每个人在纸上写下自己的意见,将所有意见集中放入一个纸箱中混匀,然后让每个人随机抽取一张纸,当众读出纸上所写的内容,再根据发现的问题进行讨论。这种方法适用于对敏感性问题的讨论。

三、健康传播效果

健康传播的效果按照可达到的难度由低到高,可以分为以下4个层次:

1. 知晓健康信息　受众或受者能够感知并获取健康相关信息,这是健康传播效果中的最低层次。

2. 健康信念认同　指受者接受所传播的健康信息,认同信息中倡导的健康信念,自觉或不自觉地依照这样的信念对自我在健康方面的态度、行为和客观环境进行分析判断。

3. 态度向有利于健康的方向转变　健康传播者通过健康信息的传播,使受者获得健康知识,促使其态度向有利于健康的方向转变。

4. 采纳健康的行为　是传播效果的最高层次。受者接受健康信息后,在知识增加、信念认同、态度转变的基础上,改变其原有的不利于健康的行为和生活方式,采纳有利于健康的行为和生活方式,这是健康传播的最终目标。

第六节　不同人群的健康教育

一、健康人群

世界卫生组织在 1948 年成立时的宣言中就明确指出:"健康是指身体上、心理上和社会上的完美状态,而不仅是没有疾病和虚弱的现象。"1989 年世界卫生组织对健康作了新的定义,即"健康不仅是没有疾病,而且包括躯体健康、心理健康、社会适应良好和道德健康"。世界卫生组织关于健康的这一定义,把人的健康从生物学的意义,扩展到了精神和社会关系(社会相互影响的质量)两个方面的健康状态,把人的身心、家庭和社会生活的健康状态均包括在内。个人和群体要通过有计划、有组织、有系统的健康教育,使个体或群体改变不健康的行为和生活方式,帮助群众了解他们自己的健康状况并做出自己的选择以改善他们的健康。

健康人群的健康教育主要目的是发动和引导他们树立健康意识,关心自身、家庭、社区和社会的健康问题,养成良好的行为习惯和健康生活方式,以提高自我保健能力。健康教育与健康促进的形式可以采取信息传播、行为干预和组织活动等。例如开展社区卫生墙报橱窗、小型卫生科普展览、科普讲座、科普知识竞赛、全民健身活动、发放卫生科学资料及座谈会等活动,对健康人群进行健康教育。

二、亚健康人群

亚健康状态是一种人体生命活力和功能的异常状态,不仅表现在生理功能或代谢功能的异常,也包含了心理状态的不适应和社会适应能力的异常,其最大的特点就是尚无确切的病变客观指征,但却有明显的临床症状。这种处于健康和疾病之间的状态,20 世纪 80 年代被苏联学者布赫曼教授称为"第三状态",国内学者将其称为"亚健康状态"。所谓亚健康是指人体介于健康与疾病的边缘状态即非病非健康状态,没有器质性病变,但有功能性改变。此时人们尚未患病,但已有不同程度的各种患病危险因素,具有发生某些疾病的高危倾向。

亚健康不同于一般的疾病,受认知水平、知识结构、文化程度、经济条件等因素的影响,应根据亚健康及其相关学科的知识,对亚健康人群加大宣传力度,通过以下方式有的放矢地将健康教育贯穿到各个环节,使其了解亚健康相关知识及发生机制,以达到维护健康、提高自我认识、防治亚健康的目标。

1. 加强社会健康教育　定期开办宣传栏,建立亚健康人群俱乐部,定期开展健康教育讲座,各新闻媒体开辟卫生知识宣传栏目。

2. 落实医院健康宣教　制作健康教育板报或印发宣传手册,定期召开亚健康人群或家属座谈会,传授防治、康复、保健知识和技能,对门诊接诊亚健康人群采取咨询交谈、讨论的方式随时进行健康教育,发放针对不同病种的健康教育处方,以医嘱的方式对他们的行为、生活方式给予指导。

3. 普及网络健康管理　充分借助信息技术手段,建立可操作性强的健康自测评估平台,利用后台数据库和规则设置,对中医证候评分、健康量表评分、理化指标等进行自动运算,完成亚健康状态的辨识和分类,并给予个性化的干预方案,实现个体智能化的自我健康管理和保健。借助网络信息学、数字化管理等手段,建立本地和异地健康档案数据库,注重对健康信息连续时点的采集及动态分析,动态跟踪管理亚健康人群,依据不同阶段的健康信息及监测数据,不断评价健康变化趋势,调整干预方案,满足亚健康人群长期健康维护服务、远程移动服务、信息动态管理等需求。

三、疾病人群

慢性病是一类起病隐匿、病程长且病情迁延不愈,缺乏确切的传染性生物病因证据,病因复杂,且有些尚未完全被确认的疾病的概括性总称。心血管疾病、肿瘤、慢性呼吸系统疾病和糖尿病是主要的慢性病类型。近年来,随着中国社会经济的快速发展、城乡居民生活方式的转变以及人口老龄化的加剧,慢性病的死亡率呈不断上升趋势。采用以健康教育为主导措施、以降低慢性病危险因素为目标的干预策略,已成为国内外公认的一项低投入、高效益的战略决策。近年来,慢性病患者的健康教育已发展为医院内外一体化的健康教育,出现了不同类型的模式,如"全程健康教育模式""俱乐部教育模式""个体化健康教育"等。这些模式使医院内外医护服务以综合资源的形式最大程度地满足患者的需求。慢性病健康教育的内容针对性要强,应结合慢性病患者的实际需要开展健康教育,其内容可以包括饮食指导、用药指导、生活方式指导、家庭护理技术操作、心理指导、功能锻炼及安全行为指导等。

健康、亚健康、疾病三种状态是可以互相转换的,健康教育最重要的是把健康知识告知大众,只有从患病前期即"亚健康状态期"开始全程预防才能有效遏止慢性病,真正掌握自己的健康状况,避免亚健康向疾病转化,努力将亚健康转化为健康状态。

学习小结

1. 学习内容

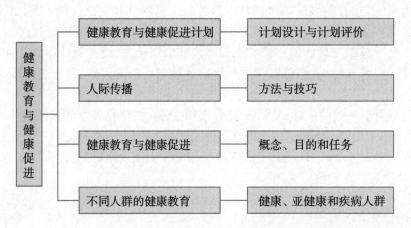

2. 学习方法

本章节主要讲述了健康管理的基本策略、健康管理策略的概念和特点、健康管理的六大策略,让同学们初步掌握针对不同人群、不同需求的以生活方式管理为主要内容的健康管理技术,以及了解健康管理策略的实施范围和发展。

复习思考题

1. 请针对大学生群体设计一份关于"减少久坐,促进健康"的健康教育和健康促进方案规划。

2. 请设计一份关于任一健康管理相关主题的微信公众号推送。

（杨 芳）

◆◆◆ 第五章 ◆◆◆

健康管理与中医治未病

第一节 中医治未病的基本理论

"治未病"理论是中医学的一大特色和优势，是中医学理论体系中最具影响的理论之一。"未雨绸缪""未晚先投宿，鸡鸣早看天"，凡事预防在先，是中国人谨遵的古训。中医治未病理念的形成，正是根植于中国文化的"肥沃土壤"。中医治未病理念发展至今已趋于成熟，意寓时刻掌握健康的"主动权"，具体内容包括未病养生，防病于先；欲病就萌，防微杜渐；已病早治，防其传变；瘥后调摄，防其复发。在当今大力弘扬中医学"治未病"的特色和优势的背景下，预防疾病发生和防止疾病的传变不仅体现"以人为本"的理念，还有利于提高国民的健康素质，对于完善中国特色的医疗卫生保健体系具有战略意义。

一、中医治未病的基本概念

中医"未病"一词由来已久，源于《黄帝内经》。《素问·四气调神大论》说："是故圣人不治已病治未病，不治已乱治未乱，此之谓也。夫病已成而后药之，乱已成而后治之，譬犹渴而穿井，斗而铸锥，不亦晚乎！"汉代张仲景所著的《金匮要略·脏腑经络先后病脉证》则对治未病的含义做出了进一步的阐释："上工治未病，何也？师曰：夫治未病者，见肝之病，知肝传脾，当先实脾。"

所谓"未病"，是指身体健康，没有疾病。随着中医学的发展，其范围也有所扩充。

从字义来看，"未病"即"疾病未成"，定义应该是"体内已有病因存在但尚未致病的人体状态"，即疾病前期。但随着中医理论的发展，结合临床实际，未病的概念不断扩展，包括健康未病态、潜病欲病态、既病未变态、愈后防复态，这些都称为"未病"状态。也就是说，"未病"是一个相对的概念，"未病"，并不全是没有病，如"见肝之病，知肝传脾"，则表明此时人体处于既病防变的阶段，肝已病，而脾尚处于未病状态。

1. 健康未病态 即人体完全健康的状态，此时机体尚未产生任何病理病变，也无任何不适症状，表现为躯体无异常，心理活动正常，且能适应外界环境。其本质是和谐，即人与自然和谐、身与心和谐、气与血和谐。此时应防止体内病因发生或外邪入侵,包含身体健康时的养生防护,或传染性疾病(中医疫病)的预防。

2. 潜病欲病态 即在外表上虽然有不适的症状表现,仅仅是"若似不如平常",全身不适,勉强坚持工作,到医院检查各项指标又都未见异常(或异常但无临床意义),医师不足以诊断为某一种疾病。欲病之病,实质是人体处于未病与已病之间的一种状态。当然,欲病之时,五脏没有虚损,六腑尚未衰败,气血运行还未失和,神气犹未涣散,病势处于轻浅阶段,及时服药调理即可痊愈。

3. 既病未变态 即机体已出现病变,但是疾病有由浅入深、由轻变重的过程,虽然,机体的某些脏腑已有病变,或机体有气血失和,但其他脏腑功能仍然是正常的。因此,针对疾病传变的普遍规律,中医将这个时期称为特殊的"未病"。如当疾病在太阳经时,就要考虑到向其他经发展的可能;当疾病在表时,就要考虑到向里发展的可能,这种"可能"也是属于"未病"之病的范畴,尽管没有出现或到达其他经络,但应采取措施对可能受邪的脏腑或经络进行固护。

4. 愈后防复态 即病后初愈,体弱易复,愈而或复,也是"未病"之病。这是因为病后正气的恢复是一个渐进的过程,要由初愈达到病前的正常水平,需要有一个恢复期,在这个阶段的时差内,初愈者虽然处在病前的正常生活环境下,但因其适应力较正常水平差,容易导致疾病重新发作,这就是中医常说的"病复",最早在《素问·热论》中就提到"病热少愈,食肉则复"。

综上所述,"未病"包含无病状态、病而未发、病而未传、愈后未复等几层含义,包括了从无病到已病,从未形成到已形成。从非器质性病变转化成器质性病变有一个阶段和过程。中医虽然把病分为"未病"和"已病"两个层次,但谈"未病"并不把它和"已病"截然分开,只是认为"未病"是"已病"的基础,"已病"是"未病"由量变到质变、由隐变到显变的结果,两者密不可分。

二、中医治未病的理论基础

中医学中许多基本理论,如阴阳学说、精气学说、五行学说等,都源于古代哲学思想。"治未病"作为中医学的一大特色和优势,是中医学理论体系中最具影响的理论之一,其形成同样离不开中国传统哲学理论。

(一)防患于未然的朴素预防观

《尚书·说命》曰:"惟事事,乃其有备,有备无患。"说明当时人们已认识到预防的重要性。春秋战国时期,"有备无患"的思想进一步得到发展,在《左传·襄公十一年》中说:"书曰:'居安思危'。思则有备,有备无患。"这种避祸防患的观念继而影响到医学界,开始有医家意识到疾病应早发现、早治疗。《史记·扁鹊仓公列传》载扁鹊对齐桓公望色诊病,"君有疾在腠理,不治将深。""君有疾在血脉,不治恐深。""君有疾在肠胃间,不治将深"等。强调了疾病早期治疗、防止传变的重要性。这些朴素而原始的防患于未然的思想,虽未形成系统的医学理论,然观其主旨,实为"治未病"概念之滥觞。

这一时期,对"治未病"概念形成影响较大的,当属《易经》《道德经》《庄子》《孙子兵法》《淮南子》等代表的各思想流派。这些流派都蕴藏着朴素的预防观,为治未病思想的形成奠定了基础。

(二)强调统一和谐的整体观

整体观念,是在中国古代朴素唯物主义和辩证法思想指导下形成的中医学独特的思想方法,即认为事物是一个整体,事物内部的各个部分是互相联系不可分割的;事物与事物之间也有密切的联系,整个宇宙也是一个大的整体。在中医学中,整体观念是关于人体自身及人与环境、社会之间统一性、联系性的认识,是中医"治未病"的根本立足点和出发点。

1. 形神合一　中医认为人体是一个以心为主宰、五脏为中心,通过经络、精、气、血、津液、神的作用联系脏腑、体、华、窍等形体组织的有机整体。另外,躯体状况和精神活动密切相关,各系统、各脏腑之间生理功能上互相联系,病理状态下相互影响。在这一有机整体中,中医特别强调"形神合一",认为人的精神活动与人的形体密不可分,互相依存。

现代社会的诱惑、压力、竞争等导致心身功能紊乱已成为普遍现象。这些功能失衡可以说是众多现代常见病的先导,也是形成"未病"状态的主导因素,积极防范、纠治这类心身功能失衡,在"治未病"中显得尤为重要。《素问·宝命全形论》就曾指出:"一曰治神,二曰知养身,三曰知毒药为真,四曰制砭石大小,五曰知腑脏血气之诊。五法俱立,各有所先。"强调了形神并治,方可祛病的重要思想,使"治未病"的手段不仅仅局限于针药等躯体疗法,同时也包含了心理治疗,即通过调节生理机制而达到调节心理的功效,或通过调节心理而达到治身之目的。

2. 天人合一　《素问·宝命全形论》曰:"人以天地之气生,四时之法成。"《素问·六节脏象论》云:"天食人以五气,地食人以五味。"这些都说明人体要靠天地之气提供的物质条件而获得生存,同时人体五脏的生理活动,必须适应四时阴阳的变化,才能与外界环境保持协调平衡。因此,人体要保持健康无病,必须维持人与自然规律的协调统一。人也应根据这一规律,安排生活作息,调摄精神活动,以适应不同的改变。所谓"和于阴阳,调于四时""从之则苛疾不起",即健康长寿;"逆之则灾害生",即轻则为病,重则危及生命。另外,人是社会的组成部分,人与社会之间亦相互联系和影响。社会环境可以通过社会发展带来的各种不利因素引起躯体变化,也可以通过影响精神活动进一步影响躯体状况。

"未病"状态的发生与不良的生活方式、行为习惯以及社会环境等息息相关。从中医角度理解,这是人与自然、社会的协调状况出现了紊乱,而导致自身阴阳、气血、脏腑的失衡状态。从这一认识出发,"治未病"总的指导原则是以整体观念为指导,调整这种失衡状态。

(三) 中医动态的辨证观

辨证论治是中医诊断和治疗疾病的主要手段之一,同样是中医"治未病"的理论基础之一。对于"治未病"而言,不管"未病"状态的西医学诊断能否成立,中医总能将四诊(望、闻、问、切)所收集的资料、症状和体征,通过分析、综合,进行辨证,然后根据辨证的结果,采取相应的调治方法。因此,中医能动态地研究"未病"状态的各个不同阶段,做出诊断并"对症下药"。

在"治未病"过程中,强调辨人之体质,辨证之部位、属性,辨病之异同,辨证之异同而实施防治,这一特点应贯穿于"治未病"的整个阶段。具体又分为两种:一种是"同病异治",在同一"未病"状态中,由于"未病"发展的不同阶段,病理变化不同,所属证候不同,则防治方法不同,如同为臌胀,属肝病传肾,当治肝防其传肾;属脾病传肾,当治脾防其传肾。另一种是"异病同治",在不同的"未病"状态,有时可能出现相同或相近的病理变化,因此可采取相同的方法来防治,如多种热性病恢复期,都可能有热灼津液致阴津不足之证,均可滋养阴津,以防病势复发。

(四) 中医学发病观

中医发病学理论认为,机体在致病因子作用下,疾病发生发展的最根本原因是正邪交争、正不胜邪、阴阳失调,邪气是发病的重要条件,正气是决定疾病是否发生发展的关键,因而在防治学理念上注重固护正气,保持机体正气充盛,是中医预防疾病的重要原则,也是防病保健的内在依据,因此中医学的发病观也是中医治未病的理论基础之一。

此外,《黄帝内经》《难经》《伤寒论》及《金匮要略》中医四大经典中均蕴含了深刻的治未病思想,尤其是《黄帝内经》中首先提出了"治未病"的概念,张仲景在《金匮要略》中更是丰富了中医治未病的内涵,实现了对"既病防变"思想的具体应用。

第二节　中医治未病与中医体质

中医学认为,体质是指人体生命过程中,在先天禀赋和后天获得的基础上所形成的形态结构、生理功能和心理状态方面综合的、相对稳定的固有状态。不同体质类型的人,体内阴阳气血盛衰不同,对致病因素的反应及患病后疾病的发生发展也各不相同。因此,在受到某种致病因素的刺激后,是否形成亚健康状态,形成后能否发病,或是能够自行向愈,很大程度上取决于体质类型。从健康到亚健康再到疾病,体质因素的影响不可忽视,体质偏颇是疾病发生的内在依据;同时,正是由于体质的不同,导致机体疾病的发生与转归也不尽相同。因此,通过体质辨识,实现个性化的、针对性的健康管理具有重要的意义。

一、九种体质

中医学认为,阴阳、气血、津液是生命的物质基础,而体质现象即是阴阳、气血、津液盛衰变化的反应状态,因而能从中医体质学角度对体质进行分类。王琦教授领衔的《中医体质分类与判定》编写组对中医体质进行了九分法的分类,主要分为平和质、气虚质、阳虚质、阴虚质、血瘀质、痰湿质、湿热质、气郁质和特禀质9种体质类型。

(一) 平和质

1. 基本概念　平和质者乃完全健康者,由于先天禀赋良好,或后天调养得当,体内阴阳平衡,阴平阳秘,身体处于和谐平衡状态。其神、色、形、态、局部特征等方面表现良好,性格随和开朗,平素患病极少,对外界环境适应能力较强。

2. 体质特征　体形匀称健壮,肤色润泽,发密有光泽,目光有神,嗅觉通利,味觉正常,精力充沛,耐受寒热,睡眠安和,胃纳良好,二便正常。性格开朗,舌色淡红,苔薄白,脉和有力。

(二) 气虚质

1. 基本概念　气虚质指由于先天不足,后天失养,表现为人体的生理功能不良,体力与精力明显缺乏,稍微工作和活动后就觉疲劳不适的一种状态。本体质者常因一身之气不足而易受外邪侵入,体质形成与脾、心、肺、肝四脏密切相关。处于此种体质状态的人群,卫表不固易患感冒,不耐受寒邪、风邪、暑邪;病后抗病能力弱,易迁延不愈;易患内脏下垂、虚劳等病。

2. 体质特征　体形偏虚胖或胖瘦均有,肌肉松软。平素气短懒言,精神不振,肢体疲劳易汗,舌淡红,舌体胖大、边有齿痕,脉象虚缓。面色萎黄或淡白,目光少神,口淡,唇色少华,毛发不泽,头晕,健忘,大便正常,或虽有便秘但不结硬,或大便不成形,便后仍觉未尽,小便正常或偏多。

偏于肺气虚者易打喷嚏,流清涕,舌质淡,脉细弱,常自汗,易患感冒、哮喘、眩晕或兼有体质过敏。

偏于脾气虚者多见胃口欠佳、疲倦乏力等症。

偏于心气虚者多见失眠等症。

（三）阳虚质

1. 基本概念 阳虚体质是指由于机体阳气不足,失于温煦,以形寒肢冷等虚寒现象为主要特征的体质状态。其不适表现为阳虚症状,且以肾阳虚为主,兼及心脾。处于此种体质状态的人形体多面色苍白,肌肉不健壮,性格多沉静、内向,喜暖怕凉,不耐受寒邪,耐夏不耐冬。一般阳虚体质者易感寒湿邪为病,比其他体质的人更容易患痰饮、肿胀、泄泻、阳痿、惊悸等病。

2. 体质特征 面色淡白无华、平素畏寒喜暖、四肢倦怠;小便清长或夜尿频多、大便时稀或常腹泻;或口唇暗淡、口不易渴或喜热饮;或易自汗出、精神不振、睡眠偏多;或阳痿滑精、宫寒不孕;脉沉迟而弱、舌淡胖。或见腰脊冷痛、下利清谷;或咳清稀的泡沫样痰,常吐清水。

（四）阴虚质

1. 基本概念 阴虚质是指由于先天遗传或后天失养,导致体内阴液(如血液、津液、阴精)虚少的一种体质状态。其不适表现为阴虚症状,且以肾阴虚为主,兼及肝、心、肺、胃。处于此种体质状态的人群,性情急躁,喜进甘寒之品,耐冬不耐夏,易感温热暑邪为病。肺阴不足者,难耐秋令燥气,易致肺燥咳嗽,一旦感受温燥之邪,常迅速入里化热,伤及肝肾之阴。易出现痤疮、黄褐斑、失眠、黑眼圈、便秘、口臭、咽痛等症状。

2. 体质特征 形体消瘦,皮肤弹性差,毛发枯焦。或口干舌燥,口渴咽干,眩晕耳鸣,大便秘结,小便短赤,或五心烦热,盗汗,腰膝酸软,性格急躁,情绪亢奋。或男子遗精,女子经少,甚则出现鼻衄、倒经等症。舌质红,苔少,脉细。或见胁痛眼涩,视物模糊;或见心悸健忘,失眠多梦;或见干咳少痰,咽痛音哑;或见饥不欲食。

（五）血瘀质

1. 基本概念 血瘀质是体内有血液运行不畅的潜在倾向或瘀血内阻的病理基础,从而引起脏腑、组织的血液循环障碍,并表现出一系列的外在征象的一种体质状态。处于这种体质状态者,怕风,畏寒,易伤于七情或劳逸,多见于妇女产后、失血者和老年人。血瘀质发病以心、肝、女子胞为主,兼及诸脏及身体各部。易出现肥胖、黄褐斑、痤疮、月经不调、黑眼圈等,易患脑卒中、冠心病、抑郁症等病症。

2. 体质特征 形体以瘦居多,往往性格内郁,易心情不快甚至烦躁健忘,平素面色晦暗,皮肤干燥、偏暗或有色素沉着,易出现瘀斑。女性多见痛经、闭经,或经血中多凝血块,或紫黑有块、崩漏,或有出血倾向,舌质紫黯、有瘀点或片状瘀斑,舌下络脉可有曲张。

（六）痰湿质

1. 基本概念 痰湿质是由于津液运化失司,而痰湿凝聚,以黏滞重浊为主要特征的一种体质状态。痰湿体质是一种常见的中医体质类型,该体质者性格偏温和稳重恭谦,多善于忍耐,对梅雨季节及潮湿环境适应能力差,与糖尿病、高血压、冠心病、肥胖、脑卒中等疾病的发生有密切关系。

2. 体质特征 形体肥胖、腹部肥满松软。面部皮肤油脂较多,汗多而黏,胸闷,痰多。或面色淡黄而黯,眼胞微浮,容易困倦,或舌体胖大,舌苔白腻,口黏腻或甜,身重不爽,脉滑,或喜食肥甘甜黏,大便正常或不实,小便不多或微混。

（七）湿热质

1. 基本概念 湿热质是由于先天遗传或后天失养、湿热内蕴为主要特征的一种体质状态。处于这种体质状态者易心烦急躁,面部和鼻尖多油光发亮,脸上易生粉刺;常感到口苦、口臭,易患疮疖等火热病症,对夏末秋初湿热气候,湿重或气温偏高环境较难适应。

2. 体质特征 形体中等或偏胖。面垢油光,易生痤疮,口苦、口干,身重困倦,大便黏滞不畅或燥结,小便短黄,皮肤易瘙痒,表现为男性易阴囊潮湿,女性易带下增多,舌质偏红,苔黄腻,脉滑数。

(八) 气郁质

1. 基本概念　气郁质是由于长期情志不畅、气机郁滞而形成的以性格内向、不稳定、忧郁脆弱、敏感多疑为主要表现的体质状态。处于这种体质状态者,多见于中青年,以女性多见,性格多孤僻内向,易多愁善感,气量较狭小。气郁质者的发病以肝为主,兼及心、胃、大肠、小肠。易伤情志及饮食,易产生气机不畅,如郁病、失眠、梅核气、惊恐等病症。

2. 体质特征　形体无特殊,面色晦暗或黄,对精神刺激适应能力差,平时容易忧郁寡欢,喜叹息,易于激动,多烦闷不乐。或有胸胁胀满,或胸腹部走窜疼痛。食量偏少,食后常感胀满不适,多呃逆,睡眠较差,大便多干且无规律,妇女常有月经不调和痛经,经前乳胀,舌质偏黯,苔薄白,脉弦。

(九) 特禀质

1. 基本概念　特禀质是在禀赋遗传基础上形成的一种特异体质,以先天失常、生理缺陷、过敏反应等为主要特征。在外在因素的作用下,生理功能和自我调适力低下,反应性增强,其敏感倾向表现为对不同过敏原的亲和性和反应性呈现个体体质的差异性和家族聚集的倾向性。这种体质的人易对药物过敏,适应能力差,易引发宿疾。

2. 体质特征　形体一般无特殊;先天禀赋异常者或有畸形,或有生理缺陷。若为过敏体质者,常表现为对季节气候适应能力差,皮肤易出现划痕,易形成风团、瘾疹等,易患花粉症、哮喘等,并易引发宿疾及药物过敏;患遗传性疾病者有垂直遗传、先天性、家族性特征;患胎传性疾病具母体影响胎儿个体生长发育及相关疾病的特征。

二、体质调养

体质既是"相对稳定的固有状态",又是可调的。也就是说体质既具有稳定性,又具有可变性,通过干预可以使人的体质偏颇失衡状态得到改善与调整,从而恢复健康。因此,在"治未病"过程中,我们应从具体的人出发,权衡干预措施,体现以人为本、因人制宜的思想。根据不同人群的体质类型以及人在婴儿、儿童、青少年、成年、中老年等阶段的体质差异,制订防治原则,选择相应的治疗、预防方法,从而进行"因人制宜"的干预。未病先防者,可针对其体质类型通过导引、养生之术预防疾病的发生;将病未发者,针对其体质类型进行治疗,防止疾病的形成;既病防变者,即结合其体质类型对已发之病及早治疗;病后防复者,视体质类型进行饮食、生活调护,以防疾病复发。

《中医体质分类与判定》编写组同时还公布了《九种体质人群的调体保健方案》,对不同体质人群的调体保健措施提出了较为详细的建议。

第三节　中医治未病与健康管理

中医学发展数千年,是中华民族在长期的生产与生活实践中认识生命、维护健康、战胜疾病的宝贵经验总结,是中国传统文化的结晶。"防微杜渐"的思想渗透到中医学领域,体现了中医学防病养生的思想是中国传统文化的瑰宝。"治未病"以"防"字为核心,充分体现了预防为主的先进理念,强调疾病的早发现、早诊断及早治疗,其不但体现健康管理理念,也可为健康管理提供成熟的理论与应用技术支撑。总而言之,将中医治未病思想融入健康管理之中,能够预防疾病,控制其发生发展,从而很大程度上提高人民健康水平。

一、中医治未病在健康管理中的应用

(一) 健康信息采集

通过中医体质辨识来收集健康信息,是中医治未病在健康管理中的一大应用。目前体质辨识主要依据北京中医药大学王琦教授提出的"中医体质分类判定标准"。具体筛选办法是先在西医体检后,填写中医体质和健康状况调查问卷表,突出西医检查看指标、中医检查看症状,将西医检查指标不正常的个体或中医问卷有不适症状者纳入需要进行体质辨识的人群。再由经验丰富的中医师进行诊断,同时结合量表分析进行综合评估,最终判定其体质类型。这样既能使某些体检指标虽然正常但体质已进入失衡状态的个体得到早期干预,同时又能避免指标异常却无明显症状者忽视健康干预或自行盲目调养的情况。另外,通过体质辨识,可以实现对于不同体质人群个性化的、有针对性的健康管理。

(二) 健康干预

健康干预是健康管理的关键所在,相对于西医的治疗理论,中医治未病在健康干预的手段和方法上更具优势。中医通过体质辨识,并根据体质类型建立辨体防治方案和有针对性的健康调养。具体干预方法上,中医治疗对机体整体功能状态的调理更为擅长,同时在对器质性病变、功能性病变、心因性病变等方面的治疗干预上也独具特色。因此,中医治未病在健康管理中主要应用于健康干预方面,下面主要从饮食干预、运动干预、心理干预三方面进行举例阐述。

1. 饮食干预 "饮食者,人之命脉也",合理的膳食结构,会给健康带来极大的裨益。《黄帝内经》中指出我国传统的饮食结构为"五谷为养,五果为助,五畜为益,五菜为充"。这种观点与现代营养学所提倡的平衡膳食在科学性上也是相一致的。

然而,随着快餐文化迅速流行,传统的谷物类食物摄入量在减少,蔬菜水果摄入量偏低,高糖、高脂肪的食物摄入量大增,导致罹患各种慢性病的概率持续攀升。因此我们亟需回归科学的膳食结构,回归健康的生活方式。饮食干预简称食疗,不仅仅是指调整饮食结构,中医认为,药食同源,食疗之所以有效,在于其发挥了食物和药物的双重作用,不仅可以营养机体,补益脏腑,而且可以调和阴阳,益寿防老,因此是常用的中医治未病的自然调理方法之一。

2. 运动干预 适量运动是健康的四大基石之一。强健的身体有助于预防疾病,运动疗法是中医治未病的自然疗法之一,是适合大多数人的锻炼方法,同时对某些慢性疾病也大有裨益。古语云:"流水不腐,户枢不蠹,动也。"中国很多传统的体育项目能够达到强身健体的目的,因此在健康管理中应该鼓励管理对象经常运动,锻炼身体。通过五禽戏、八段锦、太极拳、气功等运动,辅之以调息和调神,可实现动静互涵、形神共养的强身健体目的。

3. 心理干预 现代社会的诱惑、压力、竞争等导致心身功能紊乱已成为普遍现象。这些功能紊乱可以说是众多现代常见病的先导,也是形成"未病"状态的主导因素,积极管理防范,纠治这类心身功能紊乱,在"治未病"中显得尤为重要。而中医历来重视情志因素的影响,强调"先治其心,而后医其身"。同时倡导道德修养的提高和性情的陶冶,提倡恬愉乐俗,正确对待外界因素的刺激,以保持身心健康。调神养生的具体内容主要包括安心养神、四时调神、动形怡神、以心治神、节制情感、移情易性六个方面。

此外,还有药物干预、保健干预等中医治未病干预手段。总而言之,中医治未病理论指导下的健康管理,能够提供更为个性化的调理方案以及更为丰富的干预手段。

二、中医治未病健康管理的实施方案

中医健康管理是根据中医学基本理论,运用中医"整体观念""治未病"思想,结合健康管理学理念,对社会个体或群体的健康状态进行系统的信息采集、评估、调理以及跟踪服务,从而提高人口健康素质的动态服务过程。将中医治未病思想应用于指导健康管理的实施,通常要从以下几个环节入手:中医健康状态信息采集、中医健康状态评估、中医健康状态调理、中医健康状态跟踪服务。

(一)中医健康状态信息采集

中医健康状态信息采集是在中医学理论指导下,通过望、闻、问、切采集受检者临床信息,从而为健康状态评估、健康状态调理提供依据的方法和过程。可以在社会范围内建立中医特色健康状态信息库,形成"治未病"信息服务网络。

(二)中医健康状态评估

中医健康状态评估是在健康状态信息采集的基础上,对健康状态进行分类判定的过程,是中医健康管理的重要组成部分。以社区卫生服务中心为主体开展体质辨识服务项目,针对不同人群的体质状况做出健康评估,并提供个性化的健康指导方案,同时加强信息化建设,建立社区居民的"健康状态信息库"。

(三)中医健康状态调理

中医健康状态调理是在健康状态评估的基础上,充分发挥中医药的优势,运用多种中医药干预手段对健康状态进行调理,从而提高人口健康素质的过程。可以按照健康状态将人群分为一般人群、重点人群、亚健康人群及慢性病人群,运用起居调理、情志调理、饮食药膳调理、运动调理、传统特色技术调理等进行相应干预,具有普适性。应用"治未病"理念,开展中医药预防疾病工作,使不同人群都能够享受到中医特色的预防保健服务。

(四)中医健康状态跟踪服务

中医健康状态跟踪服务,是在中医学理论指导下,建立健康状态档案,并通过对健康状态的动态监测、健康教育和指导,从而提升人民群众的生活质量,减少亚健康的发生,促进疾病康复的动态服务过程。

学习小结

1. 学习内容

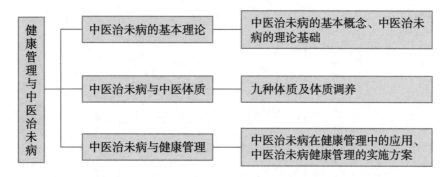

2. 学习方法 本章应从中医治未病的基本理论入手,熟悉中医九种体质及其调养,在涉及健康管理的中医治未病特色干预手段范畴内了解其优势;理解中医治未病在健康管理中的应用、中医治未病健康管理的实施方案。

复习思考题

1. 未病分为哪四态？中医治未病分为哪四个层次？

2. 中医体质分为哪几种？各有何调养特点？

3. 通过对本章节的学习，您认为与健康管理密切相关的中医治未病干预手段主要包括哪些？简要阐述中医治未病对健康管理的意义。

4. 结合当前"互联网＋医疗"的大背景下，您认为，健康管理的全过程服务流程可以从哪些方面予以完善？

● （张晓天　王　莹）

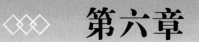

第六章

健康体检在健康管理中的应用

ER-6-1

📌 **学习目标**

1. 掌握健康体检方案的制订。
2. 熟悉健康体检报告的编制与解读。
3. 了解健康体检后的服务。

第一节　健康体检与健康管理

一、健康体检在健康管理中的地位

(一) 健康体检的概念

健康体检是根据自身需求有针对性地对受检者的身体器官及功能状态进行全面检查，是了解受检者健康状况、早期发现疾病线索和健康隐患的诊疗行为。

实施健康体检的核心是全面收集个体及人群的各种健康信息，包括心理健康测试、健康查体、生活方式测试、亚健康测试、个人既往史、家族健康情况等，对其中影响健康的危险因素进行科学分析、评估、预测，然后针对这些危险因素，给出相应的改善方案，促使人们建立新的行为和生活方式，从而达到促进个体和人群健康水平的目的。

健康体检最早开始于 1908 年美国士兵的征兵体检，美国医药协会 1947 年提出了最早的"健康体检"概念，并建议每个 35 岁以上的健康人每年做一次全面的身体检查。1961 年日本成立了 HokenDohjin 医学中心，并将"健康体检"从一般医疗机构中分离出来，由专门的医务人员为健康体检者提供专业服务。健康体检作为一种医学服务模式应用于社会，在国外已有百余年的发展历史。许多国家已经将"健康体检"检查的内容、方式、方法、间隔时间以及执业人员资质和行业机构的建设标准等事宜以法律的形式固定下来。

20 世纪初期，我国健康体检的应用从职业岗位体检开始萌芽，中华人民共和国成立后，建立了特殊职业人群的健康体检制度并不断完善。到 21 世纪初，健康体检开始作为正式行业在全社会展开。我国的健康体检业务主要经历了两个阶段，一是指令性体检阶段，二是预防保健性体检阶段。我国健康体检最初多指干部保健或政府部门规定的指令性体检。指令性体检目的是检查体检者身体状况是否达标，或能否胜任某些工作，如招生体检、征兵体检、驾驶员体检、献血人员体检、职业病健康体检等。

近年来，随着社会与经济的发展、医学模式的转变及国家服务保障体制的健全，以"健康查体、健康评估、健康干预和健康促进"为核心的四位一体健康体检中心如雨后春笋般出现,据不完全统计,目前我国公立、民营、合资性质的各类体检机构超过 8 000 家,健康体检作为预防与保健医学中医疗卫生服务的重要内容,已经越来越得到整个社会的重视与普及。

（二）健康体检在健康管理中的地位

《"健康中国 2030"规划纲要》及《健康中国行动(2019—2030 年)》等文件中提出以"人民健康为中心",为人民群众提供全方位、全过程、全生命健康周期的健康管理服务,其发展既是新时代人们健康的刚性需求,更是"健康中国"背景下的必然要求。

健康管理是对健康人群、亚健康人群、疾病患者的健康危险因素进行全面监测、分析、评估,提供健康咨询和干预及其他后续服务的过程。

健康管理作为一种前瞻性的卫生服务模式,主要包括了解个体健康状况、进行健康及疾病风险评估和健康干预 3 个基本步骤。其基本服务流程包括健康管理体检、健康评估、个人健康咨询、个人健康管理后续服务、专项的健康及疾病管理服务。

由此可见,健康体检作为健康管理的首要环节,是健康管理全面展开的重要前提,是科学制订健康管理计划、实施有效个人健康维护的基础。

二、健康体检在健康管理中的重要性

21 世纪的医学以"促进健康"为目标,以"生理 - 心理 - 社会"为基本模式,健康体检是人体疾病预防的初始阶段和健康促进的主动行为,是预防医学中一级预防的主要内容。通过定期的健康体检、检查和发现影响健康的有关因素,是自我保健、促进身心健康的重要手段。

我国的健康管理以健康体检为主要手段,健康体检对医疗卫生事业的发展起着重要的推动作用。

1. 健康管理是了解和掌握身体状态有效途径　对社会人群进行定期健康体检,使受检人员在没有主观症状的情况下,发现身体潜在的疾病,早期发现、早期诊断、早期治疗,从而达到预防保健和养生的目的。

2. 健康管理为卫生政策的制定和疾病预防提供重要依据　利用健康体检的大量资料数据,通过卫生统计学方法,对健康状况及疾病的发病情况和流行趋势进行统计分析,可以了解不同年龄段、不同性别、不同生活方式导致疾病谱的差异,为健康体检项目合理化制订、规范化研究提供理论基础,为制定卫生政策法规等提供科学依据。

3. 健康管理是控制传染源、切断传播途径的重要措施　对群众或从事出入境、医疗、食品或公共场所等特殊工作的人员进行体检,可以及时发现传染病,控制传染源、切断传播途径,使社会人群免受传染。

4. 健康管理为特殊职业岗位健康鉴定提供依据　对因工伤、从事或接触有职业危害因素的人员进行上岗前的职业性和定期性的健康体检,可以早期发现职业病和就业禁忌证,尽快采取有效预防措施,尽可能避免职业病的发生。

5. 健康管理是提高人口素质的重要手段　婚前健康检查能够发现配偶双方中的遗传病、传染病及其他需要暂缓或不宜结婚的疾病,以减少和预防后代遗传性疾病的发生,是提高人口素质的重要手段。

第二节　健康体检方案的制订

一、健康体检的意义

早在两千多年前,《黄帝内经》中提出"圣人不治已病治未病",已经体现出预防为主的健康管理观念,与西医学的健康风险评估和控制的思想不谋而合。

随着社会经济和文化的进步,以及人们思想观念的转变,"有病早治、无病预防"的健康理念逐渐深入人心,健康体检越来越受到人们的关注和重视。健康体检通过对个人或群体的健康监测发现存在的健康问题和影响健康的危险因素,利用预防医学知识结合临床医学,运用疾病的三级预防模式,进行全方位的健康管理,从而达到提高生命质量的目的。健康体检意义在于:

1. 健康体检从各项化验数据的量变中,看出身体质变的信息,有利于早期发现疾病并及时采取对策,在疾病的早期进行预防和治疗,达到治未病的目标,大大降低了发病率、致残率和死亡率。

2. 通过健康体检,寻找影响对健康的不利因素,纠正不良生活方式,更好地提高生活质量和工作效率。

3. 通过定期体检,保持或改变人群的健康状态,有效地降低医疗费用的开支,维持低水平的健康消费,对促进经济发展和社会进步具有十分重要的现实意义。

二、体检的常用技术介绍

根据体检方法和应用技术的不同,体检内容分为常规体格检查、实验室检查、病理学检查、医学影像学检查、超声影像学检查、辅助诊断仪器检查等。中医体检信息采集一直使用传统的四诊方法,近些年中医四诊仪、体质辨识仪等一系列客观化、智能化采集设备的出现,推动了中医现代化的发展。

(一) 常规体格检查

医师通过视、触、叩、听、嗅的物理检查方法,以及简便的检查工具(如体温计、血压计、听诊器、叩诊锤等)客观了解人体健康状况,并针对其健康状况进行评估,提供个性化的指导建议。

一般检查包括身高、体重、脉搏、心率、血压、呼吸以及胸围、腹围、臀围、发育、营养,以及既往身体状况、生活方式(职业特点,饮食情况,吸烟、饮酒史等)、婚育史和家族史等。内科检查主要包括心肺听诊、腹部触诊、神经反射等,外科检查主要包括皮肤、淋巴结、脊柱、四肢、肛门等。妇科、眼科、耳鼻喉科、口腔科等专科检查也属于常规体格检查范围。

(二) 实验室检查

实验室检查是通过试剂和仪器对送检的血液、尿液、粪便、分泌物、痰液等进行检测,根据检验值定性或定量地判断身体的某些功能是否正常或为诊断某种疾病提供依据。实验室检查主要包括:

1. 常规检查 血常规、尿常规、粪便常规检查。

2. 生化学检查 肝功能、肾功能检查等。

3. 免疫学检查 常见肝炎病毒免疫学检查、风湿免疫疾病指标检查、肿瘤标志物检查等。

4. 内分泌激素测定 甲状腺激素、性腺激素、胰岛素测定等。

(三) 病理学检查

病理学检查是用以检查机体器官、组织或细胞病理改变的病理形态学方法,因通过直接观察病变的宏观和微观特征做出诊断,常比分析症状、体征、影像检查和化验分析更为准确,被视为临床诊断的"金标准"。

病理学检查主要包括:

1. 脱落细胞学检查 常用的有阴道分泌物涂片检查子宫颈癌,痰涂片检查肺癌,胸、腹水离心后做涂片检查胸腔或腹腔的原发或转移癌,尿液离心后涂片检查泌尿道肿瘤等。

2. 活体组织检查　即从患者身体的病变部位取出小块组织或手术切除标本制成病理切片,观察细胞和组织的形态结构变化,以确定病变性质,做出病理诊断,称为活体组织检查,简称活检。

3. 免疫组织化学检查　免疫组织化学检查是一门新兴技术,已被广泛运用于肿瘤研究和诊断。主要判断肿瘤的来源和分化程度,协助肿瘤的病理诊断和鉴别诊断。

4. 流式细胞术　流式细胞术是近年来发展起来的一种快速定量分析细胞的新技术,目前已广泛用于肿瘤研究,特别是应用于瘤细胞 DNA 含量的检测。

（四）医学影像检查

医学影像检查包括普通 X 射线摄影、数字 X 射线摄影(DR)、计算机体层成像(CT)、磁共振成像(MRI)、核医学检查等。

1. X 射线摄影　是应用 X 射线的穿透性、荧光性和感光性作用,利用人体器官的密度差异在荧光屏或胶片上的显影情况,根据解剖学、病理学、生理学、生物化学等基础医学知识并结合临床进行诊断的方法,其对于早期发现疾病、明确疾病诊断,以及为某些疾病提供治疗手段具有重要意义。

2. 计算机体层成像　计算机体层成像(CT)将传统的成像技术提高到了新的水平,与仅仅显示骨骼和器官的轮廓不同,计算机体层成像可以构建完整的人体内部三维计算机模型。CT 检查一般包括 CT 平扫检查和 CT 增强检查。

3. 磁共振成像　磁共振成像(MRI),是继 CT 后医学影像学的又一巨大进步。MRI 是利用人体内所含质子在磁场内发生的磁共振现象,收集磁共振(MR)信号,再通过空间编码技术构成图像,供医师诊断。MRI 对软组织的反差大,具有高分辨力,能对人体内的水肿、感染、炎症、变性等进行早期或超早期诊断,这是 X 线、CT、B 型超声(B 超)等影像技术不可比拟的。MRI 对人体没有任何放射性损害,可多部位或多次复查。

4. 核医学检查　核医学是采用核技术来诊断、治疗和研究疾病的一门新兴学科。核医学显像是显示放射性核素标记的放射性药物在体内的分布图。放射性药物根据自己的代谢和生物学特性,特异性地分布于体内特定的器官或病变组织,并参与新陈代谢,故核医学显像主要显示器官及病变组织代谢及功能。核医学检查具有灵敏、简便、安全、无损伤等优点。

5. 超声影像学检查　超声影像学是现代科技(电子技术、计算机科学等)与声学原理相结合应用于临床医学的产物。超声波产生的基本条件,一是产生超声波的振动源,二是传播超声波的介质。超声检查可以提供脏器切面的形态结构、某些生理功能和血流动力学信息,有助于了解器官组织的血流灌注情况。超声影像学检查发展日新月异,应用领域广泛,无放射性,无创伤,方便快捷,是体格检查的重要组成部分。它主要分为 B 型超声检查及彩色多普勒超声检查。

（五）辅助诊断仪器检查

1. 心电图检查　心电图主要反映心脏激动的电学活动,通过心电描记器从体表引出多种形式的电位变化图形,记录心脏在每个心动周期中,由起搏点、心房、心室相继兴奋的过程。心电图是心脏兴奋的发生、传播及恢复过程的客观指标,是冠心病诊断中最早、最常用和最基本的诊断方法,对各种心律失常和传导阻滞的诊断分析具有重要价值。常用的心电图检查有常规心电图、动态心电图、心电图运动负荷试验。

2. 脑电图检查　脑电图是通过精密的电子仪器,从头皮上将脑部的自发性生物电位加以放大记录而获得的图形,是通过电极记录下来的脑细胞群的自发性、节律性电活动。常用的脑电图检查有常规脑电图、脑电地形图。

3. 胃镜检查　胃镜又称上消化道内窥镜检查,是将一根柔软细管经口插入胃内,胃镜上装有摄像机,通过拍照或摄像准确观察食管、胃、十二指肠球部甚至十二指肠降部的黏膜状态,并可以进行活体的病理学和细胞学检查。胃镜有助于诊断溃疡、息肉、肿瘤以及炎症区域或胃内出血的位置。

4. 肠镜检查　肠镜检查是将肠镜经肛门循腔插至回盲部,从黏膜侧观察结肠病变,并将图像传输于电子计算机处理中心的一种检查方法。肠镜检查是目前诊断大肠黏膜病变的最佳选择。

(六) 中医体检技术

中医学运用"四诊"检查,可判定人体脏腑的气血、阴阳的生理与病理状态。传统中医诊法主要是通过医师的目测观察、语言描述、经验辨析来判断病证,但其诊断结果缺乏客观评价标准,使得状态辨析的精确性和重复性难以满足临床需要。

近年来,通过融合现代多学科技术,中医信息采集客观化、数字化、标准化研究取得了一定的成绩,形成了一系列推向市场的中医四诊仪、中医体质辨识仪及中医经络检测仪等新型仪器,丰富了中医临床诊断手段,推动了中医现代化进程。传统中医与现代临床诊断手段相结合,以适应日益增多的健康体检需求。

1. 中医四诊仪　中医四诊仪(图6-1)通过借鉴众多中医专家的临床经验并结合大量现代科技成果,将中医舌诊、面诊、脉诊、问诊整合在一起,可提供中医诊断信息客观采集与分析、定性与定量相结合的健康状态辨识、健康状态干预调整建议、疗效评估、慢性病管理等覆盖中医医疗与预防保健体系各层面的技术服务。

中医四诊仪由舌面模块、面诊模块、脉象模块、问诊(体质辨识)模块、数据管理模块、传感器、内置数据处理工作站等组成。中医四诊仪的出现使中医独特诊查指标更加客观化、科学化、实用化,促进了中医自身疗效评估体系的发展。

2. 中医体质辨识仪(图6-1)　依据中华中医药学会颁布的《中医体质分类与判定》标准,以调查问卷的形式对9种体质进行辨识,得出测量者的体质类型、体质特征、环境适应力等信息。体质辨识是在中医整体观念指导下对人体健康状态的把握,不断调理偏颇体质,对于未病先防、既病防变具有重要意义。

一般体质辨识仪有问诊和养生调理两套系统。问诊系统运用现代计算机技术和标准化技术,按照中医"十问"顺序,完整、全面地采集问诊的相关信息。养生调理系

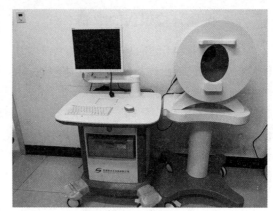

图6-1　中医四诊仪和中医体质辨识仪一体机

统通过体质辨识,给出个性化的养生调理方案,包括饮食调理、药物调理、运动调理及食疗食谱等。功能方面可实现体质判定、健康档案管理、体质保健指导、体质个性化健康管理指导以及对相关数据的统计、分析、保存等。

3. 中医经络检测仪　中医经络检测仪是根据中医脏腑、经络学理论,结合现代高新电子技术,利用感应器测定人体12条经络在体表24个原穴电能量值,量化评估人体健康状况的中医经络检测设备。它可以作为中医望、闻、问、切的有效补充,为多种疾病的病情观察和疗效提供参考依据。

中医经络检测仪是将科学技术与中医所倡导的经络穴道原理相结合,将人体经络腧穴释放的微生物电数据接收到计算机,然后通过互联网到达有数百万临床病历的数据库中心

进行数据交换,并利用统计分析法再将人体的健康状态传回到计算机显示结果。

三、体检前的注意事项

为得到真实可信的体检数据,保证体检质量,体检前应做好相应的准备工作。

1. 检查前 2 周应尽量保持平时的饮食习惯,饮食清淡,不要进食过于油腻或高脂肪、高蛋白的食物,不宜大量饮酒,谨防感冒,避免过度劳累,以免影响化验结果。

2. 受检者有必要主动向医生提供自己的家族史以及生活习惯,并以此由专业医生制订出具有个性化的体检方案。

3. 抽血检查应做早晨空腹的准备(体检前极少量饮白开水不影响化验及超声检查结果)。

4. 女性尿液检查应在月经结束 3 天后进行,采集尿液时应取中段尿,以避免前段尿液受尿道前段及女性会阴部异物的影响。

5. 男性膀胱、前列腺,部分女性子宫、子宫附件超声检查应注意憋尿,这是保证仪器显像清晰及检查质量的前提。

6. 患有高血压、糖尿病等慢性病人群体检前需不需要停药采血,建议遵医嘱。

7. 体检前应注意休息,避免剧烈运动和情绪激动,保证充足的睡眠。

8. 体检当日不应佩戴金属饰品,穿有金属配件的文胸或衣物,以防影响辅助科室的仪器检查,不佩戴隐形眼镜以方便眼科专科检查。

第三节　健康体检报告的编制与解读

一、健康体检报告的编制

综合 2014 年《健康体检基本项目专家共识》及其他体检共识,健康体检报告主要包括体检报告首页、健康体检问卷、基本检查项目、可选检查项目、体检结论及指导五部分。

(一) 健康体检报告首页

根据国家卫生信息标准化要求,参照电子病历首页和居民健康档案首页的设置格式,依据现行健康体检基本项目目录和健康体检自测问卷的主要内容而形成体检信息摘要。健康体检报告首页内容除基本信息外,应包括健康自测问卷结果以及发现的主要健康危险因素、健康体检基本项目结果摘要、已明确诊断的主要疾病、风险评估与风险分层等。

(二) 健康体检问卷

健康体检问卷的内容除基本信息采集外,主要包括健康史、躯体症状、生活方式和环境、心理健康与精神压力、睡眠健康、健康素养。

(三) 基本检查项目

基本检查项目主要包括三大类:

1. 体格检查　包括一般检查和物理检查两个部分。一般检查包括身高、体重、腰围、臀围、血压、脉搏等。物理检查包括内科、外科、眼科检查、耳鼻咽喉科、口腔科等。

2. 实验室检查　包括常规检查、生化检查、细胞学检查三个部分。常规检查包括血常规、尿常规、粪便常规＋潜血;生化检查包括肝功能、肾功能、血脂、血糖、尿酸等。

3. 辅助检查　包括 X 线检查、超声检查、心电图检查等。

(四) 可选检查项目

可选检查项目主要是一些慢性病早期风险筛查项目,包括心脑血管疾病、高血压、脑卒中、外周血管病、糖尿病、慢性阻塞性肺疾病（COPD）、慢性肾脏疾病、部分恶性肿瘤（食管癌、胃癌、直结肠癌、肺癌、乳腺癌、宫颈癌、前列腺癌）等。

（五）体检结论及健康指导

体检结论是对该次体检筛选检查项目中的异常结果，做出疾病诊断或疑诊诊断，初步评价疾病诊疗控制效果。诊断明确又不需要立即治疗的疾病，对其检后管理提出建议和意见，对与疾病相关的生活方式问题提出建议和意见，列出阳性体征、阳性检查结果及建议，提出生活方式改进建议。

二、健康体检报告的解读

阅读健康体检报告，应当根据报告首页的各类结果、结论类内容以及报告最后的体检结论和指导意见，逐项对照查看。

1. 一般情况检查　检查身高、体重、血压、脉搏等项目，评估个人体重和健康状况。

（1）体重指数（BMI）：BMI= 体重（kg）/ 身高^2（m^2），BMI ≥ 28 为肥胖，24 ≤ BMI<28 为超重，18.5 ≤ BMI<24 为健康体重，BMI<18.5 为轻体重。

（2）血压：收缩压指心脏收缩时内壁的压力，舒张压指心脏舒张时动脉血管弹性回缩产生的压力。正常血压为收缩压<120mmHg、舒张压<80mmHg，3 次非同日测得收缩压 ≥ 140mmHg 和 / 或舒张压 ≥ 90mmHg，可诊断高血压。

2. 内科检查　通过检查心（心率、心律、心音、心界）、肺、肝、胆、胰、脾、肾等，排除内科疾病或发现内科疾病征兆。

（1）心律：即心跳节奏，正常人由窦房结发出信号刺激心脏跳动，这种来自窦房结信号引起的心脏跳动称为"窦性心律"。

（2）心率：指心脏每分钟跳动次数，健康成人心率 60~100 次 /min，3 岁以下儿童常在 100 次 /min 以上。心率<60 次 /min 称为心动过缓，成人超过 100 次 /min 或婴幼儿超过 150 次 /min，称为窦性心动过速。

3. 外科检查　通过检查皮肤、浅表淋巴结、甲状腺、脊柱、四肢、关节、乳腺等排除外科疾病或发现外科疾病征兆。

4. 耳鼻咽喉科检查　通过检查听力、外耳、外耳道、鼓膜、鼻窦、鼻腔、鼻中隔、咽、喉、扁桃体，筛查中耳炎、鼻窦炎、鼻中隔偏曲等疾病。

5. 口腔科　唇、齿、龈、舌、腭、腮腺等，排除口腔科疾病或发现口腔科疾病征兆。

6. 眼科检查　检查视力、辨色力、眼睑、结膜、巩膜、角膜、瞳孔、晶状体、玻璃体、眼底，了解眼底、血管是否有病变。

7. 实验室检查

（1）三大常规主要指标解读

1）血常规

①白细胞计数：增多见于炎性感染、出血、中毒、白血病等。减少见于流感、麻疹等病毒感染导致的疾病及严重败血症等。

②红细胞与血红蛋白：增多见于脱水所致的血液浓缩或慢性组织缺氧，减少见于各种贫血。

③血小板计数：原发性血小板增多见于骨髓增生性疾病，如慢性粒细胞白血病、真性红细胞增多症、原发性血小板增多症等。反应性血小板增多见于急性或慢性炎症、缺铁性贫血及癌症患者。血小板减少见于血小板生成障碍，如再生障碍性贫血、急性白血病等；血小板破坏增多，如特发性血小板减少性紫癜、脾功能亢进等。

2）尿常规：尿比重增高见于高热、糖尿病。尿比重降低见于慢性肾炎及肾功能严重损害等。尿蛋白见于肾炎、心力衰竭、发热性疾病和尿路感染等。尿糖阳性怀疑糖尿病时,应结合血糖检测及相关检查结果明确诊断。

3)便常规:观察颜色、性状,显微镜下检查有无红细胞、白细胞、吞噬细胞、虫卵等。

(2)生化检查主要指标解读

1)肝功能检查

①谷丙转氨酶:升高提示肝功能受损。

②谷草转氨酶:升高提示肝功能受损,谷草/谷丙>1,提示肝细胞损伤严重。

③碱性磷酸酶:主要用于阻塞性黄疸、原发性肝癌、胆汁淤积性肝炎等的检查与鉴别。

④谷氨酰转移酶:增高见于胆道阻塞性疾病、急性或慢性病毒性肝炎、肝硬化等。

⑤白蛋白、球蛋白、白/球比:白蛋白多,提示人体健康。球蛋白与人体免疫力有关。慢性肝炎、肝硬化常使白/球比倒置。

⑥总胆红素、直接胆红素、间接胆红素:总胆红素增高见于黄疸。直接胆红素增高见于原发性胆汁性肝硬化、胆道梗阻等。间接胆红素增高见于溶血性病、新生儿黄疸等。肝炎与肝硬化患者直接胆红素、间接胆红素均升高。

2)肾功能检查

①尿素氮:增高时见于各种肾脏疾病引起的肾功能不全、心力衰竭、休克、消化道出血、严重肝病等。

②肌酐:对尿毒症的预后判断很有价值,肌酐越高,说明肾功能损害越严重,预后不良。

③尿酸:增高见于早期肾功能不全、痛风、结缔组织病等。

3)血糖检查:空腹血糖偏低可见于胰岛素瘤、胰岛 B 细胞增生或增长过快的肿瘤。空腹血糖介于正常糖代谢和糖尿病之间应进一步进行葡萄糖耐量试验以判断是否为糖尿病。检查 2 次结果均为空腹血糖 ≥ 7.0mmol/L 或餐后血糖 ≥ 11.1mmol/L,可确诊糖尿病。

4)血脂检查

①总胆固醇:增高见于家族性低密度脂蛋白受体缺乏、混合性高脂蛋白血症、肾病综合征、甲状腺功能减退、妊娠、糖尿病等。降低见于甲状腺功能亢进、营养不良、慢性消耗性疾病等。

②甘油三酯:增高见于各种高脂蛋白血症、糖尿病、痛风、梗阻性黄疸等,降低见于低脂蛋白血症、营养不良、甲状腺功能亢进、过度饥饿等。

③高密度脂蛋白胆固醇:降低见于脑血管粥样硬化、冠心病、急性或慢性肝病、心肌梗死、外科手术、糖尿病、慢性贫血等。

④低密度脂蛋白胆固醇:将脂类由肝脏向外周转运,增高会引起血浆总胆固醇和甘油三酯增高,形成高脂血症。

8. X 线检查　发现心肺、骨骼病变。

9. B 超　发现各脏器微小病变。

10. 心电图　诊断冠心病、心律失常、心肌炎等。

第四节　检后服务

一、健康咨询

(一)健康咨询的含义

健康体检及健康评估后,对体检者提出的有关健康或疾病的问题进行解答和医学指导。

健康咨询包括：解释个人健康信息、评估健康检查结果、提供健康指导意见、制订个人健康管理计划及随访方案等。

（二）健康咨询的流程与方法

体检者完成体检后，由体检医师逐项列出本次检查中发现的问题，并在体检报告中给予书面详细指导，体检者可采用多种形式进行健康咨询。

1. 门诊咨询　体检者可以面对面与专业的医师进行交流，了解自身健康状况，得到准确的健康状况评估和科学的健康管理方案。

2. 电话咨询　拨打咨询热线快捷方便，也是体检者获得咨询帮助的有效途径。

3. 网络咨询　随着信息化的迅猛发展，网络咨询成为人们健康咨询的重要平台。很多医疗机构设有网络健康咨询服务，节省了体检者劳顿奔波和排队等候的时间和精力。

（三）提供针对性的健康咨询

体检机构作为专业医疗服务单位，应对不同人群提供有针对性的全面、细致、专业的健康咨询。

1. 高度怀疑罹患肿瘤者　由体检机构联系患者单位或家属，婉转告知情况，建议进一步检查以明确诊断，及时进行治疗。指导过程中，出于对患者隐私的保护和对患者心理承受能力的保护，重点做好对患者资料的保密工作。

2. 慢性病患者　主要有高血压、高血脂、冠心病、糖尿病、脂肪肝、胆囊结石、肾结石、痛风等。慢性病的发生多与不良生活方式有关，所以，健康咨询应着重两个方面：一是给予相应专科诊疗意见，控制疾病进一步发展。二是通过讲解疾病的起因、发生发展及防治措施，帮助改变营养失衡、缺乏运动、吸烟等不良的致病行为模式，建立良好的饮食习惯和生活方式。

3. 亚健康体检者　亚健康人群是处于疾病与健康之间的一种生理功能低下状态的人群。亚健康体检注重对人体长时间健康状况的评估，判断个体目前是否存在健康隐患，评估个体现在的生活方式以及生活习惯是否会对长期的健康产生不良影响，进而及时改变不良生活方式，阻断疾病的发展进程。对亚健康群体实施一系列的健康管理对策，实施以预防为主的干预手段，促使亚健康状态向健康状态转化。

4. 特殊群体　老年人群、沟通障碍者、残障人群、精神障碍患者、传染性疾病（如获得性免疫缺陷综合征、乙肝、梅毒等）患者，这类特殊群体更应定期进行健康体检，体检机构为受检者提供有针对性的预防、护理保健措施，帮助其提高生存质量，恢复生活信心。

二、健康宣教

（一）健康宣教的含义

健康宣教是通过有计划、有组织、系统的社会教育活动，帮助人们自觉地采纳有益于健康的行为和生活方式，消除或减轻影响健康的危险因素，预防疾病，促进健康，提高生活质量。

（二）健康宣教的必要性

通过健康宣教，增强人们的健康理念和自我保健能力，预防非正常死亡、疾病和残疾的发生，有助于文明、健康、科学的生活方式的养成。

1. 社会进步的需要　随着人们保健意识的增强，人们对健康教育和医疗服务的需求提出更高的要求，越来越多的人需要系统性、有针对性的医疗健康教育。

2. 医疗服务的需要　做好健康宣教工作，运用全方位的医疗服务理念，主动为人们提供优质的服务，提升医院的信誉度。

3. 患者心理的需求　患者良好的心态是顺利治疗的关键保障，健康宣教也是心理护理的一种有效方式，有效的健康宣教可以解除患者的疑惑，缓解患者的焦虑，对疾病的预防和治疗起到积极作用。

（三）健康宣教的形式

1. 门诊健康宣教　由门诊医师实行面对面的咨询宣教,有利于患者充分了解病情及疾病相关知识,随时解答体检者提出的问题,不断提高其自我保健意识和能力。

2. 设置健康教育专栏　在科室的醒目位置设置宣传栏,采用通俗易懂的语言,对保健知识、流行病的防治等采用宣传手册和手抄报等形式进行宣传。

3. 发放宣传资料　发放如高血压、糖尿病等常见病、多发病的宣传手册,普及常见病的病因、主要症状、治疗方法及如何预防控制等健康知识。

4. 播放宣传片　通过医院大屏幕和电视录像播放健康教育宣传片,普及健康保健知识。

5. 媒体报道宣传　媒体影响范围广、影响力大,可以通过媒体播放健康教育知识或者播报健康宣教典型病例,扩大健康宣教的影响力。

6. 利用医院网站　体检机构网站上设置健康教育专栏,介绍常见病、多发病的预防保健知识,指导人们如何选择合适的体检项目、套餐等,并及时更新健康保健知识。

7. 利用社会化媒介平台　利用手机短信、微信、短视频等互联网形式沟通相对便捷,可不受地域限制进行交流,结合图片、文字、声音、视频等信息传递形式,具有互动性、生动性、信息覆盖面广、传播健康保健知识的优势。

三、疾病自我管理方案

疾病管理是健康管理的又一个主要策略,历史发展悠久。美国疾病管理协会（Disease Management Association of America,DMAA）对疾病管理的定义是:"疾病管理是一个协调医疗保健干预和与患者沟通的系统,它强调患者自我保健的重要性。疾病管理支撑医患关系和保健计划,强调运用循证医学和增强个人能力的策略来预防疾病的恶化,它以持续性地改善个体或全体健康为基准来评估临床、人文和经济方面的效果。"疾病管理作为一个协调医疗保健干预和与患者沟通的系统,强调患者自我保健的重要性。

疾病自我管理指的是采用自我管理的方式来提高疾病的控制效果,自我管理通过以临床和非临床相结合的干预方式,通过长期、连续的积极影响,实现良好的管理效果。

疾病管理的具体方法请见第三章第三节疾病管理。

常见慢性病的自我管理方案请见第十章第三节常见慢性非传染性疾病的管理。

学习小结

1. 学习内容

健康体检在健康管理中的应用	健康体检与健康管理	健康体检的概念及重要性
	健康体检项目与报告	体检项目的制定、体检报告的编制与解读
	检后服务	健康咨询、宣教及自我管理

2. 学习方法 健康体检作为健康管理的首要环节,是健康管理全面展开的重要前提,是科学制订健康管理计划、实施有效的个人健康维护的基础。明确健康体检的必要性和重要性,结合常用体检技术,全面收集个体或人群的健康信息,并通过解读体检报告,评估健康状况,提供个性化的指导建议。学习时着重从宏观中把握微观,注重知识点的联系。

复习思考题

如何根据不同年龄、性别、职业或特定人群、家族遗传病人群等制订有针对性的健康体检项目?

（罗桂华）

◇◇◇ 第七章 ◇◇◇

健康管理的信息化

学习目标

1. 通过学习健康信息的采集与分析、居民健康档案的建立,掌握健康管理的具体方法;掌握健康信息的采集、分析及利用。

2. 熟悉居民健康档案建立的意义、原则;熟悉居民健康档案的建立与管理。

第一节 健康管理的信息化概述

信息化(informatization)是充分利用信息技术,开发利用信息资源,促进信息交流和知识共享,提高经济增长质量,推动经济社会发展转型的历史进程。信息化构成要素主要有信息资源、信息网络、信息技术、信息设备、信息产业、信息管理、信息政策、信息标准、信息应用、信息人才等。从产生的角度看,信息化层次包括信息产业化与产业信息化、产品信息化与企业信息化、国民经济信息化、社会信息化。健康管理的信息化(informatization of health management)可以理解为运用信息技术进行健康信息资源管理,实现健康信息的采集、存储、检索、整理、利用、分析等智能化管理,提高健康信息的价值和经济作用——对个体而言,可以及时地更新个人健康服务信息;对群体而言,可以及时进行信息的汇总分析,了解群体的健康状况,提高健康信息的管理质量和效率;对社会而言,可以采取更有效的健康管理策略和措施。

一、健康信息和数据

(一) 健康信息

信息是客观事物状态和运动特征的一种普遍形式,是事物及其属性标识的集合。信息一般有4种形态:数据、文本、声音、图像。这4种形态可以相互转化,例如,照片被传送到计算机,就把图像转化成了数字。信息是可以交流的,并可以被储存和利用。

健康信息是指与人的健康相关的各类信息,包括人口学特征、健康体检、生活行为方式和医疗卫生服务等信息,是与健康管理相关的各种数据、指令和知识的总称。

(二) 数据

1. **数据的含义** 数据(data)是载荷或记录信息的按一定规则排列组合的物理符号。数据是对客观事物的真实反映,它没有掺杂任何主观性的因素,可以是数字、文字、图像,也可以是计算机代码。

2. **数据处理** 围绕着数据所做的工作均称为数据处理,它是指对数据的收集、组织、整理、加工、存储和传播等一系列过程的总称。数据处理可分为三类。

（1）数据管理：收集信息、将信息用数据表示并按类别组织保存，在需要的时候能够提取数据。

（2）数据加工：对数据进行变换、抽取和运算，通过数据加工会得到更有用的数据，以指导或控制人的行为或事物的发展趋势。

（3）数据传播：在空间或时间上以各种形式传播信息，而不改变数据的结构、性质和内容，使更多的人得到信息。

3. **数据库** 国际标准化组织（International Organization for Standardization，ISO）制定的关于文献与信息工作术语的标准 DIS5127 将数据库（database）定义为："至少由一种文档构成，并能满足某一特定数据处理系统需要的一种数据集合。"通俗地讲，数据库就是按一定方式存储在计算机存储设备上，并能由计算机识别和处理的相互关联的数据的集合，它是计算机技术与信息检索技术相结合的产物，在计算机信息检索系统中处于核心地位。

二、常用卫生健康信息系统

（一）医院信息系统

医院信息系统（hospital information system，HIS）是由计算机及相关设备、设施构成的，按照一定的应用目的和规划对医院各类信息进行收集、加工、存储、传输、检索和输出等处理的人机环境。医院信息系统与医院的放射信息系统（radiology information system，RIS）和医学影像归档和通信系统（picture archiving and communication system，PACS）结合，并进一步引入智能化管理方法，将构成面向 21 世纪的现代化医院信息系统。

（二）临床信息系统

临床信息系统（clinical information system，CIS）是整个医院信息系统中非常重要的一个部分，是以患者信息的采集、存储、展现、处理为中心，为临床医护人员和医技科室的医疗工作者提供临床咨询、辅助诊断、辅助临床决策的信息系统。临床信息系统主要包括医师工作站系统、护理信息系统、检验信息系统（laboratory information system，LIS）、放射信息系统（RIS）、手术麻醉信息系统、重症监护系统、影像归档和通信系统（PACS）等。

（三）医学影像归档和通信系统

医学影像归档和通信系统是医院用于管理医疗设备如计算机断层扫描、磁共振、数字血管造影术等产生的医学影像的信息系统，主要解决医学影像的采集和数字化、图像的存储和管理、医学影像的高速传输、影像的数字化处理和重现、图像信息与其他信息的集成五个主要问题。

（四）放射信息系统

放射信息系统（RIS）是优化医院放射科工作流程管理的软件系统，一个典型的 RIS 流程包括登记预约、就诊、产生影像、出片、报告、审核、发布等环节。RIS 系统内含 PACS 系统。

（五）医院临床检验信息系统

医院临床检验信息系统（LIS）是一个能实现临床检验信息化、检验信息管理自动化的网络系统。其主要功能是将检验的实验仪器传出的检验数据经分析后，自动生成打印报告、通过网络存储在数据库中，使医师能够通过医师工作站方便、及时地看到患者的检验结果。

笔记栏

（六）健康管理服务信息系统

> **思政元素**
>
> 加快推进医疗卫生服务信息化
>
> "加快推进县域内医疗卫生服务信息化。完善区域全民健康信息标准化体系，推进人口信息、电子病历、电子健康档案和公共卫生信息互联互通共享，到2025年统筹建成县域卫生健康综合信息平台。大力推进'互联网＋医疗健康'，构建乡村远程医疗服务体系，推广远程会诊、预约转诊、互联网复诊、远程检查，加快推动人工智能辅助诊断在乡村医疗卫生机构的配置应用。提升家庭医生签约和乡村医疗卫生服务数字化、智能化水平。"［中共中央办公厅、国务院办公厅2023年2月23日印发《关于进一步深化改革促进乡村医疗卫生体系健康发展的意见》第二部分第（七）项］
>
> 我国县乡村三级医疗卫生体系网络基本健全。截至2021年底，全国2 844个县（区、市）、2.96万个乡镇、49.0万个行政村共设县级医院1.7万个，乡镇卫生院3.5万个，村卫生室59.9万个。加强县域内医疗卫生资源统筹和优化布局，提升信息化水平是其中重要的一个方面。

健康管理服务信息系统（HMIS）是一种将现代化的健康管理和服务与先进的网络以及其他通信技术等相结合，个人和医务及健康指导工作者共同参与的一种新型管理和服务模式。通过该系统服务平台，客户能够直接通过先进的网络以及其他通信技术查阅自己的健康档案、健康评估、膳食运动药物处方等有关信息，并能获取医务及健康指导工作者对客户个体化的健康服务信息，同时还可以与医务及健康指导工作者实时进行咨询沟通，最终达到及时规范预防、治疗疾病，提高客户健康情况及体质的目标。

其他还有公共卫生领域的传染病监测信息系统、卫生健康监督信息系统等。

第二节　健康信息采集的内容、原则、方法与利用

一、健康信息采集的内容

根据医疗卫生机构的性质和工作特点，健康信息采集的基本内容主要包括医疗、公共卫生等层面，涵盖了预防、医疗、保健、康复、健康教育及计生技术指导等卫生服务活动的各过程产生的主要信息。其中个人健康信息主要包括：遗传因素（如种族、年龄、性别、身高、体重等）；生活行为方式（如饮食、睡眠、运动、吸烟、饮酒等）；社会环境因素（如职业、经济状况、家庭、居住地等）；心理因素（如性格、情绪、压力承受力等），以及目前健康状况、现病史、既往病史、过敏史、家族疾病史、预防接种史、生长发育史、婚育孕产史、健康体检资料和可疑疾病信息等。

二、健康信息采集的原则

健康信息采集是指对健康信息通过一定的渠道，按照一定的程序，采用科学的方法，对真实、实用、有价值的健康信息进行有组织、有计划、有目的的采集全过程。在健康信息采集

过程中,应力求遵循以下三个原则:

1. 真实性　健康信息的真实、可靠、准确是信息采集的基本要求,因此要求收集者应对收集到的信息反复核实、检验,保证信息的真实性、可靠性和准确性。

2. 时效性　人体的健康信息是不断变化的。健康信息的使用价值取决于该信息是否能迅速地反映人体的最新动态,因此在收集健康信息时要注意信息的时效性,将信息及时、准确地提供给它的使用者,发挥其最大的作用。

3. 计划性　根据实际要求,在收集健康信息时,做到有计划、有目的、按步骤地进行。

三、健康信息的来源与收集方法

(一) 健康信息的来源

信息源(information sources)即人们获取信息的来源,在不同的学科领域有不同的内涵。从信息采集的角度出发,信息源一般指组织或个人为满足其特定的信息需要而获得信息的来源,通常划分为个人信息源、实物信息源、文献信息源、数据库信息源和组织机构信息源。健康信息主要来源于以下三个方面:一是卫生服务过程中的各种服务记录;二是健康体检记录;三是专题健康或疾病调查的记录。另外,还可以通过保险及劳动保障部门的理赔及伤残数据,收集个人健康及疾病信息(图 7-1)。

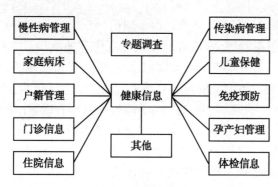

图 7-1　健康信息来源

(二) 健康信息的收集方法

相关健康信息可以通过收集健康体检记录、常规资料,以及问卷法、实地观察法、访谈法等方法采集获得。

1. 健康体检记录　健康体检是实施健康管理的基础和先行,是健康信息采集过程中不可缺少的重要环节。

体检套餐的设定是决定体检信息量的一个重要因素,除常规体检项目外,应根据受检者的年龄、性别、职业、生活方式、相关危险因素、既往健康状况、家族遗传史以及受检者的支付能力等科学、合理地设置有针对性的、个性化的体检套餐,再逐一完成信息的采集。

体检报告是体检中心体检后出具的汇总报告,包含本次体检的各类信息及总检报告。通过体检尽可能早地收集身体疾病信息和可疑疾病信息,全面了解身体健康状况,对检查出的边缘性指标及相关风险因素进行健康风险评估与预测,给予疾病前的干预,做到未病先防;对异常指标或疾病,及时安排跟踪、保健指导、最终纳入健康管理服务流程。体检中心应具有健全的体检信息管理系统。

2. 收集常规资料　常规资料是指医疗、保健、防疫、卫生部门日常工作记录、报告卡和有目的的统计报表,包括医院门诊病历、住院报告、慢性病检测资料等,收集和使用此类报告时要特别注意资料的完整性和正确性。

3. 访谈法　访谈法是以访谈为主要方式来了解某人、某事或行为、态度的一种调查方法,可以通过走访、信件或现代通信工具与被调查者口头交谈,从而获得信息。访谈法也是健康管理者与客户双方建立信任的最佳方式。

4. 实地观察法　实地观察法是由调查员到现场对观察对象进行直接观察、检查、测量等而取得资料。如生长发育调查中,调查员实地测量儿童身高、体重;医师为被检查者实施的体格检查。实地观察法获得的资料较为真实、可靠,但所需人力、物力、财力较多,实际调查中,访谈法与实地观察法常结合使用,互相补充。

5. 问卷法　问卷法是调查者运用事先设计好的问卷向被调查者了解情况或征询意见的一种书面调查方式。问卷调查是专题调查的主要方式之一,主要用于了解研究对象的基本情况、行为方式、人们对某些事件的态度以及其他辅助性情况。

四、健康信息的更新与分析利用

健康管理过程是连续的,因此,健康管理信息需要不断地进行更新。人的主要健康信息和疾病问题通常是在接受相关卫生服务(如预防、保健、医疗、康复等)的过程中被发现和记录的,健康管理信息更新,本质上就是将存于各类卫生服务记录中的有关健康信息加以累积、分析。

健康信息的分析利用包括个体和群体两个层面。

1. 个体层面　在健康管理中,通过对个人健康信息的收集,用以分析和评价其健康状况和健康危险因素,制订有针对性的个人健康管理计划,提出具体的健康改善目标和健康管理指导方案,并针对健康危险因素的发展趋势进行相应的生活行为方式干预指导,还可用来进行健康管理效果的评价,如高血压、糖尿病等慢性病管理有效程度的量化评价。

2. 群体层面　通过收集管理群体健康信息的必要资料,科学、客观地分析、汇总和评估,做出社区诊断,分析主要健康问题、主要危险因素、主要目标人群,为制订干预计划提供依据,为企业、机关、团体提供群体健康的指导建议和相关的健康需求参与资料。通过健康教育,以及对个别重点对象的针对性指导、服务等方式,切实落实有效的干预措施,达到最大的防治疾病和健康改善的效果。同时,群体健康信息还可以提供基础数据和结果数据,评价人群健康管理效果,如行为因素流行率、患病率等,以促进健康管理工作的完善和发展。

第三节　居民健康档案的建立与管理

一、居民健康档案的意义及要求

健康档案(health records)是记录一个人一生的生命体征的变化以及自身所从事过的与健康相关的一切行为与事件,主要包括每个人的生活习惯、既往病史、诊断及治疗情况、家族病史、历次体检结果等。

(一) 建立居民健康档案的目的和意义

通过建立完整、真实的健康档案,有助于促进社区卫生服务的规范化,提高社区卫生服务的质量,有利于社区卫生服务工作者了解居民对社区卫生服务的需求,从而能够提供优质、综合、连续的社区卫生服务,提高社区居民的健康水平,改善社区卫生状况。同时,有助于提高社区卫生服务的管理效率,有助于社区卫生资源的合理利用。准确、完整、规范、真实的健康档案可以作为卫生规划的资料来源,是全科医师全面掌握居民健康状况的基本工具,是全科医疗教学的重要参考资料,是宝贵的科研资料,同时也是司法工作的重要参考资料。

（二）建立健康档案的基本要求

1. 真实性　健康档案是由各种原始资料组成的,能真实反映患者当时的病情变化、治疗经过、康复状况等的详尽资料。在记录时,对于某些不确切的情况,一定要通过调查,获取真实的结果,绝不能想当然地加以描述,已经记录在案的资料绝不能出于某种需要而任意改动。健康档案除了具有医学效应还具有法律效应,这就需要保证资料的真实可靠。

2. 科学性　居民健康档案作为医学信息资料,应按照医学科学的通用规范进行记录,各种图表制作、文字描述、计量单位的使用都要符合有关规定,做到准确无误。

3. 完整性　社区医疗中使用的居民健康档案,在记录方式上虽然比较简洁,但记录的内容必须完整。这种完整性一是体现在各种资料必须齐全,一份完整的健康档案应该包括个人基本信息和一个人从出生到死亡的整个过程中其健康状况的发展变化情况,以及其所接受的各项卫生服务记录;二是所记录的内容必须完整,包括患者的就医背景、病情变化、评价结果、处理计划等,并能从生物、心理、社会各个层面去记录。

4. 连续性　社区医疗中所采用的以问题为导向的病例记录方式及其使用的一些表格都充分体现了连续性照护这一基本特色,这是与传统的以疾病为导向的病例记录方式的显著区别。

5. 可用性　社区医疗是以门诊为主体的基层医疗,健康档案的使用频率很高,因此,一份理想的健康档案应是保管简便、查找方便,能充分体现其使用价值的"活"资料,这就需要我们对健康档案的设计要科学、合理,记录格式要简洁、明了,文句描述要条理清晰,善于使用关键词、关键句。

此外,居民健康档案信息涉及个人隐私,社区卫生服务中心应建立健康档案信息使用审核登记制度,做好信息保密工作。居民健康档案信息不得用于商业用途。

二、居民健康档案的建立与使用管理

（一）居民健康档案的内容

居民健康档案内容包括个人基本信息、健康体检信息、重点人群健康管理记录和其他医疗卫生服务记录。

1. 个人基本情况　包括姓名、性别、既往史、家族史等基本健康信息。

2. 健康体检　包括一般健康检查、生活方式、健康状况及其疾病用药情况、健康评价等。

3. 重点人群健康管理记录　包括国家基本公共卫生服务项目要求的0~6岁儿童、孕产妇、老年人、慢性病、严重精神障碍和肺结核患者等各类重点人群的健康管理记录。

4. 其他医疗卫生服务记录　包括上述记录之外的其他接诊、转诊、会诊记录等。

（二）居民健康档案的建立

1. 辖区居民到乡镇卫生院、村卫生室、社区卫生服务中心(站)接受服务时,由医务人员负责为其建立居民健康档案,并根据其主要健康问题和服务提供情况填写相应记录。同时为服务对象填写并发放居民健康档案信息卡。

2. 通过入户服务(调查)、疾病筛查、健康体检等多种方式,由乡镇卫生院、村卫生室、社区卫生服务中心(站)组织医务人员为居民建立健康档案,并根据其主要健康问题和服务提供情况填写相应记录。

3. 已建立居民电子健康档案信息系统的地区应由乡镇卫生院、村卫生室、社区卫生服务中心(站)通过上述方式为个人建立居民电子健康档案,并发放国家统一标准的医疗保健卡。

4. 将医疗卫生服务过程中填写的健康档案相关记录表单,装入居民健康档案袋统一存放。农村地区可以家庭为单位集中存放保管。居民电子健康档案的数据存放在电子健康档案数据中心(图 7-2)。

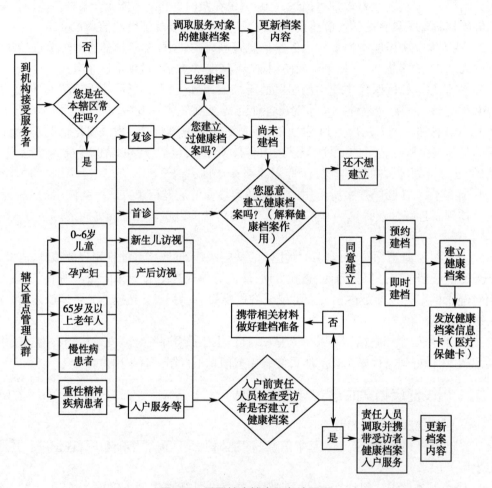

图 7-2　居民健康档案服务流程图

(三) 居民健康档案的使用

1. 已建档居民到乡镇卫生院、村卫生室、社区卫生服务中心(站)复诊时,应持居民健康档案信息卡(或医疗保健卡),在调取其健康档案后,由接诊医师根据复诊情况,及时更新、补充相应记录内容。

2. 入户开展医疗卫生服务时,应事先查阅服务对象的健康档案并携带相应表单,在服务过程中记录、补充相应内容。已建立电子健康档案信息系统的机构应同时更新电子健康档案。

3. 对于需要转诊、会诊的服务对象,由接诊医师填写转诊、会诊记录。

4. 所有的服务记录由责任医务人员或档案管理人员统一汇总、及时归档。

(四) 健康档案的管理

居民健康档案记载了居民一生中有关健康问题的全部,应集中存放,专人负责,建立健全制度,健康档案要统一编号、集中存放在社区卫生服务中心(站)(或全科医疗门诊部),由专人负责保管。居民每次就诊时凭就诊卡向档案室调取个人健康档案,就诊完后迅速将档案归还档案室,换回就诊卡,并应逐步发展微机化管理(图7-3)。

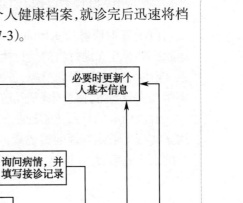

图 7-3　居民健康档案管理流程图

(五) 健康档案信息的共享与发展

健康信息实现区域内互通、共享,有利于社区卫生服务工作的开展,建立完整、规范、准确的居民健康档案,将为我国健康信息的共享奠定良好的基础。

1. 健康档案建立后,用流行病学和统计学方法可分析居民健康状况指标,如患病率、死亡率等,以及影响其发生的社会生活环境或条件、生活方式和行为等暴露因素。健康档案是分析社区卫生问题存在原因的主要依据,同时也可预测卫生问题的发展趋势及可能发生的卫生问题,有助于卫生行政决策部门确定卫生工作重点及制定卫生策略。

2. 可以更好地研究社区特殊人群即妇女、儿童、青少年及老年人的生理特点及健康防病的需求,并提供连续性、周全性的卫生服务;跟踪慢性病患者疾病的发展情况,分析干预的效果和效益;早期发现并跟踪各种心脑血管疾病、糖尿病等严重危害人群健康的慢性病的易感者,并分析干预的效果;降低此类慢性病的发病率,为寻找合适的干预措施做深入的研究。

3. 连续完整的居民健康档案易于估计社区居民卫生服务需求量,合理利用现有卫生资源,控制医药费用过快增长,可以给卫生计划决定提供依据,如人员设备的投入、基本药物的确定等。

笔记栏

三、居民健康档案的信息化管理

电子健康档案(electronic health record,EHR)是以电子化方式管理的有关全人全程健康状态和医疗保健行为的信息档案,包括个人从生命孕育开始的健康体检结果、计划免疫记录、既往病史、健康保健措施、各种检验检查和治疗记录、药物过敏史等。为了让居民健康档案得以充分利用,信息化管理是一条重要路径。

健康档案的信息化管理是健康档案规范管理在技术手段上的一大突破,也是未来健康档案实现无纸化管理的重要载体。实现健康档案信息化管理为方便群众就医、提高医务人员的工作效率、建立信息网络平台并及时更新档案信息、实现健康信息资源共享提供了必要的条件。

学习小结

1. 学习内容

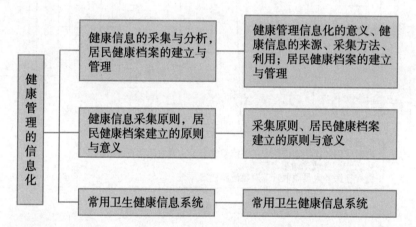

2. 学习方法　本章应结合流行病学、信息管理的方法,学习健康信息的采集与管理、居民健康档案的建立与管理,理解健康管理信息化的意义。

复习思考题

1. 采集健康信息的方法有哪些?
2. 居民健康档案的建立与信息化管理有何意义?
3. 请简要论述做好居民健康档案数字化管理的几点建议。

(张胜利)

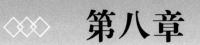 **第八章**

健康管理与健康保险

学习目标

1. 掌握健康保险的概念、性质及类型；掌握社会医疗保险特征及原则；掌握健康保险对健康管理的需求与应用。
2. 熟悉补充医疗保险形式和医疗保险制度。
3. 了解商业健康保险特征。

第一节　健康保险概述

健康保险是人身保险的一种，是以人的身体为保险标的，当被保险人因疾病、生育或意外伤害发生医疗费用支出，以及由此造成残疾或收入损失而获得补偿的一种保险。

一、健康保险发展简史

健康保险最早起源于 19 世纪的英国，迄今已有 160 多年历史。欧洲是商业健康保险的发源地。健康保险的形式最初是从伤害保险开始的，1848 年英国铁路运输部门第一次对铁路运输意外伤害提供保险。早期的健康保险形式主要是疾病保险，第一份疾病保单是在 19 世纪中叶美国签发的，第一份意外保险保单也基本在同一时期。1886 年，瑞士一家保险公司开始对以急性传染病为主的重大疾病进行承保，为后来南非首创的现代重大疾病保险奠定了雏形。1900 年，美国纽约州的一家意外保险公司把建立在年金基础上的意外伤害和疾病保险引进英国，并很快普及开来。到 1915 年英国伤害保险给付已经包括了住院、内外科治疗和看护费用，1920 年开始出现团体伤害和疾病保险。

19 世纪末至 20 世纪初，西方各主要国家先后建立了包括疾病、残废、老年等社会保险制度。1883 年德国颁布了世界上第一部社会保险法《医疗保险法》，这项法令批准由国家制订健康保险计划。随后，奥地利等欧洲各国家相继出台了单项社会保险立法，社会医疗保险在欧洲逐渐以各种形式推广。1924 年，医疗保险模式开始扩展到广大发展中国家，南美洲的智利率先采取不同于欧洲向私人医生交费的做法，而是为投保人建立医疗和急救设施，雇佣医生并向他们支付报酬。到 19 世纪 50 年代，埃及、利比亚等国家纷纷效仿这一方式。这段时期，由于缺乏足够的疾病统计资料和信息，无法精确估计投保人发生疾病的概率、确定合理的保险费率，加上经济大萧条和第二次世界大战，使得一些经营健康保险业务的公司效益不佳而退出市场，欧美地区的健康保险业务受到极大的冲击，直到战后的经济恢复时期，健康保险业务才开始向欧美以外地区迅速传播开去。

虽然健康保险的出现仅有百余年历史，但目前世界各地约有100多个国家已普遍采用不同的健康保险方式为国民提供医疗服务。20世纪70年代，以美国为代表的西方国家，正积极推出并实施管理式医疗保健，1973年颁布的《健康维护组织法案》正式明确了这种形式。由于医疗费用的急剧上涨，以控制医疗费用为主要目的的医疗保险模式日益受到重视，采用这种模式的医疗保险机构大量涌现，保健覆盖内容及管理制度和方法也日臻成熟。

我国健康保险是在改革开放后，随着人身保险业务的恢复而逐渐发展的。1983年"上海市合作社职工健康保险"的实施，是国内恢复保险业务后第一个健康保险业务。随后，各商业保险公司在健康保险业务经营中不断探索。1985年起在部分地区试办了其他形式的医疗保险。1988年中国人民保险公司上海分公司又开办了母婴安康保险、合资企业中国职工健康保险。1990年以后，各保险公司相继推出中小学生平安保险附加医疗保险、节育手术平安保险、母婴安康保险、住院医疗保险、综合医疗保险、防癌保险等健康保险险种。

1994年，在江苏省镇江市和江西省九江市进行了"统账结合"城镇职工医疗保险制度改革试点工作，并在此基础上于1996年将试点工作扩大到全国近40个城市。

1998年12月25日，国务院正式颁布了《国务院关于建立城镇职工基本医疗保险制度的决定》，此项改革为我国商业健康保险的发展带来了良好的契机。

2002年修订了《中华人民共和国保险法》，允许财产保险公司经营短期健康保险，许多有着国际背景的合资寿险公司全面进入我国保险市场，健康保险市场的竞争日益加剧。

2004年，中国保险监督管理委员会批准筹建5家专业健康保险公司，标志着市场主体的进一步完善。

2006年9月1日，中国保监会颁布了我国第一部专门规范商业健康保险业务的部门规章——《健康保险管理办法》。

2007年，中国保险行业协会与中国医师协会合作完成了我国首个保险业统一的重大疾病保险的疾病定义的制定工作，推出了我国第一个重大疾病保险的行业规范性指南——《重大疾病保险的疾病定义使用规范》。

2014年11月17日，《关于加快发展商业健康保险的若干意见》正式发布，成为继《国务院关于加快发展现代保险服务业的若干意见》后，保险业的又一重大政策利好。国家为保险业尤其是商业健康保险做出了顶层设计，这是我国保险业发展史上具有里程碑意义的大事，商业健康保险即将步入全新的发展时代。

2018年的机构改革中，成立了国家医疗保障局，整合了原来由人力资源和社会保障部、国家卫生和计划生育委员会、国家发展和改革委员会、民政部等部门的医疗保障管理职责，统筹推进"三医联动"改革。

2019年，中国银行保险监督管理委员会重新修订了《健康保险管理办法》，在其中进一步体现了健康保险的保险属性，为健康保险发展提供了方向，明确了未来发展道路，制定了适合商业健康保险经营与发展的新要求，从而促进健康保险业务的发展，为健康中国战略的实施提供了基础依据，使其获得了长久发展的动力。

2020年2月，中共中央、国务院印发《中共中央国务院关于深化医疗保障制度改革的意见》（以下简称《意见》），这份纲领性文件澄清了以往长期争论不休的制度选择与行动路径的认识误区，明确了我国医保制度的建制目标是建立覆盖全民、城乡统筹、权责清晰、保障适度、可持续的多层次医疗保障体系，实现更好地保障病有所医的目标。

2021年9月，国务院办公厅发布《"十四五"全民医疗保障规划》，进一步细化了《意见》在"十四五"期间的实施方案。

我国已经形成以基本医疗保险为主体，医疗救助为托底，补充医疗保险、商业健康保险、慈善捐赠、医疗互助等共同发展的多层次医疗保障制度框架,更好地满足了人民群众多元化医疗保障需求。统一的城乡居民基本医疗保险和大病保险制度全面建成。基本医疗保险统筹层次稳步提高。生育保险与职工基本医疗保险合并实施。长期护理保险制度试点顺利推进。

二、健康保险的性质

健康保险的性质取决于社会生产力发展水平和社会经济、政治制度,同时又与医学科技的发展、卫生服务状况以及卫生事业在国民经济中的地位、作用等因素直接相关。现阶段,我国健康保险具有以下基本属性:

(一)法律属性和商品属性

从存在的自然形态来看,健康保险具有法律和商品双重属性。首先,社会医疗保险是国家通过强制手段对国民收入进行再分配,形成专门的保险基金,当被保人患病或生育时,在物质上给予必要的帮助,这体现了社会保障制度的法制化。商业健康保险是依据《中华人民共和国保险法》以合同形式签订的,并明确规定了双方的权利和义务,任何正规合同都具有法律效力。其次,在健康保险合同中,被保险人的健康风险被作为一种特殊商品,以小额的保费支出转嫁给了保险人,这种等价交换关系体现了健康保险的商品属性。

(二)共济互助和社会经济属性

从健康保险的内容来看,健康保险是自助和他助相结合的行为。健康保险集合了具有同类健康风险的众多单位和个人的保险费,组成医疗保险基金,当某一被保险人遭遇健康风险、造成损失时,就可获得医疗保险基金的补偿。这充分体现了"一人为众,众人为一"共济互助的社会属性。

健康保险既是一种社会制度,又是一种分配制度,必然具有其社会经济性质。一方面,它在调节社会分配,促进社会公平,防范自然、社会经济的各种风险,以及社会融资和社会稳定方面起到重要作用。另一方面,通过健康保险的事后经济补偿,不仅体现了对人的身体健康和生命价值的珍重,维护了个体的健康,而且减少了个人的疾病经济负担,有利于社会生产和整个国民经济的发展。

(三)社会福利性和公益性

社会医疗保险由国家和政府直接承办,体现了社会和政府的责任,不以盈利为目的,具有福利性。当劳动者因伤病或生育造成医疗费用支出或经济损失时,社会医疗保险基金会给予补偿和帮助。另外,社会医疗保险是由国家、社会和企事业单位共同参与出资,制度的实施面向全体公民。

此外,健康保险还具有储蓄性,如我国社会医疗保险实行的是社会统筹与个人账户相结合的模式,个人账户的多余资金可于日后生病或年老医疗服务需求较高时使用。

第二节 健康保险的类型

从不同的研究角度,依不同的参照标准,健康保险可有多种分类形式。本节按照保险责任的不同,将健康保险分为疾病保险、医疗保险、失能收入损失保险和护理保险。疾病保险指以疾病的发生为给付条件的保险;医疗保险指以约定医疗的发生为给付条件的保险;失能收入损失保险指以因意外伤害、疾病导致工作能力丧失为给付保险金条件的保险;护理保险指以因意外伤害、疾病失去日常生活能力导致需要看护为给付保险金条件的保险。

一、社会医疗保险制度

社会医疗保险是一个国家医疗保障体系的主要构成部分,它与养老、失业、工伤、生育等保险共同构成社会保障体系。根据保险层次的不同,可分为基本医疗保险和补充医疗保险。

(一)社会基本医疗保险

是指为了补偿劳动者因疾病风险造成的经济损失而建立的一种社会医疗保险制度。社会基本医疗保险是保障人民的基本医疗服务需求,由国家强制实施的医疗保险制度。

1. 社会医疗基本特征 由于疾病风险的特征和医疗保健服务需求与供给的特殊性,与其他社会保险相比,社会医疗保险具有如下特征:

(1)保障对象普遍性:社会医疗保险覆盖对象广泛,提供的补偿具有普遍性,每个公民都有获得医疗保障的权利。

(2)涉及面的广泛性和复杂性:医疗保险涉及医、保、患三方,还有用人单位等多方之间的权利义务关系;其实施不仅与国家的医保政策及经济发展水平有关,还受到医疗服务供方和医疗服务过程的影响;政府除了直接参与医疗保险的计划、实施外,还建立复杂的管理和监督机制,以规范和引导社会医疗保险供需双方的行为。

(3)保障的服务性:当公民非因公受伤或患病需要医疗救治时,保险基金可直接将保险金补偿给医疗机构,使其获得及时的医疗保障。且政府和全社会也可直接利用保险基金来组织并向公民提供必要的医疗服务。

(4)保费测算和费用控制的复杂性:由于个人遭遇伤病风险的普遍性和伤病本身的复杂性,加上医疗服务提供方的影响,医疗保险的风险预测和费用控制非常困难和复杂。

2. 社会医疗保险基本原则

(1)强制性原则:社会医疗保险是由国家立法实施的社会保障制度,政府规定享受范围、权利、义务及待遇标准,要求全社会劳动者都要参保,保险机构也必须接受任何单位及其职工参保。

(2)社会性原则:社会医疗保险是强调社会互助和共济的社会保障制度,国家通过对医疗保险基金的筹集和再分配,分摊了各被保险人的治疗费用,体现了人与人之间的新型社会关系,实现了企业间横向互助,促进社会经济发展。

(3)基本保障原则:社会医疗保险是以保障劳动者平等的健康权利为目的。其社会目标是保证基本医疗服务,对超过基本医疗服务以外的保障需求,可通过其他医疗保险补充。

(4)公平与效率原则:社会医疗保险参保者不论收入多少都按国家规定的比例缴纳医疗保险费,患病后所享受的基本医疗保险待遇也不受其缴纳保费金额、职业和社会地位等影响。医疗保险还兼顾医疗保险基金筹集和使用的效率,减少了医疗资源的浪费。

(5)费用分担原则:社会医疗保险基金由国家、企业和个人三方面共同负担,按照"以支定筹,量入为出,收支平衡,略有结余"的原则筹集;同时,参保人在遇到重大疾病风险时,超额费用也由三方负担。

(6)合理偿付原则:医疗保险机构一般根据医疗保险基金的经济实力决定偿付标准,专款专用,对医疗服务提供机构所提供的符合医保政策规定的医疗费用给予及时、合理的偿付,以保证医疗保险系统稳定运行。

(二)补充医疗保险

补充医疗保险指社会基本医疗保险范围以外的其他形式的医疗保险。补充医疗保险不仅能满足多层次的医疗需求,而且可提高医疗费用补偿的能力和基本医疗保险管理能力。由于其具有一定的选择性和自愿性,因而在运作方式上较多地依赖于市场机制,具有商业化特征。相比基本医疗保险体现公平的原则,补充医疗保险更体现效率原则。

按照保险待遇的不同,补充医疗保险的形式可分为以下几种:

1. 大额医疗费用保险　指医疗保险机构在基本医疗保险方案的基础上,按照职工工资的一定比例或定额筹集保费,对超过封顶线的符合给付范围和标准的大额医疗费用给予补助的一种保险。

2. 国家公务员医疗补助　指依据国家公务员的工作性质和基本特征,借鉴国际上的通行做法,在参加基本医疗保险的基础上,由财政部门按当地公务员工资总额的一定比例筹资,解决国家公务员超过基本医疗保险待遇之外医疗费用的一种补充性医疗保险形式。

3. 企业补充医疗保险　指依据企业经营效益和行业特点,企业在参加城镇基本医疗保险的基础上,依据国家有关鼓励政策,由企业和职工自主缴纳医疗保险基金,解决企业职工基本医疗保险待遇以外医疗费用的一种补充性医疗保险形式。

4. 职工医疗互助保险　是以工会为主体,职工自愿参加,以职工筹资为主,在国家法定基本医疗保险待遇之外,在参加互助医疗的职工及家属发生疾病、非因工负伤等特殊困难时给予经济帮助的保险。

5. 医疗救助制度　由国家财政和税收、募捐所得、慈善机构等提供经费来源,为低收入贫困者、孤儿、孤寡老人、失业者和残疾者提供最低限度的医疗保障。

目前,我国正在积极推进多层次医疗保障体系的建设。城镇职工基本医疗保险、城镇居民基本医疗保险和新型农村合作医疗分别覆盖城乡不同群体;城乡医疗救助和社会慈善捐助对参保的困难群众和个人负担给予帮助;补充医疗保险和商业健康保险满足群众更高的、多样化的医疗需求。

二、商业健康保险

(一)商业健康保险分类

目前,国内商业保险公司推出的医疗保险品种繁多。根据承保内容的不同,商业健康保险可分为疾病保险、医疗保险、失能收入损失保险和护理保险。健康保险还可根据给付方式的不同,划分为给付型、报销型以及津贴型保险;根据投保对象不同,划分为个人健康保险和团体健康保险;根据承保标准不同,划分为简易健康保险、老年健康保险、特种风险健康保险、次健体健康保险;根据损失产生原因的不同,分为意外伤害健康保险和疾病保险等。

(二)商业健康保险的特征

商业健康保险的经办机构是保险公司,具有盈利性质。经营运行主要靠市场机制,因此,与其他人寿保险比较有自身的特征。

1. 属于补偿性质的保险　对医疗费用和收入损失进行补偿,给付金额一般是按照实际发生的费用或收入损失而定。

2. 具有严格的承保标准和理赔规定　核保时需仔细审查被保险人诸如体格、现有疾病情况及既往史等健康因素,必要时还需要进行身体检查,通常还在合同中约定等待期或观察期。

3. 多种方式进行成本分摊　一般采用规定免赔额、规定给付比例、规定给付限额等三种方法进行成本分摊。

4. 保险期限短且续效方式特殊　健康保险以 1 年期或 1 年以内的短期险种居多。保险期限届满后,保险人有权根据被保人健康状况决定是否予以续保。

5. 采用一些特殊条款　如既存状况条款、体检条款、协调给付条款等。

第三节　健康保险对健康管理的需求与应用

一、健康保险对健康管理的需求

健康保险是以经营健康风险为核心内容的金融服务业,其发展需要运用健康管理手段,来体现特色服务、实施风险控制。在健康保险业中,健康管理是指保险管理与经营机构在为被保险人提供医疗保障服务和医疗费用补偿的过程中,利用医疗服务资源或与医疗、保健服务提供者的合作,所进行的健康指导和诊疗干预管理活动。实施健康管理的主要目的:一是提供健康服务。以预防医学为主导,对被保险人开展诸如健康教育、健康咨询和健康维护等健康指导活动,通过降低疾病的发生率来减少医疗赔付风险。二是控制诊疗风险。当参保人员在医疗机构享受诊疗服务时,针对服务选择、服务方式和服务过程等进行建议和管理,引导参保人员的诊疗行为,降低诊疗过程中不合理的医疗费用支出。

(一) 对健康管理服务的需求

随着社会经济和医学的快速发展,经营健康保险的保险企业竞争也日益激烈。要想争取客户,占有较大的市场份额,仅靠建立广泛的销售网络及一般性的投保、理赔、保全等服务,已经满足不了客户的需求。因现阶段国内医疗服务体系的不健全以及健康维护方式与手段的缺乏,参保人员在选购健康保险产品时,其内在需求已不仅仅局限于费用保障的范围,而是希望通过保险公司搭建的医疗服务网络与健康服务平台,获得更多、更好的预防保健和诊疗服务。健康保险主要提供疾病及医疗费用的保障,业务的特殊性使其服务内涵已经逐步延伸到与参保人员关系密切、专业性很强的医疗、预防、保健等服务范畴。因此,只有向客户提供诸如健康急难救助、健康指导等全方位的健康服务,才能提高客户的忠诚度和保险企业的美誉度,才能树立企业服务形象、形成专业品牌、创造差异化竞争优势,使企业获得更大的发展空间。

(二) 对健康风险管控的需求

健康风险是世间存在的若干风险中直接作用于人体的、影响人类健康的风险。健康保险公司是经营的单位,因此,对任何不利于保险经营、有损被保人群体健康等潜在的风险因素加以排除或有效控制,是维护保险制度运作公平、实现保险经营安全与获利、确保大众经济利益的保证。健康管理是健康保险的基础,是控制健康风险从而控制成本达到盈利的必不可少的手段和工具。与仅对医疗费用进行控制的传统健康管理概念不同,健康保险中的健康管理更强调使用健康干预等手段,为参保人群提供适宜的医疗保健服务。使防控举措不仅局限在事前预防与事后补救,还能够通过医疗网络服务平台的搭建以及医疗保健服务的提供,有效介入参保人员的诊疗活动过程,充分发挥监测与管理作用,全面促进健康保险公司的业绩提升和利润增长。

二、健康保险与健康管理相结合的意义

(一) 对健康保险事业的意义

健康管理已成为健康险生产链中的最重要环节。在健康保险中融入专业化的健康管理服务,从根本上将原来被动的保险给付功能转变为主动给客户提供健康服务。既体现健康保险在国家保障体系中的作用,又丰富了服务内涵,满足保险消费者全方位的健康保障需求,对传统的健康保险事业的发展具有重要的意义。此外,健康保险将费用保障与健康管理

服务有机结合,能改善过去传统经营思想中只注重内部管理,而忽视医疗服务管理;只强调保险人利益而忽视客户、社会和医疗服务提供者利益;只考虑费用节约,而忽视服务品质和服务利用的种种弊病。能够使健康保险在组织结构、运行体系、服务模式创新和风险控制等方面形成统一体系,充分发挥两者密切结合带来的双重效用。

1. 通过健康评价及健康管理技术的应用,可防止或减少保险事故发生,降低保险公司的赔付率 通过承保前对收集的客户资料进行健康风险评估,及早预知风险因素以确定合适的费率,避免因逆选择带来的损失。承保后,通过对参保人员健康状况和诊疗信息的采集和监测,主动为客户提供包含健康促进、预防保健、康复指导、医疗等专业化的多种健康服务,以增强客户的健康意识,使高危人群尽早得到鉴别,并可有的放矢地进行行为干预,减少或降低健康危险因素的影响。对投保人来说,通过预防疾病发生、延缓疾病发展,提高了个人的健康水平;对保险行业来说,通过降低保险事故的发生率,使医疗费用的支出减少,有效增加了收益。

2. 通过专业化的健康指导和诊疗干预,有利于控制道德风险和医疗资源的过度消费 有效的健康管理,可督促参保人员建立健康的生活方式,加强对健康常识的了解,减少不必要的诊疗行为;也可提高医疗服务提供者诊疗的合理性,避免滥用诊疗技术与开大处方,有效规避道德风险的产生,有利于建立一种新型的医患关系。

3. 为客户提供了完善的健康服务,有利于拓展健康保险市场空间 健康保险与健康管理的结合,可以充分利用医疗资源的整合优势,为广大参保人员提供健康保障服务。如通过建立客户健康档案,进行跟踪调查和体检,将治病为中心转为预防保健为中心;通过健康咨询热线对客户进行个性化健康和诊疗咨询;依托合作医院的网络与医师队伍,为参保人员提供就诊指引、专家互联网诊疗或住院预约等全程式的诊疗管理等。开展优质的健康咨询与指导服务,不仅能解决参保人员的部分医疗保健需求,提高生活质量与满意度,为服务得更加全面、合理和有针对性提供有力保障。而且必将增强客户对保险公司的信任,有利于保险业务的发展。

（二）对健康管理事业的意义

首先,健康保险促进健康管理的理论及技术的发展。随着健康管理的兴起,健康保险行业始终是健康风险评估、人群分类干预和指导、疾病管理、康复管理等健康管理技术发展的主要促进力量和运用渠道。保险机构或组织作为健康管理服务与健康管理技术最主要的购买者与应用者,其成熟的市场营销经验及风险控制技术不仅要求健康管理要建立一套完善的市场服务质量标准,而且还会对健康管理的医疗成本与健康风险管控效果进行量化评价,这些都有助于加快健康管理业的技术更新与发展。

其次,健康保险促进健康管理的资源配置与整合。目前参与医疗保健服务的主体日益增多,但组织松散是多数国家健康产业面临的问题。由于我国特定的医疗卫生体制,使得医疗保健服务还没形成由初级到高级、由全科到专科的统一运行体系。普通民众在享受医疗保健服务时,不得不耗费大量精力周旋于各个服务主体之间。保险业具有较强的市场化机制及社会管理和资金管理能力,它不仅有能力整合并协调好各种类型的健康诊疗服务,为客户提供便捷、高效的全程服务,而且还能够通过激励机制及所掌握的客户资源,有效合理地配置健康管理资源,促进费用支付体系的健康发展。

再次,健康保险可作为健康管理的战略性市场渠道获得良好认同。健康管理作为服务产品在国内面世不久,它的服务理念、技术原理、内在价值和操作流程对广大民众来说比较陌生,加上服务技术含量较高,使其推广有一定的难度。目前,保险业已经发展成一定规模,并在社会上有了一定的声誉和市场影响。如果健康管理与健康保险产品有机地融合,不仅可有效地利用保险公司已经建立的市场渠道和营销平台进入健康消费市场,降低销售管理成本,使健康管理机构将更多的精力投入到研发中,而且还可以借助健康保险的良好形象与认同度,更快地被市场接受。这将会对健康管理业的发展起到重要的推动作用。

三、健康管理在健康保险中的应用

(一)国内外应用情况

健康管理在美国及众多欧洲国家的健康保险业中被广泛采用。它是一种将筹集保险资金和提供医疗服务相结合的办法,是对健康服务的成本、对象和质量进行有效控制的实施过程。目前,在西方健康保险发达国家,健康管理不仅是健康保险公司所采用的重要风险控制手段,而且已成为以健康保险为核心的健康产业中不可或缺的组成部分,许多市场主体同时提供健康保险产品、诊疗服务计划和健康管理计划。

近些年来,国家医疗保障局及人力资源和社会保障部鼓励保险公司与医疗卫生机构合作,并在一些条件成熟地区开展健康保险试点工作,探索建立商业健康保险与医疗服务系统的合作模式,完善健康风险控制体系。健康管理理念已逐步引入到健康保险行业,健康保险机构已采取购买健康管理服务、共同开发服务产品等多种方式与健康管理机构、医疗服务机构合作。并依托合作医院网络、专家医师队伍、咨询信息库、电话热线、网站、电子邮件、短信平台和专题讲座等方式,为参保者提供更加完善的健康保障与健康服务计划。服务内容涉及健康咨询、健康维护、就诊服务和诊疗保障等多个范畴,这些都有效地提升了对医疗服务成本的管控能力。

(二)健康保险的健康管理体系构建

健康管理在健康保险行业中具体应用形式是构建完整的健康管理运行体系(图 8-1)。

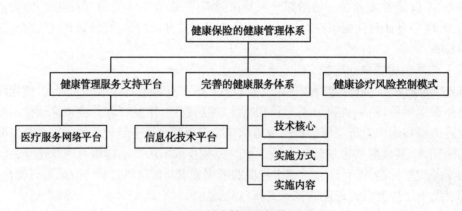

图 8-1　健康管理运行体系

1. 构建健康管理服务支持平台　面对群体健康管理的个性化、规模化服务,健康管理服务必须利用或开发覆盖面较广的医疗网络信息平台,才能确保健康服务与风险管控的顺利实施。

(1)医疗服务网络平台:通常包括各级医疗保健机构、不同层次医师队伍、专业体检和康复中心、各类健康管理机构以及其他卫生组织。这些组织机构对不同层次的需求提供技术支持,进行服务实施和诊疗管理,最终达到维护客户健康的目的。

(2)信息化技术平台:指可以收集、统计、分析客户健康信息和风险分析结果的个人健康档案管理系统。包含医疗、诊疗和卫生资源信息的信息库,可以支持服务实时操作、服务状况监控和服务质量管理的信息系统。

2. 建立完善的健康服务体系　健康保险业中健康管理服务由三个要素构成。一是核心技术,指以预防医学、临床医学和行为医学等基础科学的理论,实施健康监测、健康风险评估与分析、健康指导与健康干预等应用技术。它由健康管理业掌握并对保险业中使用者进行培训和说明,以保证服务提供和市场推广工作的顺利进行。二是实施方式,指将健康管理服务通过各种途径传递给服务对象的组织实施方式,如"面对面"的咨询形式等。三是实施内容,重点关注对医疗费用影响较大、能明显降低发病率和减少医疗成本的健康管理项目。建立健康服务体系和选择服务项目应从多个角度出发,全面覆盖各个领域,涉及个体的健康、疾病、诊疗、康复的全过程;将健康管理服务贯穿于健康保险的保前、保中以及保险事故发生时和发生后,各个服务项目要有机地结合才能形成完整的服务流程与服务计划。

3. 建立健康诊疗风险控制模式　健康保险公司可通过建立信息完备、技术成熟、应用性强的健康风险控制模型,来量化分析健康管理实施成本与医疗成本控制效果的关系,计算成本-效益比。这样,才能有效地与其他保险方案竞争,使利润最大化。如建立客户健康档案,从疾病发生风险、就诊行为风险和诊疗措施风险等方面,进行健康诊疗信息收集、风险分级评估和高危对象筛选,制订健康诊疗干预方案。通过对疾病管理、案例管理、第二诊断意见等手段的选择,有针对性地实施风险防范与干预。在整个风险控制模型中,风险预测与干预模型最终决定医疗成本控制效果。

（三）健康保险的健康管理运行模式

健康保险的健康管理通常有三种运行模式。

1. 以家庭医生服务团队或初级保健医生服务网络为核心的运行模式　该模式具有良好的投入产出比,服务的及时、便捷更加体现了效率原则。

2. 与各类医疗保健机构协作的模式　包括健康体检机构与家庭医生服务团队协作、专科医院和医疗中心与家庭医生服务团队服务的协作。

3. 管理式医疗保险　即把商业经营管理的机制引入健康保险领域,以市场为导向,把医疗服务的提供与所需资金的供给结合起来加以经营。

我国的健康管理与社会医疗保险和商业医保的对接模式主要体现在社会医疗保险机构、商业健康保险公司与健康管理机构在健康群体与亚健康群体的管理,以及在慢性病门诊管理和大病补充医疗保险方面的合作。目前,国家和政府应积极制定相应的政策与法规,鼓励更多的社会力量与资源参与健康管理产业的建设与发展,允许健康保险公司参与投资和管理医疗服务机构、建立新的医疗服务设施,为我国尽快地建立与完善社会医疗保障体系做出更大的贡献。

学习小结

1. 学习内容

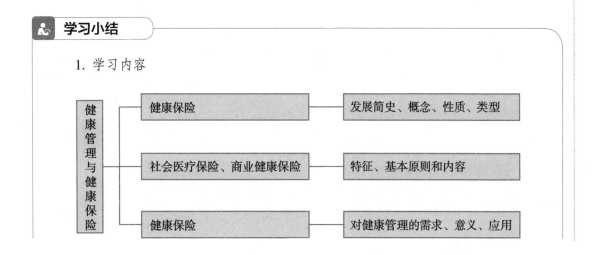

2. 学习方法　本章应结合保险学知识了解健康保险的概念、性质及类型,通过社会医疗保险及商业健康保险各自的特征及原则,认识我国多层次的医疗保险制度,以此理解健康保险与健康管理相结合的意义与具体应用。

复习思考题

1. 何谓健康保险? 试对社会医疗保险和商业健康保险做比较分析。

2. 在健康保险中纳入健康管理有何现实意义?

3. 如何构建健康保险的健康管理体系?

（高伟芳）

第九章

心理健康管理

第一节 心理健康概述

一、心理健康概念

心理健康（mental health），也称心理卫生，关于它的概念在当前学术界仍然存在争议。由于心理涉及的范围广泛，包括认知、情绪、人格等各个方面，到目前为止心理健康与不健康之间还没有一个确定的、绝对的界限。国内外学者依据个人所处的社会文化背景，采用不同的研究问题的立场、观点和方法，给出不同的定义。例如1946年召开的第三届国际心理卫生大会将心理健康定义为："在身体、智能及情感上与他人的心理健康不相矛盾的范围内，将个人心境发展成最佳的状态。"《简明不列颠百科全书》指出：心理健康是指个体本身及环境条件许可范围内能达到的最佳功能状态，但不是指十全十美的绝对状态。我们的祖先也很早关注到了心理健康问题。《灵枢·本脏》记载："志意和则精神专直，魂魄不散，悔怒不起，五脏不受邪矣。"直接指出了精神心理因素对健康的重要作用，成为现代心理健康管理的重要参考。

综合上述观点，我们可以将心理健康定义为：一种持续、高效而满意的心理状态，个体在这种状态下能够与环境良好地适应，其生命具有活力并且能充分发挥其潜能。具体表现为：心理健康的个体，其身体、智力、情绪十分协调；能积极调节自己的心理状态适应环境；不断发展健全的人格，提升幸福感；在学习和工作中能够充分发挥自己的能力。

二、心理健康的标准

由于到目前为止仍没有一个全面而确定的心理健康的定义，不同的理论学派、不同专家从不同的角度给予心理健康的定义不完全相同，因此用来判断心理健康的标准也各不相同。其中美国心理学家马斯洛和米特尔曼提出的心理健康的10条标准被认为是"最经典的标准"：①充分的安全感；②充分了解自己，对自己的能力做恰当的判断；③生活的目标切合实际；④与外界的环境保持接触；⑤能保持人格的完整与和谐；⑥具有从经验中学习的能力；⑦能保持良好的人际关系；⑧适度的情绪表达与控制；⑨在不违背社会规范的条件下，对个人的基本需要恰当地给予满足；⑩在不违背社会规范的条件下，能做有限的个性发挥。除此之外，也有心理学家把心理健康总结为"六大维度"，即自我意识正确、人际关系协调、性别角色分化、社会适应良好、情绪积极稳定、人格结构完整。掌握了心理健康的标准，以此对照自己来进行心理健康的自我诊断。当发现自己的心理状况某个或某几个方面与心理健康标准有一定距离时，有针对性地加强心理锻炼，以期达到心理健康水平。如果发现自己的心理状态严重地偏离心理健康标准，需要及时求医，以便早期诊断与治疗。

我国的一些学者提出了本土化的心理健康的标准，包括如下内容：

1. 智力正常　智力是人的观察力、注意力、想象力、思维力和实践活动能力等的综合。智力正常是人们学习、生活与工作的基本心理条件，也是个体适应周围环境变化所必需的心理保证。凡是在智力正态分布曲线内以及能对日常生活做出正常反应的智力超常者，都属于心理健康的人。

2. 情绪良好　情感是人脑对客观现实与人的主观需要之间关系体验的反映。心理健康者的愉快、开朗、满意等积极情绪总是占优势，虽然也会有悲、忧、愁、怒、恐等消极情绪体验，但一般不会持续太久，自己善于调节和控制情绪，既能适度克制又能合理宣泄，情绪反应和现实环境相适应。

3. 人际和谐　和谐的人际关系是心理健康必不可少的条件，也是增进心理健康的重要途径。包括乐于与人交往，既有稳定而广泛的人际关系，又有知己的朋友；在交往中保持独立而完整的人格，有自知之明，不卑不亢；能客观评价别人，取人之长补己之短，宽以待人，乐于助人。

4. 适应环境　心理健康的人能面对现实，接受现实。并能主动地去适应现实，进一步地改造现实，而不是逃避现实；对周围事物和环境能做出客观的认识和评价，既有高于现实的理想，又不会沉湎于不切实际的幻想与奢望；对生活、学习和工作中的各种困难和挑战都能妥善处理。心理不健康的人往往以幻想代替现实，逃避现实，没有足够的勇气去接受现实的挑战；总是抱怨自己"生不逢时"或责备社会环境对自己不公而怨天尤人，无法适应现实环境。

5. 人格完整　人格是个体比较稳定的心理特征的总和。人格完整是指一个人具有健全统一的人格，即个人的所想、所说、所做都是协调一致的。具有正确的自我意识，待人接物能采取恰当灵活的态度和方式，对外界刺激的认识和行为反应合理、适度；能够与社会的步调一致，能与现实保持良好的接触。

在界定上述心理健康标准时，还应注意以下几个问题：

首先，心理健康是一个文化的、发展的概念。不同地域、不同民族和国家之间因社会文化背景的差异，心理健康标准可有不同。

其次，从心理健康到心理不健康是一个连续带。每个人的心理健康水平可处于不同的等级，健康心理与不健康的心理之间没有明确的界限。现代社会中很多人可能处于非疾病又非健康的"亚健康状态"或称"第三状态"中。

最后，要区分个体的心理是否健康以及是否有不健康的心理和行为。判断一个人的心理健康状态，不能简单地根据一时一事下结论。心理健康是较长时间内持续的状态，一个人偶然出现的一些不健康的心理和行为，并不意味着此人一定心理不健康。例如某人听到噩耗后，出现大喊大叫、情绪异常波动的现象，就是应激后的正常反应，不能说其心理是不健康的。

三、心理因素与生理活动的相互影响

心理因素能够对机体生理活动产生影响已成为不争的事实。现代心理生物学家分别从不同的角度对这些影响、表现及产生机制进行了研究与阐述,其代表人物有沃尔夫、别赫切列夫、巴甫洛夫、坎农-巴德等。

1. 沃尔夫的心理应激理论　美国的沃尔夫是心理生物学研究的代表人物,他经过三十多年的实验室以及临床观察和研究,观察情绪因素对胃的运动、张力、黏膜血管舒缩和分泌的影响,发现在情绪愉快、愤怒或仇恨时,黏膜血管充盈,分泌增加;而在忧郁、自责时,黏膜苍白,分泌减少,运动也受到抑制。他认为这些生理和病理变化是心身疾病结构性改变的前驱。他支持不同的心理刺激能激发全身性非特异性心理应激反应的理论。

2. 别赫切列夫的反射学理论　别赫切列夫于1885年建立了俄国第一个心理生理学实验室,针对主观心理学提出"客观心理学"思想。他认为不仅应把心理理解为主观的东西,而且还要理解为客观的东西,理解为脑的物质过程。个人的精神生活可成为主观心理学的研究对象,而涉及其他人的情况,只能研究其在外界作用的影响下发展起来的内部过程的外部表现。

3. 巴甫洛夫的情绪理论　巴甫洛夫认为,人和动物的心理活动,包括人的一切智慧、行为和随意运动,都是在非条件反射基础上形成的条件反射。他把条件反射视为机体与外部世界相互作用的要素,强调一切主观活动都是由客观外界所决定的,坚持机体与环境、心理与生理、主观与客观的辩证统一。

此外,美国著名生理学家坎农-巴德提出的情绪丘脑学说、加拿大生理学家塞里提出的应激适应机制学说、美国精神病学家和内科学教授恩格尔提出的心理应激观点也备受关注。

四、心理健康工作的意义

1. 有助于心理疾病的防治　随着社会的变革,心理疾病的发病呈上升趋势,心理卫生工作的开展,将有助于人们更好地适应社会,从而减少心理疾病的发生。

2. 有助于心理健康的发展　一般来说,心理健康的人,其学习成绩优于心理不健康者,其工作效率高于心理不健康者。更为重要的是,心理健康的人更能耐受挫折和逆境。因此,心理健康工作的开展将有助于使每个个体具有良好的心理素质。

3. 有助于推动精神文明的建设　心理健康事业是精神文明建设的重要组成部分,是建设精神文明的基石,心理卫生工作的开展将更利于适应世界卫生组织提出的人人享有健康的战略。

🧡 **思政元素**

加强心理健康管理

国务院颁布的《"健康中国2030"规划纲要》中,指出要"加强心理健康服务体系建设和规范化管理。加大全民心理健康科普宣传力度,提升心理健康素养。加强对抑郁症、焦虑症等常见精神障碍和心理行为问题的干预,加大对重点人群心理问题早期发现和及时干预力度。加强严重精神障碍患者报告登记和救治救助管理"。因此在发展心理健康事业的同时,要做好心理健康的管理工作。积极运用心理学知识和现代科学技术规范化、系统化地进行心理健康管理,对于常见心理问题要做到早发现、早诊断、早治疗,而对于重症精神疾病患者,要做到特殊人群特别管理。

笔记栏

第二节 心理健康评估

医学模式的转变使人们意识到人有两个层面的属性,一是生理层面,二是心理、社会、文化层面。人的生理健康与其心理、社会功能是密切相关的,这就意味着健康管理评估必须包括另一个方面,即心理、社会和文化方面的评估。伴随着心理健康问题的提出和心理健康管理的发展,心理健康评估也应运而生。

一、心理评估的概念

作为心理健康管理的重要组成部分,心理评估是评估者依据心理学的理论和方法,对个体的心理品质及其水平进行描述、分类、诊断和鉴别的过程。心理评估的目的是对就诊者心理现象进行定性和定量的客观描述,从而确定其正常或异常的原因、性质和程度,以帮助临床做出判断的一种综合性的诊断方法。它是开展心理咨询、心理治疗的必要前提和重要基础。

心理评估在心理学、医学、教育、人力资源、军事司法等部门有多种用途,其中为临床目的所用时,主要有以下几种:

1. 进行心理或医学诊断,如智力低下的诊断。

2. 在进行心理或生物治疗前,提供有关患者的基础信息。

3. 临床心理医生进行心理治疗和计划治疗的措施之一,常作为疗效评价,如心理功能恢复,指导如何制定心理干预措施,并常作为评价效果的指标。

4. 预测个体的未来成就。

5. 用于医学科学研究,如心理健康研究等。

6. 能力和健康水平鉴定,如人才选拔、职业咨询等。

二、心理健康评估的内容

(一) 正常心理与异常心理的判别

在生物-心理-社会这一新的医学模式倡导下,医学越来越关注个体的心理正常与否。随着医学科学的发展,人类生理正常与异常之间的辨别已逐渐清晰明确,比较容易做出判断。心理的正常与异常是相对的,绝对的健康和正常很难找到,即便是有心理障碍的人,他们的心理活动也并不全是异常的。而且,心理的异常与正常之间的差别也是相对的,两者之间在某些情况下可能有本质的差别,但在更多的情况下可能只是程度的不同。因此,判断一个人心理是否异常,以及心理异常的程度如何,目前还没有完全统一和确定的标准。这里主要介绍我国心理学家郭念锋教授根据心理学对心理活动的定义,提出的确定心理正常与异常的三条原则:

1. 主观世界和客观世界的同一性 心理是客观现实的反映,任何正常的心理活动和行为,无论形式或内容均应与客观环境(自然环境与社会环境)保持一致,即具有同一性。否则就是异常,如一个人看到或者听到了当时客观世界中并不存在的事物。

2. 心理活动的内在协调性 一个人的认知、体验、情感、意志、行为在自身应是一个完整和协调一致的统一体。这种整体性是确保个体具有良好社会功能和有效进行活动的心理基础。例如,高兴时应有愉快的情绪体验及相应的愉快表情,并以积极的语言和行为来表达,否则就是异常的心理状态。

3. 人格的相对稳定性 人格是一个人在长期的生活过程中形成的独特的心理特征。这种心理特征形成之后就具有相对的稳定性,并显示出区别于他人的独特性,在没有重大变故的情况下,一般不易改变。如果在没有明显外部原因的情况下,一个人的人格相对稳定性发生改变,也需怀疑其心理活动出现异常。

(二) 心理健康的评估标准

心理健康评估在不断发展中已经逐步建立了自己的标准,心理学家主要通过以下几个方面对个体的心理健康水平进行评估。

1. 适应能力 对环境(自然环境、社会环境、个体内环境)的适应能力是评估心理健康的重要指标之一。它包括以下内容:①个体为达到既定的目标或完成某种活动而克服各种困难所表现的各种行为;②个体为保持同自然环境、社会环境的和谐统一所做出的各种反应;③个体为工作和生存需要,改变态度和观念的一切内在活动过程。上述行为可以是主动的,也可以是被动的。适应水平可以从强弱、灵活性、对环境的把握能力等多个维度进行评估。

2. 耐受力 耐受力是指一个人对挫折或压力的承受力、抵抗力。不同个体的耐受力不相同,对挫折或压力的反应也各不相同。人的耐受力除了受先天素质如神经系统的类型及活动特点的影响以外,更重要的是与个体的人格特征及认知能力有关。在评估耐受力时,必须同时评估应激的生理反应、心理反应、应激源和相关因素。

3. 控制力 人对自己的情绪、情感、思维等心理活动是可以自觉地、能动地加以控制和调节的。当一个人在任何情况下都能做到思维敏捷、举止得体、情感表达恰如其分,就说明他的自我控制和调节能力处于较高状态。控制力的评估主要从以下几个方面开展:①按既定目的和计划行动的能力;②调节和适度控制自己情绪的能力;③自我发展的能力;④注意力和记忆力的抗干扰能力;⑤动机的趋向与取舍;⑥调节与支配自己的言行程度;⑦对疲劳、疾病与创伤的忍耐力;⑧自觉遵守公共秩序的能力。

4. 意识水平 意识水平的高低可以从许多方面来度量。临床上多以注意水平为客观指标。注意力不易集中往往是某种精神疾病的先兆。当人不能专注于某项工作,不能专心思考问题,注意力涣散时,就应引起重视。注意力不集中程度越高,心理健康水平就越低。

5. 人际交往能力 社会交往和人际关系的产生和发展是维持心理活动、导致情绪体验、引发不同行为的重要环节,标志着个体的心理健康水平。人际交往能力的评估侧重于:①与家庭成员、朋友和同事的交往密度;②在人际交往中的情绪、交往的程度;③在交往过程中所获得信息的多少、准确性;④人际交往对自身、他人行为和对工作效率的影响;⑤满足心理需要的程度。

6. 道德愉快 道德愉快是个体在利他活动中自我体验到的愉快,有减轻或消除心理痛苦的作用。利他行为者具有的自我肯定的评价使其体验到满足的愉快。一个人的道德愉快超越利他活动所造成的躯体痛苦是心理健康的表现。

三、心理评估的方法

一般而言,心理评估的方法包含会谈法、观察法、调查法、心理测量法和医学检验法。

(一) 会谈法

会谈法也称为"交谈法""晤谈法",是评估者与被评估者之间所进行的一种有目的的会谈。评估者通过会谈,了解被评估者的心理信息,同时观察其在会谈时的行为反应,以补充和验证所获得的资料。会谈的形式包括自由式会谈和结构式会谈两种。自由式会谈是开放式的,气氛比较轻松,被评估者较少受到约束,使他们能更好地表达自己的想法。不足之处在于用时相对较多,内容比较松散,影响评估的效果。相比较而言,结构式会谈是根据评估的目的预先设计的有计划、有步骤的交谈,谈话内容有所限定,效率相对较高,但有时会使被评估者感到拘谨,有例行公事的感觉。

(二) 观察法

观察法是指通过对被评估者的行为表现直接或间接观察而进行心理评估的一种方法。观察法可分为自然观察和控制观察两类。自然观察是指在自然条件下,根据观察目的及观察者的经验对患者心理活动外在表现进行观察。自然观察可观察到的行为范围较广,但需较多的时间与患者接触,同时需具备较为深刻的洞察力。控制观察又称为实验观察,是指在特殊实验环境下观察个体对特定刺激的反应,需预先设计并按既定程序进行,每一个体都接受同样的刺激。因实验条件、实验环境和程序中的人为因素,以及受试者意识到正在接受试验,可能会干扰实验结果的客观性。

(三) 调查法

调查法指采用事先设计的调查问卷,现场或通过函件交由被评估者填写,对回收的问卷分门别类地进行研究。因此,调查法是一种间接的、迂回的方式。根据调查的取向可分为历史调查和现状调查两类。历史调查主要了解被评估者过去的一些情况,调查的方式一般侧重于档案、书信、日记等与被评估者相关的人和事等。现状调查主要围绕与当前问题有关的内容进行,如在现实生活中的表现如何、适应能力的水平等,以与当事人关系密切的人为调查对象。调查法的优点是可以结合纵向与横向两方面的内容,广泛而全面。不足之处是调查常常是间接性的评估,结果的真实性、可靠性容易受到各种因素的影响。

(四) 心理测量法

临床中通过对一些生理指标(如血压、血细胞等)进行测量,以判定健康状况。人的心理现象也可以通过测量进行鉴别。心理测量法是依据心理学理论,用数量化手段对心理现象或行为加以测定,根据测验结果揭示被评估者的心理活动规律。心理测量主要采用标准化、有良好信效度的通用量表进行,如人格量表、智力量表、症状量表、焦虑、抑郁量表等。在心理评估中,尽管会谈法、观察法、调查法的应用非常普遍,但都无法取代心理测量的作用。因为心理测量可对心理现象的某些特定方面进行系统评定,并且测量一般采用标准化、数量化的原则,所得到的结果可以参照常模进行比较,避免主观因素的影响,使结果更为客观。

(五) 医学检测法

医学检测法包括对患者进行的体格检查及各类实验室检查,如测量体温、脉搏、呼吸压,测定血肾上腺皮质激素浓度等。检测结果可为心理评估提供客观资料。

四、心理评估的注意事项

1. **重视心理评估在健康评估中的意义** 心理评估的资料对于制订个性化的健康管理措施十分重要。如对患者认知水平的评估,有利于指导医师选择合适的健康教育方式;评估患者的情感与情绪,可明确患者是否处于接受护理的良好心理状态等。因此,心理评估应及时、全面和准确,切不可因强调生理评估而被忽略或流于形式。

2. **以患者目前的心理状态为重点,与生理评估同时进行** 在心理评估过程中侧重患者目前的心理状况,但心理评估亦不应与生理评估截然分开,评估者可在进行生理评估的同时,通过观察患者的语言和行为,收集其心理活动的资料。

3. 注意主观和客观资料的比较 评估者应通过同时收集主观、客观资料并进行比较来推论患者的心理功能。如评估患者有无焦虑时，评估者不能仅依据其"我感到最近容易紧张、着急"的主诉即下结论，应综合观察其是否有颤抖、快语、面色潮红等与焦虑有关的生理反应行为进行判断。

4. 避免评估者态度、观念、偏见对评估结果的影响 较之生理评估，心理评估具有较强的主观性，其结果易受到评估者的态度、观念和偏见等的影响。此外，心理评估方法和技巧尚处于探索和发展中，远不如生理评估成熟和易于掌握。因此，在对患者做心理评估时应特别注意所选评估手段的针对性和有效性，充分考虑到被评估者的个体差异，尽量避免评估者自身的偏见，只有这样，才能做出有价值的评估。

第三节 心理咨询和心理健康管理

心理咨询作为一项专业的助人工作，是社会发展的产物。随着社会变革、人际竞争及生活节奏的加快，社会适应不良、情绪困扰、心理疾患和心身疾病严重影响了人们正常和健康的心态。心理咨询以帮助来访者减轻或减少生活的烦恼、改善其生活状态、解决其所遇到的困扰或危机、提高其解决问题的能力、增进心理健康、促进其人格的成熟和发展为目的，是心理健康管理过程中的重要一环。

一、心理咨询概述

心理咨询（psychological counseling）最早应用于 20 世纪初，为人们选择职业提出有价值的建议，以后心理咨询广泛应用于各行各业。现代心理咨询，从对正常人的指导和帮助到对心理疾病患者的心理治疗，涉及教育辅导、心理健康咨询、婚姻家庭咨询等各个方面。心理咨询始终遵循着是教育而不是临床治疗或医学的模式。

（一）心理咨询的概念

心理咨询又称"心理辅导"或"心理咨商"，既可以表示一门学科，即"咨询心理学"；也可以表示一种工作，即心理咨询服务。通过心理咨询，咨询师从专业角度为来访者解决其心理上的困惑提供帮助，来访者通过接受心理咨询改善人际关系、提高适应环境和应对环境变化的能力，促进身心健康发展。

目前，研究者和咨询专家对心理咨询的功能、性质、内容及方法论等认识、看法仍存在不同观点，但一般心理咨询工作具有以下几个特征：心理咨询是建立在一种特殊的人际关系基础上的工作；心理咨询是运用心理学知识、方法和技术的一种专门活动；心理咨询是通过言语等手段对来访者给予指导、帮助的过程。

（二）心理咨询的内容

从国内外广泛开展的心理咨询来看，心理咨询内容一般包括三方面：①心理障碍咨询：帮助有障碍的来访者挖掘病源，寻找对策，消除痛苦；②心理适应咨询：对来访者在学习、工作、人际关系等方面的适应不良提供帮助；③心理发展咨询：帮助来访者增强认知能力、社会适应能力，挖掘自身潜力，促进全面发展。

（三）心理咨询的对象

心理咨询的主要对象是健康人群或存在心理问题的人群。当健康人群面对升学、就业、恋爱、社会适应等方面的问题时，都想做出比较理想的选择，以便顺利度过人生的各个阶段，获得自身能力的发挥及良好的生活质量。此时需要咨询师从专业角度为他们提供发展咨询,减轻他们内心世界出现的矛盾,在心理和行为方面有所变化,学会发掘自身的潜能,更好地适应环境,完善自我。

二、心理咨询的形式和目标

心理咨询常因时间、地点和对象的不同而采用不同的形式。根据咨询途径,可分为门诊咨询、电话咨询、信件咨询、专栏咨询、现场咨询;根据咨询人数,可分为个体心理咨询和团体心理咨询;根据咨询的直接程度可分为直接咨询、间接咨询。心理咨询的终极目标和具体目标,都是要促成来访者在心理和行为方面的积极改变,接近心理健康,最终达成自我实现。

(一)心理咨询的形式

1. 以咨询途径为标准划分

(1)门诊咨询:在专门的心理咨询机构或医院的心理咨询门诊进行,心理咨询师与来访者采取面对面的方式交谈,详细了解、分析来访者的心理问题,门诊咨询能够更深入地为来访者提供有效的帮助,是一种首选的心理咨询方法。

(2)电话咨询:利用电话通话的方式对来访者给予劝告、安慰或鼓励、指导。由于电话咨询的方便性、快捷性,深受来访者的喜爱。这种形式在国外的主要功用是心理危机干预,因此常被称为"希望线""生命线"。

(3)信件咨询:以通信的方式进行咨询,来访者来信提出自己要求咨询的问题,心理咨询师给予回信答复,其优点是不受住条件的限制,但咨询效果会受来访者的书面表达能力、理解力和个性特点的影响。

(4)专栏咨询:在报纸、期刊、电台、电视台和网络开辟心理咨询专栏,对读者、听众、观众提出的典型心理问题进行公开解答。优点是受益面广,具有治疗与预防并重的特点;缺点是存在模糊、浅露、泛泛而论的情形。

心理咨询形式还包括便于心理咨询机构的专职人员深入到基层或来访者生活的现场咨询,还有能够真正毫无顾忌地倾诉自己的隐私的网络咨询。

2. 以咨询人数为标准划分

(1)个体心理咨询:个体心理咨询是心理咨询的主要形式,一般意义上的心理咨询就是指个体心理咨询。一对一的面谈咨询是最常见、最主要的方式。

(2)团体心理咨询:团体心理咨询的产生基于这样一种背景,即实际生活中,人类的许多适应或不适应、心理健康或障碍往往起源于人际关系中,发展于人际关系中,转变于人际关系中。团体心理咨询认为,人的心理发展乃至一切发展都与社会环境有关,人的许多心理问题也是根源于各种人际关系中。通过团体人际交互作用的方式,模拟社会生活的情境,来促进个体的自我认识、自我调整、自我发展,是一种有针对性的咨询理论和方法。

(二)心理咨询的目标

心理咨询的目标可以分为终极目标和具体目标。

1. 心理咨询的终极目标 终极目标是促进个体的健康成长,通过对具体问题的咨询或辅导,达到增强心理素质、增进身心健康的目的。这里的成长,是心理学意义上的人格成长,含有心理成熟、增强自主性和自我完善的意思。心理咨询的终极目的是助人自助,帮助来访者认清自己的问题所在,正确处理所面对的问题,解除心理"疙瘩",并且在以后遇到类似的问题时不用咨询就能独立处理。因此,心理咨询给人带来的是快乐、升华的感觉,能够使人开心、愉悦,使人不断认识自我、开发自我、激励自我,是寻找精神家园、享受人生快乐的过程。

2. 心理咨询的具体目标　在心理诊断的基础上,根据来访者的具体心理问题确定具体咨询目标。特别是人际关系、学习、自我和适应问题。

(1)了解来访者的咨询目标:由于咨询师和来访者所设定的目标可能不一致,因此咨询师需要了解来访者的期望和目标,探讨与咨询师目标不一致可能的原因。

(2)确定咨询师的目标:心理咨询的本质是帮助来访者从自卑和迷茫中解脱出来。心理咨询不是要替人决策,而是帮人决策;避免依赖他人,增强个人的独立性与自主性;心理咨询不仅帮助他人成长,也帮助自己成长。

心理咨询师要使来访者从挫折中认真反省,总结经验教训,增强生活智慧,以便能够更好地应对日后生活中可能出现的各种不快经历。

三、心理咨询的基本原则

在心理咨询过程中咨询师需要遵循心理咨询的基本原则,它是咨询工作者在长期的咨询实践中不断认识并逐步积累的经验。

(一)保密原则

保密是心理咨询最根本的原则和首要前提。来访者在咨询过程中常常暴露个人隐私,或是对别人的看法,或是一些人生重大抉择,或是一些不得体、不道德的事情,抑或是不吻合社会的主流文化或价值观,不希望被某个特定的人或众人知道。保密原则是指对咨询中获得的关于来访者的所有资料都是保密的,除了咨询师外,其他人无权了解。即使是对来访者最近的亲人或配偶,未经来访者的授权,也不可以泄露。需要经过来访者同意,才可以把资料提供给相应的人或部门。但是,保密原则并不是无限度、无条件的,有两种情况可以突破不公开当事人身份的原则:一是有明显自杀意图者,应与有关人士联系,尽可能挽救;二是存在伤害性人格障碍或精神病患者,免于伤害到他人。

(二)避免双重关系的原则

咨询关系是一种特殊的、建设性的人际关系。对于来访者来说,咨询应处于一个安全、温暖、可以倾诉心曲的环境,对来访者没有威胁。当咨询师和来访者既是咨询关系,同时在生活中又有其他的关系如同事、亲人、同学等时,咨询师和来访者就具备了双重关系。如果咨询师认识来访者,对来访者已有喜欢或讨厌的倾向,会使咨询师失去客观公正的立场。这种情况下,两者就不能建立咨询关系,这就是避免双重关系的原则。

(三)促进成长的非指示性原则

咨询师在临床实践中,常常遇到来访者自身不做努力,却要求咨询师给出解决办法的情况。如果事情没有改变,来访者就认为咨询师水平不高,这是对心理咨询不恰当的期望。心理咨询的目的是激发和调动来访者改善的动机和潜能,以消除或缓解来访者心理问题与障碍,促进其人格的成熟和发展,促进其内在心理机制的恢复,提升来访者的能量,使来访者有能力解决自己的问题。而达到上述目标的方法是建立一个非指示性的咨询关系,这就是促进成长的非指示性原则。

(四)情感限定原则

当咨询师和来访者建立了咨询关系后,咨询师和来访者不可以在咨询规定的角色、时间和场合以外发生联系。如咨询师不可以接受来访者的礼物,不可以接受到访者的邀请参加私人活动,不可以在规定的时间和场合以外的地方接受咨询,尤其不可以与来访者发生情感联系,以保证咨询关系的质量。

此外,心理咨询还包括综合性原则和灵活性原则。综合性原则强调人类心理困扰的形成是多因素作用的结果,帮助来访者摆脱痛苦需要多元的思考和多方面措施的干预。灵活性原则要求咨询师在不违反其他咨询原则的前提下,视具体情况,灵活地运用各种咨询理论、方法,采用灵活的步骤,以便取得最佳的咨询效果。

四、心理咨询的程序

一般来说,门诊咨询的程序包括:挂号,填写心理咨询记录卡与普通门诊卡;咨询开始时,先由来访者陈述要求咨询的主要问题。咨询师注意把问题性质弄清楚,并进行必要的躯体与心理检查,或进行 90 项症状清单(symptom checklist 90,SCL-90)等量表评定,做出初步诊断。确定处理原则后,如需要补充,嘱来访者进一步提供材料;如果诊断明确,则可提出咨询意见。问题复杂需进行系统性心理治疗者,则宜分阶段进行。

心理咨询是一个帮助个体适应和发展的过程,咨询师在整个咨询过程中应以敏锐的感受性和洞察力深入了解对方。同时还需要对他们尊重、接纳和关注,使他们的潜能得以展现。

心理咨询的基本过程可以分为四个阶段:准备阶段、探讨反应阶段、行动阶段和发展阶段。

(一) 准备阶段

第一阶段是咨询师和来访者建立良好关系的开端。关注和聆听是咨询师在这个阶段的重要工作。除了对于来访者的表情、姿势、神态、举止、动作等身体外表方面的关注之外,也需要关注他们的心理状态,如情绪、语言、思维等。同时还需要十分留意地去聆听来访者的言语表达,包括语音、语调和用词等。鼓励他们用语言和非语言的表达方式来表达他们的心声,表达他们所关心的事物和切实的愿望。

(二) 探讨反应阶段

在咨询的第二阶段咨询师应该着重做好两方面的工作,一方面是探讨来访者的反应方式,即在仔细地聆听的基础上和来访者探讨他们所持的反应方式和何为合理的反应方式。另一方面是帮助来访者了解自我,使他们对自己的问题有全面的了解和认识,并能确切地表述和阐明自己切实存在的问题和困难。咨询师在这个阶段中所采用的技术不仅是对来访者身心方面的关注,还需要与他们澄清和确认客观存在的矛盾和困扰。如果在此阶段能找到来访者的问题症结,那么就能较顺利地进入第三阶段。

(三) 行动阶段

行动阶段是咨询中最重要的阶段,因为来访者正是在此阶段开始转变自己,获得适应和发展。咨询师应该把求得这种改变和发展作为此阶段的工作目标。可以从以下几方面着手,帮助来访者具体地实施转变:①帮助来访者了解和认识自己的价值观;②改变和矫正功能失调的信念;③设定自己的短期目标和长期目标;④分析和评价现实环境中存在的阻力和动力;⑤做出如何付诸行动的决定;⑥选择能够达到目标的行之有效的途径和方法,并制订行动步骤;⑦激励来访者,从有决心到有实际的行动;⑧通过进度评估,肯定来访者付出的努力和取得的成绩,并检查是否有新的阻力和困难,求得社会各方的支持,适当修正努力的方法和进程。

一般情况下,当第三阶段的会谈结束时应该完成常规的心理咨询工作。如果来访者对自己的成长发展有很高的期望,主动要求咨询师继续指导,力求深度发展,咨询工作就需要进入发展阶段。

(四) 发展阶段

发展阶段的目标是使来访者做较大幅度的改变,求得全面的发展和成长。因此咨询师的工作重心应放在对来访者进一步评估进度、督导和鼓励支持上。所用的技术是关注聆听、分析反应和评估激励等。

五、心理健康管理分类及内容

心理健康管理就是应用心理学知识和现代信息技术从多角度来系统地关注和维护管理对象的心理健康的过程,是对特定的个体或人群进行适时动态全面收集心理健康信息,及时有效地分类处理的过程。

(一)心理健康管理的主体

心理健康管理是一个过程,其主体可以是心理咨询师,也可以是从事心理健康管理工作的相关人员。他们能够完成针对整个心理健康管理过程的各个环节的指导。

(二)心理健康管理的分类

由于管理的连续性以及健康管理的对象特点,心理健康管理的内容可以划分为如下两类:

1. 特定人群心理健康管理 健康管理者可以针对群体开展有序的心理健康管理工作。首先,针对特定的人群可以开展心理健康普查,了解人群的心理健康状况,以及特定环境对个体心理的影响。其次,针对特定人群也可以进行开放式心理辅导,包括匿名电话辅导、心理健康知识普及等。

2. 封闭人群实名制心理健康管理 健康管理者也可以针对封闭人群开展实名制心理健康管理,适时动态全面收集心理信息,及时有效地分类处理。

(三)心理健康管理的流程

1. 建立档案,实施监控 通过构建心理健康档案,定期实施压力监控及压力预警,界定心理健康状况。

2. 开展个性化心理健康指导 依据监控的心理状况,在此基础上推荐个性化的教育培训、互动交流、自助调适和心理咨询服务,通过积极参与、主动互动,维护和提高身心健康,这是个人持续发展的保障,也是组织发展的重要推动力。

学习小结

1. 学习内容

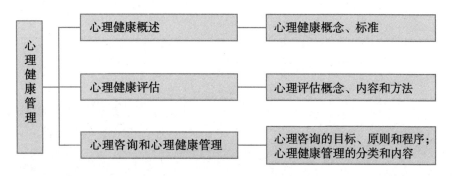

2. 学习方法 本章结合心理学知识收集心理健康管理的资料,利用心理咨询管理模拟的方法帮助理解心理健康管理的技术及应用,以此理解心理健康管理的意义和方法。

复习思考题

1. 简述心理健康的定义和标准。
2. 心理健康评估常用的方法有哪些?
3. 心理咨询的程序包括哪几个阶段?
4. 心理健康管理流程是什么?

（徐　娜）

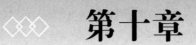

第十章

中西医结合健康管理的应用

第一节　亚健康的健康管理

亚健康状态是 20 世纪后国际医学界的医学新视角,是人们在身心、情感方面处于健康与疾病之间的健康低质量状态与体验,又称"次健康""病前状态""亚临床状态""第三状态"或"灰色状态",是非器质性改变或未确诊为某种疾病,但身体出现功能上变化的状态。处于亚健康状态的人躯体、心理上有许多不适的体验,机体上呈现活力降低、功能和适应能力不同程度的减退状态,但体检指标正常,没有器质性改变。健康、亚健康、疾病这几种状态都是动态发展、互相转化的,不是一成不变的,掌握亚健康的相关内容,减缓或阻止亚健康状态过渡到疾病状态,促进亚健康状态转向健康状态,提高人群亚健康意识和防控已经显得十分重要和迫切。

一、亚健康的概念

亚健康(subhealth)是指人体处于健康和疾病之间的一种状态。处于亚健康状态者,不能达到健康的标准,表现为一定时间内的活力降低、功能和适应能力减退的症状,但不符合西医学有关疾病的临床或亚临床诊断标准。

二、亚健康状态的现状

WHO 一项全球性调查表明,处于真正健康状态的人仅占 5%,处于疾病状态的人占 20%,而 75% 的人处于亚健康状态。中国符合 WHO 关于健康定义的人群只占总人口数的 15%,同时 15% 人群处于疾病状态,有 70% 的人群处于亚健康。处于亚健康状态的人数在许多国家和地区呈上升趋势。

在国际上,自从提出亚健康的概念之后,就开始了对亚健康状态的研究和治疗,目前已进入了空前活跃的阶段,并被普遍视为"关心人类身心运动"的重要部分,很多国家进行了动态追踪研究。尤其是较早关注亚健康问题的美国、日本针对亚健康状态中最普遍的慢性疲劳综合征(chronic fatigue syndrome,CFS)的研究走在世界前列,率先制定了诊断标准。研究结果显示,CFS 的发生发展与病毒感染、免疫系统功能紊乱、神经内分泌代谢失调等多方面有关。目前美国、澳大利亚、英国、日本等各国在 CFS 诊断标准上都有一定的区别,未形成统一的诊断标准。由于导致亚健康的原因一直未彻底明确,在确定其治疗方法上缺乏针对性,只能对症治疗,如小剂量药物改善睡眠、增强免疫系统功能和抗疲劳等。

目前,对亚健康状态的研究受到预防医学、社会学、心理学等多学科的广泛关注,所使用的研究方法也较丰富。现行亚健康研究领域涉及的方法和技术分为微观和宏观两类。微观的实验研究多数是围绕人体整体或脏器结构变化的原因进行探讨,集中在生化检测技术之下的微观生理指标的变化,如红细胞功能变化、免疫状态改变、微循环改变、病原微生物影响等引起人体的功能减退的机制探索。宏观方法又分为基础理论和临床研究两方面。前者一般集中在对以西医学为基础的疾病前期或潜临床状态的研究,以及中医治未病理论的内涵研究和延伸发展;后者则包括许多流行病学调查研究和临床干预效果的观察,通过流行病学调查可以揭示地区性或对特定人群的临床研究和影响因素,临床干预方法多为物理治疗或中医药治疗,体现多种方法综合干预特点,因此其评价研究较为困难。

三、亚健康状态的成因

目前导致亚健康状态的原因尚未完全明确,以下几个方面对亚健康状态影响较大,可视为亚健康状态成因的重要组成部分。

1. 自然环境的影响　几次工业革命使生活条件得到质的改变,但同时也带来了自然环境问题,大气污染、水源污染、噪声污染、微波、电磁波以及其他化学因素和物理因素污染时刻在危害人类健康,冬季燃煤取暖带来的粉尘污染,以及机动车尾气排放带来的污染成为细颗粒物(PM2.5)的重要来源。这些成为导致亚健康的高危因素之一。

2. 社会环境的影响　社会环境是危害健康和造成亚健康的重要因素。随着社会环境的不稳定变化,长时间的精神过度紧张极易导致机体内分泌、免疫系统的失调,使人体转变为亚健康状态。

3. 生活方式、心理因素的影响　长时期摄入高盐、高脂和高热量的饮食,吸烟,饮酒,缺乏锻炼,容易导致机体的各项功能减退。个人不良的生活方式、饮食不合理、作息不规律、缺乏睡眠、精神紧张、心理压力大、家庭成员行为方式的互相影响与长期不良情绪是导致亚健康的重要原因。

四、亚健康状态的主要表现

亚健康状态的表现是多种多样的,躯体方面可表现为疲乏无力、肌肉及关节酸痛、头昏头痛、心悸胸闷、睡眠紊乱、食欲不振、脘腹不适、便溏便秘、性功能减退、怕冷怕热、易于感冒、眼部干涩等;心理方面可表现为情绪低落、心烦意乱、焦躁不安、急躁易怒、恐惧胆怯、记忆力下降、注意力不能集中、精力不足、反应迟钝等;社会交往方面可表现为不能较好地承担相应的社会角色,工作、学习困难,不能正常地处理好人际关系、家庭关系,难以进行正常的社会交往等。

根据亚健康状态的临床表现,可以将其分为以下几类:①以疲劳,或睡眠失调,或慢性疼痛等躯体症状表现为主;②以抑郁寡欢,或焦躁不安、急躁易怒,或恐惧胆怯,或短期记忆力下降、注意力不能集中等精神心理症状表现为主;③以人际交往频率减低,或人际关系紧张等社会适应能力下降表现为主。

上述 3 条中的任何一条持续发作 3 个月以上,并且经系统检查排除可能导致上述表现的疾病者,目前可分别被判断为处于躯体亚健康、心理亚健康、社会交往亚健康状态。临床上,上述三种亚健康表现常常相兼出现。

五、亚健康发生的常见人群及影响因素

不同年龄阶段、不同职业的人群因其生活经历、社会地位的不同,承受的社会和生活的责任和义务不同,加之生理、心理、社会交往对象及范围等方面的差异,使得不同人群亚健康的表现各有特点。以下是常见的亚健康发生人群及影响因素。

(一) 不同年龄的亚健康发生的常见人群及影响因素

1. 老年人　老年人的生理功能逐渐衰退,应激能力、承受心理负担和心理压力的能力都有所降低,加之社会角色的转变,工作和生活方式的改变,子女长大离开家庭,以及退休使老年人被排斥在众多经济和社会活动之外。

而且,观念的差异,传统与现代的强烈反差,不能很快地适应日新月异的社会环境,使许多老人感到茫然、无助、无所适从,从而产生烦躁、抑郁、焦虑情绪,缺乏兴趣和满足感。

此外,因老年人特殊的生理情况,其慢性病的发生率相对较高。诸多因素合并作用,使得老年人成为亚健康状态的好发人群之一。

2. 中年人　中年人是亚健康的高发人群。中年人正面临着事业的发展阶段,又是家庭的经济支柱,同时肩负着照顾亲人的重担,这种双重压力使得中年人繁忙劳碌,心理压力大。

中年时期也是事业和家庭的动荡期,会面临失业、家庭裂解等压力,同时社会交往的增加,使得他们在社会应对上耗费精力,又由于很少有时间与他人交流,中年人内心世界的封闭使他们陷入孤独的心境中,这种孤独感日久会滋生一系列心理问题,如心绪的起伏不定,以及紧张、惊悸、悲愤的情绪,造成了中年人行为上的浮躁、焦虑、烦躁和健忘。

另外,中年人的繁忙劳碌使其很少有放松身心的机会,生活起居没有规律,体力和脑力的工作量超过生理和心理能力承受的范围,久而久之导致躯体疲劳、失眠、不同部位的疼痛等身体不适和各种各样心理症状的出现,因此,中年人的躯体亚健康和心理亚健康均表现较突出。

3. 青少年　青年正面临着升学、就业、组建家庭等一系列问题,处于角色转换时期,心理上正面临着各种应激的刺激,承受着各方面的压力,且在意志、品格、思想及观念方面尚处于发展阶段,对于学业、工作、爱情方面的变故还没有良好的心理承受能力。在应激事件的突然或长期刺激后,易出现焦虑、抑郁、恐惧等心理症状表现;青年人自恃精力充沛,不在乎自己的身体及心理健康,久而久之,对身体健康造成很大的影响。再者,有部分青年人沉迷于虚拟世界,缺乏外界交流和社会适应能力,所以容易出现生理、心理、社会适应等方面的亚健康表现。

少年身心正处于发展阶段,对是非判断、好坏与否极易受外界因素的影响,同时又承受来自学校和家庭的压力,时常担心自己的功课和成绩能否满足家长和老师的要求。升学的压力、家庭负面的影响,都造成了青少年亚健康状态的出现,出现如精神不振、情绪不稳定、烦躁、注意力不集中、压抑感等心理亚健康表现。还有因缺乏充足的睡眠和良好的膳食搭配等原因造成的对身体的不良影响。

(二) 不同职业的亚健康发生的常见人群及影响因素

1. 教师　教师的职业属性决定了其要扮演多重角色,而教师作为社会生活中的普通一员,又要承担多种社会角色,需要进行多方位的角色转换。如果处理失调,就会造成教师的心理矛盾和冲突。如果以教师的角色自居来处理家庭生活中的矛盾,无疑会引发矛

盾或不快。

　　繁重的工作、过大压力也是造成教师亚健康的主要原因。有些教师下班以后也不能彻底"下课",休息期间经常会接到学生和家长的电话,立即要从休息状态转入工作状态。人事制度改革的不断推进、对教师从教要求的提高,都使教师感到了前所未有的压力。

　　总之,巨大的压力、社会发展所要求的不断的知识更新、深化改革带来的自我调整,使教师职业具有很大挑战性。因职业属性导致的生活不规律、生活方式不科学等,都容易使教师产生生理、心理等方面的亚健康表现。

　　2. 医务工作者　医务工作是充满高度压力的职业,尤其是医院的医师和护士。医学科学高度发达的今天,各种各样新的检查和治疗方法在临床的广泛应用,以及大数据时代带来的颠覆性的医疗革命,都使许多医师和护士增加了更多的工作量,同时也提出了新的挑战。要求医务工作者在完成工作之余,必须不断充实自己。面对患者的性命,医务工作者肩上的担子非常沉重,在诊疗过程中精神高度紧张,担心出现差错事故或医疗纠纷,担心不被患者及家属认同,或遭遇不礼貌的行为,加上医务工作者需要经常值夜班,常常睡眠不足,生活不规律,这些都是导致亚健康发生的因素。

　　3. 学生　大、中学生的亚健康发生率都很高。由于科技发展和社会进步,整个社会对个人能力要求越来越高,学生由于父辈的期望过重、学习压力大、就业形势不乐观、在校表现不满意等,往往身心疲惫,不堪重负。由于有些学校片面追求升学率,学生课业负担重,休息和锻炼时间严重不足,使学生身心受到损害。我国青少年同时存在营养过剩和营养失衡两种状态。营养过剩导致肥胖、疲倦、体能下降等,营养失衡直接导致免疫功能下降,容易感冒、腹泻,甚至发生严重感染等,导致身体素质下降。

六、亚健康的诊断与评估方法

　　在亚健康的判定过程中,可利用现有的医学诊断方法,如病史采集、神经精神状况和整体功能的评定、影像与实验室检查等,为是否存在亚健康及亚健康的分类判断奠定基础。根据《亚健康中医临床指南》可将亚健康状态的临床表现分为躯体亚健康、心理亚健康、社会交往亚健康及道德(思想)亚健康(表 10-1)。根据亚健康者不适表现也可分为 6 种类型亚健康,分别是活动 - 休息型亚健康、营养 - 代谢型亚健康、排泄型亚健康、感知型亚健康、性 - 生殖型亚健康和认知 - 应对 - 关系型亚健康(表 10-2)。图 10-1 是评定亚健康的流程。

表 10-1　亚健康状态的亚类分类

分类	亚类	临床表现
躯体亚健康	疲劳性亚健康	以疲乏无力为主要表现
	睡眠失调性亚健康	以失眠(入睡困难,或多梦、易惊醒,或睡眠不实,或早醒而醒后难以入睡等),或嗜睡,晨起时有明显不快感,或不解乏的睡眠为主要表现
	疼痛性亚健康	以各种疼痛为主要表现,包括头痛(多为全头部或额部、颞部、枕部的慢性持续性钝痛、胀痛、压迫感、紧箍感,属于肌紧张性头痛,或伴有头晕的慢性血管性头痛)、其他部位疼痛(肌肉酸痛、关节疼痛、腰酸背痛、颈肩部僵硬疼痛、咽喉痛等)
	其他症状性亚健康	以其他症状为主要表现

分类	亚类	临床表现
心理亚健康	焦虑性亚健康	以焦虑情绪(表现为精神焦虑不安、急躁易怒、恐慌)为主要表现,可伴有失眠、噩梦及血压增高、心率增快、口干、多汗、肌肉紧张、手抖、尿频、腹泻等自主神经症状,也可因这些躯体不适而产生疑病和忧郁
	抑郁性亚健康	以抑郁情绪(表现为情绪低落、抑郁寡欢、兴趣减低、悲观、冷漠、自我感觉很差和自责)为主要表现,可伴有失眠、食欲和性欲减低、记忆力下降、体重下降、兴趣丧失、缺乏活力等
	恐惧或嫉妒性亚健康	以恐惧情绪(表现为恐惧、胆怯等不良情绪)为主要表现,还有妒忌、神经质、疑病、精神不振、记忆力下降、注意力不集中、失眠、健忘、反应迟钝、想象力贫乏、情绪易激动、遇小事易生气、爱钻牛角尖、过于在乎别人对自己的评价等
	记忆力下降性亚健康	近期记忆力下降,或不能集中注意力做事情
社会交往亚健康	青少年社交亚健康	以人际交往频率减低或人际关系紧张等社会适应能力下降为主要表现,会引起程度不同的心理障碍、压抑、苦闷、自卑、孤僻、意志脆弱、缺乏应对生活矛盾和克服困难的决心及毅力
	成年人社交亚健康	
	老年人社交亚健康	
道德(思想)亚健康		因道德问题,直接导致行为的偏差、失范和越轨,从而使人产生一种内心深处的不安、沮丧和自我评价降低的状态

注:以上分类诊断都是持续3个月以上,并且系统检查排除可能导致上述表现的疾病。

表 10-2 亚健康的"三位一体"的型态分类

分型	范围	临床表现
活动-休息型亚健康	个体在活动运动、睡眠休息、能量平衡、心肺-血管性反应方面的亚健康状态	包括虚弱、疲劳、精力不足、易患感冒、关节疼痛、肌肉酸痛、颈肩僵硬、失眠、早醒、多梦、困倦、起立时眼发黑、心慌、心悸、畏寒、手足发凉、头昏沉、偏头痛等
营养-代谢型亚健康	个体在吞咽、消化、吸收、代谢、水化方面的亚健康状态	包括食欲缺乏、体重减轻、体重超标、易患感冒、大便中含不消化的食物、口臭、呃逆、恶心、泛酸、腹胀、腹痛、咽干、口渴、眼睛干涩、皮肤干燥、皮肤瘙痒等
排泄型亚健康	个体在排尿、排便、排汗、气体交换方面的亚健康状态	包括尿频、尿急、尿无力、尿余沥、腹泻、便秘、大便时干时稀、大便先干后稀、多汗、无汗、盗汗、皮疹、脱发、咽干、咽痛、咽喉异物感、咳痰、气短、少气懒言、胸闷等
感知型亚健康	个体在视觉、听觉、味觉、痛觉、平衡觉等各种感觉方面的亚健康状态	包括视力下降、耳鸣、脑鸣、听力减退、口中异味、疼痛、眩晕等
性-生殖型亚健康	个体在性特征、性功能、生殖方面的亚健康状态	包括性功能异常、腰痛、腰膝酸软、月经不调、遗精、白带增多等
认知-应对-关系型亚健康	人体在注意力、认知、沟通、自我感知、自尊、创伤后反应、应对反应、家庭关系、角色履行方面的亚健康状态	包括注意力不集中、健忘、反应迟钝、孤独、自卑、精神压力大、紧张、恐惧、焦虑、抑郁、角色错位、对工作/学习/生活环境难以适应、人际交往频率减低、人际关系紧张等

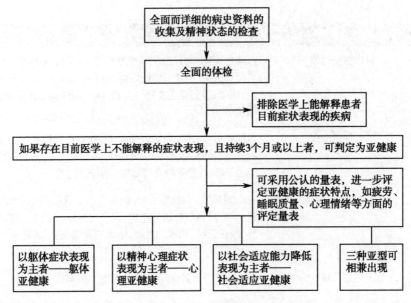

图 10-1 评定亚健康的流程

七、亚健康状态的防控

面对目前如此大规模、大范围的亚健康人群,预防应当是第一位的,其预防主要有以下几个方面:

1. 树立健康中心观念,提高自我保健意识。
2. 适时缓解过度紧张和压力,防止身心负荷超载和慢性疲劳状态的发生。
3. 顺应生物钟,充分休息和睡眠,是消除身心疲劳、保持良好心态和耐力的重要环节。
4. 远离致病危险因子和污染的环境。
5. 改变不良生活方式和习惯,从源头上摆脱亚健康对健康的危害。
6. 提高免疫力,全面均衡适量营养。

亚健康状态的临床表现形形色色,复杂多变,也因社会环境、文化差异、家庭背景、教育、年龄、性别等不同因素而有所不同。

中医在长期的临床实践中,总结了调摄情志、适度劳逸、合理饮食、起居有常等养生之术,形成了食疗、针灸、推拿、气功、导引、内外药物治疗等多种方法,针对不同的症状设定了不同的方案。

●(代 渊)

第二节 常见慢性病风险因素的健康管理

健康到疾病是一个变化发展的动态过程,人类生存环境中存在的健康风险因素对个体或群体的健康影响从无到有,从弱到强,最终导致疾病的发生。随着人类健康意识的提升,医学实践已由被动的疾病治疗发展到主动的健康管理,采取对健康相关影响因素进行全程化管理的理念逐渐得到关注和认可。研究健康风险暴露水平与慢性病发生发展的因果关系,进行有效的健康管理,降低健康风险因素暴露水平,就能达到预防慢性病的目的。

一、健康风险因素概述

(一)健康风险因素的概念

健康风险因素(health risk factor)是指能使疾病或死亡发生的可能性增加的因素,或者是能使健康不良后果发生概率增加的因素。

(二)健康风险因素的分类

按照慢性病的风险因素是否可控,分为不可改变的风险因素(不可控风险因素,immutable risk factor)和可改变的风险因素(可控风险因素,modifiable risk factor)。前者主要包括家族遗传史、老龄化与性别等,后者主要包括行为风险因素、环境风险因素及代谢风险因素等;其中,行为风险因素包括吸烟、饮酒、不合理膳食、缺乏身体活动等;环境风险因素包括自然环境因素和社会环境因素;代谢风险因素包括肥胖或超重、高血压、糖耐量异常和血脂异常等。这些因素与个人健康状况以及患慢性病发生的概率有密切的联系。

在健康管理过程中,需要重点关注可改变的风险因素。特别是随着物质生活水平日益提高和老龄化社会的发展,由不良生活方式引发的糖尿病、心脑血管、肿瘤等慢性病日趋流行,已经严重影响到居民的健康水平和生活质量。研究发现,60% 以上的慢性病发生是因为心理不健康、不良生活方式(吸烟、饮酒、运动不足、膳食不平衡等)导致的腰围指数(waist circumference,WC)/ 体重指数(BMI)超标(肥胖或超重)、血脂异常、血糖 / 血压 / 血尿酸偏高等可改变的风险因素所导致,如果消除或改善可改变的风险因素,则可预防控制或延缓慢性病的发生发展。

二、常见慢性病行为风险因素的健康管理

行为风险因素又称自创性风险因素,是由于人类不良的行为生活方式而造成的健康危害。大量研究表明,心脑血管疾病和恶性肿瘤等多种慢性病的发生与个人不健康的行为生活方式密切相关,这已经成为全球范围内的重要公共卫生问题。

(一)吸烟

WHO 的报告显示,2020 年全球约 22.3% 的人口使用烟草,其中男性约占 36.7%,女性约占 7.8%。我国是烟草大国,烟草生产和消费约占全世界的 40%。2018 年中国成人烟草调查报告显示,我国 15 岁及以上人群吸烟率约为 26.6%,成年男性吸烟率约为 50.5%,现有吸烟者约 3.08 亿人。

1. 危害 烟草对健康的危害巨大。世界卫生组织的数据显示,烟草每年使 800 多万人失去生命,其中约有 700 万人死于吸烟导致的疾病,120 万人死于二手烟暴露导致的疾病。我国每年 100 多万人因烟草失去生命,如果不采取有效行动,预计到 2030 年将增至每年 200 万人,到 2050 年增至每年 300 万人。

2022 年美国华盛顿大学发表的一篇系统综述全面评价了吸烟对健康影响的证据。结果显示,喉癌、主动脉瘤、外周动脉疾病、肺癌、其他咽癌(除鼻咽癌)、慢性阻塞性肺疾病、下呼吸道感染和胰腺癌等 8 种疾病与吸烟强烈相关。保守估计吸烟会使患这些疾病的平均风险增加至少 50%,如吸烟会使罹患或死于肺癌的可能性增加 85% 以上。膀胱癌、肺结核、食管癌、宫颈癌、多发性硬化、类风湿关节炎、缺血性心脏病、消化性溃疡、黄斑变性、胃癌、脑卒中、2 型糖尿病和白内障等 15 种疾病与吸烟之间具有中度的关联,吸烟会使其平均风险增加 15%~50%。

除对吸烟者的直接健康危害外,不吸烟者暴露于二手烟,同样会增加吸烟相关疾病的发病风险。有证据显示,二手烟暴露可能导致儿童患哮喘、肺癌和冠心病等。近年来,电子烟

被宣传为"更安全"或"无烟"的香烟替代品,在吸烟群体中兴起,尤其在青少年人群中,电子烟使用率增长明显。但有充分证据表明,电子烟是不安全的,使用电子烟会增加心血管疾病和肺部疾病的发病风险,可影响胎儿发育。对青少年而言,电子烟中的尼古丁会影响其大脑发育,对其注意力、学习、情绪和冲动控制产生影响。

2. 健康管理

(1)通过立法和规章制度的执行,使公共场所禁止吸烟成为社会行为规范:首先要使现有的立法得到落实和贯彻,尤其是广告法和公共场所禁止吸烟的法规,加强监督,组织执法队伍认真执行,保证世界无烟日和社区控烟等活动顺利开展。

(2)通过大众传媒开展控烟健康教育,具体包括:①设计针对不同人群的健康教育内容。②选取适宜的健康传播材料,保证科学、易懂和吸引人。③利用多种传播渠道加强宣传,如电视、报纸、电台、专栏等。

(3)开展戒烟骨干培训班:包括卫生和非卫生人员,营造"榜样影响""示范作用"。

其他还包括卫生部门和政府、社区、学校等联合行动,开展社区控烟活动,为戒烟者提供戒烟技巧等防控措施。

(二) 过量饮酒

1. 危害　过量饮酒,尤其是长期大量饮酒的人,机体营养状况低下。一方面大量饮酒使碳水化合物、蛋白质及脂肪的摄入量减少,维生素和矿物质的摄入量也不能满足要求;另一方面大量饮酒会造成肠黏膜的损伤及肝脏功能损害,从而影响几乎所有营养物质的消化、吸收和转运;加之急性酒精中毒可能引起胰腺炎,造成胰腺分泌不足,进而影响蛋白质、脂肪和脂溶性维生素的吸收和利用;严重时还可导致酒精性营养不良。酒精对肝脏有直接的毒性作用,吸收入血的乙醇在肝内代谢,造成其氧化还原状态的变化,从而干扰脂类、糖类和蛋白质等营养物质的正常代谢,同时也影响肝脏的正常解毒功能。肝硬化死亡中约有 40% 是由酒精中毒引起。同时,过量饮酒还会增加患高血压、脑卒中、乳腺癌和消化道癌症等疾病的风险。酒精对骨骼的影响也取决于饮酒量和期限,长期过量饮酒使矿物质代谢发生显著变化,例如血清钙和磷酸盐水平降低及镁缺乏,这些都会导致骨骼量异常,增加骨质疏松症的发生和导致骨折。

2. 健康管理

(1)不宜饮酒的人群:儿童、青少年、准备怀孕的妇女、孕妇和哺乳期妇女、正在服用可能会与酒精产生作用的药物的人、患有某些疾病(如高甘油三酯血症、胰腺炎、肝脏疾病等)及对酒精敏感者都不应饮酒。血尿酸过高的人不宜大量饮用啤酒,以减少痛风发作的危险。

(2)限量饮酒:若饮酒尽可能饮用低度酒,并控制在适当的限量以下,建议成年男性一天饮用酒的酒精量不超过 25g,成年女性一天饮用酒的酒精量不超过 15g。孕妇和儿童青少年应忌酒。

(三) 不合理膳食

合理膳食是为了获取合理营养。合理营养(rational nutrition)是指人体每天从食物中摄入的能量和各种营养素的量及其相互之间的比例能满足在不同生理阶段、不同劳动环境及不同劳动强度下的需要。

1. 危害　不合理膳食会带来营养失衡,进而导致营养不良,营养不良(malnutrition)是指一种或一种以上营养素缺乏或过剩所造成的机体健康异常或疾病状态。营养不良包括营养缺乏(nutrition deficiency)和营养过剩(nutrition excess)。各种营养素的缺乏都可产生相应的缺乏病。目前世界上仍在流行的营养缺乏病包括:蛋白质 - 能量营养不良、缺铁性贫血、缺碘性疾病、维生素 A 缺乏症。此外还有钙和维生素 D 缺乏导致的佝偻病、维生素 B_1

缺乏导致的脚气病、维生素 C 缺乏导致的维生素 C 缺乏症(坏血病)等。而营养过剩是由于过量摄入一种或多种营养素,超过机体需要或消耗而形成的疾病状态。常见为由于脂肪、碳水化合物和能量摄入过多而造成非传染性疾病日益增多,如肥胖、高脂血症和心血管疾病等。另外,维生素 A、维生素 D 和铁摄入过多可引起中毒症状,称维生素 A 中毒、维生素 D 中毒和铁超负荷。

2. 健康管理

(1)膳食营养素的参考:膳食营养素参考摄入量(dietary reference intakes,DRIs)是一组每日平均膳食营养素摄入量的参考值,各国公认的 DRIs 包括以下 4 个营养水平指标。

1)平均需要量(estimated average requirement,EAR):根据个体需要量的研究资料制订,是根据某些指标判断可以满足某一特定性别、年龄及生理状况群体中 50% 个体需要量的摄入水平。这一摄入水平不能满足群体中另外 50% 个体对该营养素的需要。EAR 是制订推荐摄入量的基础。

2)推荐摄入量(recommended nutrient intakes,RNI):是指可以满足某一特定性别、年龄及生理状况群体中绝大多数个体(97%~98%)需要量的摄入水平。长期摄入 RNI 水平,可以满足机体对营养素的需要,维持组织中有适当的营养素储备和保持健康。与 EAR 相比,RNI 在评价个体营养素摄入量方面的用处有限,当某个体的营养素摄入量低于 RNI 时,并不一定表明该个体未达到适宜营养状态。

3)适宜摄入量(adequate intakes,AI):是基于对健康人群所进行的观察或实验研究而得出的具有预防某种慢性病功能的摄入水平。它的数值一般大于 EAR,也可能大于 RNI。在缺乏肯定的资料作为 EAR 和 RNI 的基础时,AI 可作为营养素供给量目标。

4)可耐受最高摄入量(tolerable upper intake levels,UL):系指在生命某一阶段和性别人群,几乎对所有个体健康都无任何副作用和危险的每日最高营养素摄入量。它的制订是基于最大无作用剂量,再加上安全系数(人体试验结果则无需安全系数),目的是限制膳食和来自强化食物及膳食补充剂的某一营养素的总摄入量,以防止该营养素引起的不良作用。

《中国居民膳食营养素参考摄入量(2023 版)》作出以下修订:提高了 65 岁以上的蛋白质推荐摄入量。提高了 7 岁以下人群的 RNI;降低了 14 岁以上人群的 RNI,尤其降低了老年人群的 RNI。降低了儿童、中老年人、孕妇人群钙的 RNI。18~50 岁成人的 RNI 不变(800mg/d)。儿童铁的 RNI 略有改变,成年女性(非孕期)RNI 有所降低,孕期女性的 RNI 基本不变。儿童和成年人的 RNI 均有改变,成年男性 RNI 稍有降低,成年女性 RNI 稍有提高。

(2)平衡膳食:平衡膳食(balanced diet)是指提供给人体的营养素种类齐全、数量充足、比例搭配合理,能保证机体各种生命活动需要的膳食。能使人体的营养需要与膳食供给之间保持平衡状态,能量及各种营养素满足人体生长发育、生理及体力活动的需要,且各种营养素之间保持适宜比例。要做到平衡膳食,要求从膳食合理搭配做起,也就是要吃多样化的食物。没有一种天然食物能满足人体所需的全部营养素,因此,膳食必须由多种食物组成,同时要保证三大宏量营养素的合理比例,即碳水化合物提供的能量占总能量的 55%~65%,蛋白质提供的能量占 10%~15%,脂肪提供的能量占 20%~25%。还必须做到蛋白质和脂肪食物来源组成合理以及各种营养素摄入量均达到供给量标准。

中国营养学会制定的《中国居民膳食指南(2022)》是国家推动食物合理消费、提升国民科学素质、实施健康中国 - 合理膳食行动的重要措施。该指南由 2 岁以上大众膳食指南、特定人群膳食指南、平衡膳食模式和膳食指南编写说明三部分组成,包含 2 岁以上大众膳食指南以及 9 个特定人群指南。此外,《中国居民膳食指南(2022)(科普版)》可帮助百姓做出有益健康的饮食选择和行为改变。同时还修订完成了中国居民膳食宝塔(2022)、中国居民平衡膳食餐盘(2022)和儿童平衡膳食算盘(2022)等可视化图形,指导大众在日常生活中进行具体实践。该指南中提炼出了平衡膳食八准则:一、食物多样,合理搭配;二、吃动平衡,健康体重;三、多吃蔬果、奶类、全谷、大豆;四、适量吃鱼、禽、蛋、瘦肉;五、少盐少油,控糖限酒;六、规律进餐,足量饮水;七、会烹会选,会看标签;八、公筷分餐,杜绝浪费。

在中国居民膳食宝塔(2022)中,第一层是谷薯类食物。谷薯类是膳食能量的主要来源,也是多种微量营养素和膳食纤维的良好来源。建议成年人每人每天摄入谷类 200~300g,其中包含全谷物和杂豆类 50~150g;另外,薯类 50~100g,从能量角度,相当于 15~35g 大米。第二层是蔬菜和水果。在 1 600~2 400kcal 能量需要量水平下,推荐成年人每天蔬菜摄入量至少达到 300g,水果 200~350g。第三层是鱼、禽、肉、蛋等动物性食物。推荐每天鱼、禽、肉、蛋摄入量共计 120~200g。建议每天畜禽肉的摄入量为 40~75g,少吃加工类肉制品。鱼、虾、蟹和贝类推荐每天摄入量为 40~75g。推荐每天 1 个鸡蛋(相当于 50g 左右),吃鸡蛋不能丢弃蛋黄。第四层是奶类、大豆和坚果。推荐每天大豆和坚果摄入量 25~35g,奶类 300g。第五层是烹调油和盐。我国居民食盐用量普遍较高,盐与高血压关系密切,限制食盐摄入量是我国长期行动目标。在满足平衡膳食模式中其他食物建议量的前提下,烹调油需要限量。推荐成年人平均每天烹调油不超过 25~30g,食盐摄入量不超过 5g。按照 DRIs 的建议,1~3 岁人群膳食脂肪供能比应占膳食总能量 35%;4 岁以上人群占 20%~30%。此外,酒和添加糖不是膳食组成的基本食物,烹饪使用和单独食用时也都应尽量避免。

2022 年版的膳食宝塔继续强调了足量饮水和增加身体活动的重要性。在温和气候条件下生活的轻体力活动时成年人每日至少饮水 1 500~1 700ml;在高温或强体力劳动条件下应适当增加。饮水不足或过多都会对人体健康带来危害。饮水应少量多次,要主动,不应感到口渴时再喝水。目前我国大多数成年人身体活动不足或缺乏体育锻炼,应改变久坐少动的不良生活方式,养成天天运动的习惯,坚持每天多做一些消耗体力的活动。建议成年人每天进行累计相当于步行 6 000 步以上的身体活动,如果身体条件允许,最好进行 30 分钟中等强度的运动。

要做到平衡膳食,必须根据营养学原则合理选择和搭配各种食物。合理营养是健康的物质基础,而平衡膳食是合理营养的根本途径。

(四) 缺乏身体活动

身体活动(physical activity,PA)是指由于骨骼肌收缩产生的机体能量消耗增加的活动。进行身体活动时,人体的反应包括心跳、呼吸加快,循环血量增加,代谢和产热加速等。这些是身体活动产生健康效益的生理基础。现有的证据显示:平常缺乏身体活动的人,如果能够经常(如每周 3 次以上)参加中等强度的身体活动,其健康状况和生活质量都可以得到改善;强度较小的身体活动也有促进健康的作用,但产生的效益相对有限;适度增加身体活动量(时间、频度、强度)可以获得更大的健康效益;不同的身体活动形式、时间、强度、频度和总量,促进健康的作用不同。

1. **危害** 据 WHO 统计,缺乏身体活动已成为全球范围死亡的第四位主要危险因素(占全球死亡归因的 6%),仅次于高血压(13%)、烟草使用(9%)和高血糖(6%)。许多国家缺乏身体活动的情况在不断加重,并对全世界范围内人们的总体健康状况以及心血管疾病、糖尿病和癌症等慢性病患病率及其危险因素(如高血压、高血糖和超重)等具有重要影响。据估计,大约 21%~25% 的乳腺癌和直肠癌、27% 的糖尿病和 30% 的缺血性心脏病可以归因于缺乏身体活动。

人体长期缺乏运动会使组织器官功能下降 30%,也可能引起基础肌肉萎缩和呼吸循环功能低下,使颈部、腹部、腰背部及大腿部的肌肉力量降低,出现肩酸痛、腰痛、膝关节痛等症状,还会导致呼吸循环功能低下,即使轻微劳动也会发生心悸和呼吸困难。通过促进身体活动并结合控制其他危险因素(如吸烟、酗酒、饮食不节等),能有效地降低个体和人群慢性病的发生、发展,并能降低疾病的病死率。

2. 健康管理

(1)通过颁布规章制度,引导公众促进身体活动。WHO 在 2004 年发布了《饮食、身体活动与健康全球战略》,呼吁所有成员国将促进身体活动作为重要的国家公共卫生干预政策。2010 年又发布了《关于有益健康的身体活动全球建议》。

2009 年,我国国务院公布施行了《全民健身条例》,以促进全民健身活动的开展,保障公民在全民健身活动中的合法权益,提高公民身体素质。2011 年,我国卫生部疾病预防控制中心颁发了《中国成人身体活动指南(试行)》,其内容主要包括身体活动基本知识、推荐活动量、个体干预、公共政策及老年人和常见慢性病患者的身体活动指导等。2021 年,《中国人群身体活动指南(2021)》正式发布,增加了国内外最新的科学证据,而且适用人群也从成年人扩展到了儿童青少年、老年人和主要的慢性病患者,可进一步加强对不同年龄段人群身体活动的科学分类指导作用。国务院印发《全民健身计划(2021—2025 年)》。2022 年,中共中央办公厅、国务院办公厅印发《关于构建更高水平的全民健身公共服务体系的意见》,要求"构建更高水平的全民健身公共服务体系"。

(2)提供针对个体水平的身体活动指导。合理选择有益健康的身体活动量,应遵循以下四项原则:①动则有益、多动更好、适度量力、贵在坚持;②减少静态行为,每天保持身体活跃状态;③身体活动达到推荐量;④安全地进行身体活动。

建议每日进行 6~10 千步当量身体活动:千步当量是相当于以 4km/h 的速度步行 10 分钟(约 1 000 步)的活动量。经常进行中等强度的有氧运动:代谢当量(metabolic equivalent,Met)是指维持静息代谢所需要的耗氧量。按照物理强度计算,推荐身体活动量达到每周 8~10 代谢当量小时(Met·h),8Met·h 相当于以 6~7km/h 速度慢跑 75 分钟,10Met·h 相当于以 5~6km/h 的速度快走 150 分钟。每个人可以选择适合个体的运动形式,运动时间和强度也随个体差异而变化(表 10-3)。中等强度的有氧运动,以每天进行、坚持不懈为佳。同时,积极参加各种体育和娱乐活动:休闲体育运动和文化娱乐活动可以在锻炼身体的过程中融入更多娱乐和文化的内容,把有氧耐力和肌肉力量锻炼的运动量累加后,计入每周的活动量目标。

建议在日常生活和工作中应尽可能培养"少静多动"的生活习惯,保持较多的身体活动,如步行、骑车、上下楼和其他消耗体力的活动以保持健康体重。不强调一定要达到中等强度,也不要求每次至少持续 10 分钟。所有活动的千步当量数可以累加计算总的活动量。

表 10-3　完成相当于 1 千步当量的中等强度活动所需时间

身体活动项目		强度 / Met	千步当量 时间 / 分钟	强度级别
步行	4km/h,水平硬表面;下山;下楼	3.0	10	中
	4.8km/h,水平硬表面	3.3	9	中
	5.6km/h,水平硬表面;中慢速上楼	4.0	8	中
	6.4km/h,0.5~7kg 负重上楼	5.0	6	中
	5.6km/h,上山;7.5~11kg 负重上楼	6.0	5	高

续表

身体活动项目		强度 / Met	千步当量时间 / 分钟	强度级别
自行车	<12km/h	3.0	10	中
	12~16km/h	4.0	8	中
	16~19km/h	6.0	5	高
家务劳动	整理床铺,搬桌椅	3.0	10	中
	清扫地毯	3.3	9	中
	拖地板,吸尘	3.5	8	中
	和孩子游戏,中度用力(走/跑)	4.0	7	中
文娱体育	舞厅跳舞(如华尔兹、狐步、慢速舞蹈),排球练习	3.0	10	中
	早操,工间操,家庭锻炼,轻或中等强度	3.5	9	中
	乒乓球练习、踩水(中等用力),太极拳	4.0	8	中
	爬绳,羽毛球练习,高尔夫球,小步慢跑,舞厅快舞(如迪斯科、民间舞)	4.5	7	中
	网球练习	5.0	6	中
	一般健身房运动,集体舞(骑兵舞、邀请舞),蹲起	5.5	5	中
	走跑结合(慢跑成分少于10分钟),篮球练习	6.0	5	高
	慢跑,足球练习,轮滑旱冰	7.0	4	高
	跑(8km/h),跳绳(慢),游戏,滑冰	8.0	4	高
	跑(9.6km/h),跳绳(中速)	10.0	3	高

注:①千步当量时间:某种活动完成1 000步活动量所需要的时间。②各种活动的千步当量时间和能量消耗的换算参照。③活动强度以Met表示。④参考《中国成年人身体活动指南(最终版)》。

三、常见慢性病环境风险因素的健康管理

环境是人类社会赖以生存和繁衍生息的重要条件,主要包括原生环境、次生环境和社会环境。环境质量的好坏对人类健康至关重要。自然和社会环境中的风险因素对人类健康也有重要影响。由于人类对自然环境的过度改造,不仅严重破坏了我们赖以生存的生态系统,而且导致大量的风险因素进入人们的生存环境,各种环境健康风险因素从来没有像今天这样对人类社会的整体生存带来如此严重的影响。WHO公布了2019年全球健康面临的十大威胁,其中,大气污染被视为最大的环境威胁。人们吸入空气中的污染物会导致肺部、心脏和大脑受损。由空气污染引起的癌症、脑卒中以及其他心脑血管疾病每年会导致约700万人的死亡。其中90%的死亡发生在中低收入国家,这些地方因工业、交通、农业以及家庭炉灶燃料产生的空气污染排放尤甚。

(一) 环境风险因素的危害

1. 自然环境风险因素的危害 自然环境风险因素主要包括生物、物理和化学风险因素。其中理化污染是工业化、现代化带来的次生环境风险因素,其正成为日益严重的健康杀手。包括:①生物性风险因素。自然环境中影响健康的生物性风险因素包括细菌、病毒、生物毒物等,是造成传染病、寄生虫病和自然疫源性疾病的病原体。这些疾病原因大多清楚,具有明显的疾病"三间"分布特征。②物理性风险因素。自然环境中的物理性风险因素有

噪声、振动、电离辐射、电磁辐射等。如长时间使用计算机或某些精密仪器,即使只有微量的电磁辐射,也会对人体健康造成威胁,而移动电话的普及和高频率的使用,也同样是健康风险因素。③化学性风险因素。自然环境中的化学性风险因素包括各种生产性毒物、粉尘、农药、交通工具排放的废气以及排放到河流中造成生活用水污染的废水等。

2. 社会环境风险因素的危害　社会环境对健康的影响已经逐渐被人们清醒地认识。随着人类现代化、网络化和信息化步伐的不断加快,社会环境因素对人类健康的影响越来越大。国家、地区和群体间的健康差距呈现出逐步加大的趋势。在贫困国家和贫困人口中,许多健康风险因素出现了一定的聚合之势。同时,由于贫困导致教育机会减少,从而在一定程度上又造成对其发展能力的剥夺,进一步导致社会地位的低下,引起精神上的压抑、社会隔离、就业困难及生存压力。这些健康风险因素相互叠加、互为因果,最终使贫困影响健康,反过来不健康又导致更贫困的恶性循环产生。

(二) 环境风险因素的管理

1. 大气污染的治理　2013 年,国务院发布《大气污染防治行动计划》。主要内容如下:一是加大综合治理力度,减少多污染物排放。二是调整优化产业结构,推动经济转型升级。三是加快企业技术改造,提高科技创新能力。四是加快调整能源结构,增加清洁能源供应。五是严格投资项目节能环保准入,提高准入门槛,优化产业空间布局,严格限制在生态脆弱或环境敏感地区建设“两高”行业项目。六是发挥市场机制作用,完善环境经济政策。七是健全法律法规体系,严格依法监督管理。八是建立区域协作机制,统筹区域环境治理。九是建立监测预警应急体系,制定完善并及时启动应急预案,妥善应对重污染天气。十是明确各方责任,动员全民参与,共同改善空气质量。

2. 通过规章制度推进建设健康环境的社会化　2016 年中共中央国务院印发的《“健康中国 2030” 规划纲要》中提出 “建设健康环境”,具体包括:广泛开展爱国卫生运动,加强城乡环境卫生综合整治,推进健康城市和健康村镇建设;加强影响健康的环境问题治理,深入开展大气、水、土壤污染防治,实施工业污染源全面达标排放计划,建立健全环境与健康监测、调查和风险评估制度;完善食品安全标准体系,加强食品安全风险监测评估,健全从源头到消费全过程的监管格局;深化药品(医疗器械)评审审批制度改革,完善国家药品标准体系,实施医疗器械标准提高计划,形成全品种、全过程的监管链条;完善公共安全体系、强化安全生产和职业健康,促进道路交通安全,预防和减少伤害,提高突发事件应急能力,健全口岸公共卫生体系。

四、常见慢性病代谢风险因素的健康管理

(一) 超重与肥胖

超重与肥胖是指体内脂肪堆积过多和 / 或分布异常,使体重增加(通常标准为超过理想体重的 20%)的一种慢性代谢性疾病。可引起严重的并发症,如糖尿病、高血压、睡眠呼吸暂停综合征等。超重与肥胖已成为全球共同面临的重大公共卫生危机,目前在超重与肥胖的管理和治疗上(如生活方式干预、药物治疗及代谢手术等方面)均取得了巨大的进步。

1. 超重与肥胖的诊断　超重与肥胖的诊断主要根据体内脂肪堆积过多和 / 或分布异常。

(1)体重指数和分布特征:所有的成年人每年都应进行体重指数(BMI)评估,大部分地区以 BMI>25kg/m² 作为超重的标准,东亚、东南亚、南亚人群以 ≥24kg/m² 为标准。腰围指数(WC)作为腹型肥胖的危险因素,在 BMI<35kg/m² 的患者亦需要评估。我国的 WC 以男 ≥90cm,女 ≥80cm 为腹型肥胖的标准。随着 BMI 和 WC 的增加,肥胖相关并发症的风险也升高。

（2）皮下脂肪堆积程度：由皮脂厚度来估计，25 岁正常人肩胛皮脂厚度平均为 12.4mm，大于 14mm 为脂肪堆积过多；肱三头肌部位皮脂厚度 25 岁男性平均为 10.4mm，女性平均为 17.5mm。

（3）内脏脂肪：B 超、双能 X 线骨密度仪、CT 扫描或磁共振测定。用 CT 扫描或磁共振测定腹部第 4~5 腰椎间水平面计算内脏脂肪面积时，通常以腹内脂肪面积 ≥ 100cm² 作为判断腹内脂肪增多的标准。

2. 超重与肥胖的管理

（1）超重与肥胖的生活方式管理：生活方式改善为减肥的起点，最为有效的方法包括膳食、体育活动和行为方式干预，建议为每位减重患者根据具体情况，制订个体化的生活及行为方式治疗方案。

1）饮食方式改善：减少能量的摄入是减重治疗中最主要的部分，建议每日饮食减少500~750kcal。富含营养素的膳食结构可提高患者依从性，改善饮食习惯，减轻代谢性疾病的危险因素。对于膳食结构的构成，推荐地中海饮食、低碳水化合物、低脂肪、高蛋白饮食，还可考虑配方饮食进行膳食替代。部分患者在医师指导下可予以极低卡路里饮食。

2）体育活动：运动是减重治疗中不可或缺的一部分，可通过减少脂肪成分，增加肌肉含量使机体保持在更健康的状态。初始体育运动的患者，运动量和强度应当逐步递增，最终目标应在每周运动 150 分钟以上，每周运动 3~5 天。针对主要肌群的单一重复训练可有效减少脂肪成分，建议每周 2~3 次，同时需减少静坐。运动生理学者和专业认证的健康管理师参与到体育减重的计划中，根据患者体能情况制订个体化的体育活动方案，可以提高疗效。

3）行为方式干预：行为方式干预旨在通过各种方式，增加患者治疗的依从性，主要包括自我管理、目标设定、教育、解决问题的策略、刺激控制、减轻压力、心理评估、咨询和治疗、认知调整、动机访谈、动员社会支持机构等。

（2）超重与肥胖的药物治疗：超重与肥胖的药物治疗只是生活行为方式治疗的辅助治疗方法，不应单独应用。①对于冠心病及心律失常的患者，奥利司他和氯卡色林作为首选，而其他药物有潜在影响血压和心率的风险，不建议使用。②慢性肾脏病的患者，在肾病的终末期，不应使用减重药物，部分患者如用药指征很强，可考虑奥利司他和利拉鲁肽，但需警惕草酸盐肾病及呕吐、腹泻，引起容量不足可加重肾损伤。对于轻中度肾功能损害的患者，减重药物可使用，但部分药物需减量，同时密切监测肾功能变化。③严重的肝脏损伤患者，不应使用减重药物。④奥利司他、利拉鲁肽有潜在引起胰腺炎的风险，如有急性胰腺炎发作，需立即停药。⑤芬特明和纳曲酮不能应用于合并青光眼的患者。⑥对于妊娠期及哺乳期患者，不能使用减重药物，育龄期的女性请在医生指导下使用减重药物。

（二）高血压

1. 高血压的诊断　高血压是指在未用抗高血压药情况下，非同日 3 次测量血压，收缩压 ≥ 140mmHg 和 / 或舒张压 ≥ 90mmHg。收缩压 ≥ 140mmHg 和舒张压 < 90mmHg 单列为单纯性收缩期高血压。患者既往有高血压史，目前正在用抗高血压药，血压虽然低于 140/90mmHg，也诊断为高血压。根据血压升高水平，又进一步将高血压分为 1 级、2 级和 3 级（表 10-4）。

表 10-4 血压水平的定义和分类

	收缩压 /mmHg	舒张压 /mmHg
正常血压	<120	<80
正常高值	120~139	80~89
高血压	≥140	≥90
1 级高血压(轻度)	140~159	90~99
2 级高血压(中度)	160~179	100~109
3 级高血压(重度)	≥180	≥110
单纯收缩期高血压	≥140	<90

注: 患者的收缩压与舒张压分属不同的级别时,则以较高的分级为准。

2. 高血压危险因素的管理 主要为非药物治疗,包括提倡健康的生活方式,消除不利于心理和身体健康的行为和习惯,达到减少高血压以及其他心血管病的发病危险。改善生活方式在任何时候对任何患者(包括血压为正常高值和需要药物治疗的患者)都是一种合理的治疗,其目的是降低血压、控制其他危险因素和并存临床情况。改善生活方式对降低血压和心血管危险的作用已得到广泛认可,所有患者都应采用,具体内容有:

(1)减重:建议体重指数(kg/m²)应控制在 24 以下。减重对健康的利益是巨大的,如在人群中平均体重下降 5~10kg,收缩压可下降 5~20mmHg。高血压患者体重减 10%,则可使胰岛素抵抗、糖尿病、高脂血症和左心室肥厚改善。减重的方法一方面是减少总热量的摄入,强调少脂肪并限制过多碳水化合物的摄入,另一方面则需增加体育锻炼,如跑步、太极拳、健美操等。在减重过程中还需积极控制其他危险因素,老年高血压则需严格限盐等。减重的速度可因人而异,但首次减重最好达到减重 5kg 以增强减重信心,减肥可提高整体健康水平,减少包括癌症在内的许多慢性病,关键是"吃饭适量,活动适度"。

(2)采用合理膳食

1)减少钠盐:WHO 建议每人每日食盐量不超过 6g。我国膳食中约 80% 的钠来自烹调或含盐高的腌制品,因此限盐首先要减少烹调用盐及含盐高的调料,少食各种咸菜及盐腌食品。如果北方居民减少日常用盐一半,南方居民减少 1/3,则基本接近 WHO 建议。

2)减少膳食脂肪,补充适量优质蛋白质:建议改善动物性食物结构,减少含脂肪高的猪肉,增加含蛋白质较高而脂肪较少的禽类及鱼类。蛋白质占总热量 15% 左右,动物蛋白占总蛋白质 20%。蛋白质质量依次为奶,蛋,鱼、虾、鸡、鸭、猪、牛、羊肉,植物蛋白(其中豆类最好)。

3)注意补充钾和钙:中国膳食低钾、低钙,应增加含钾多含钙高的食物,如绿叶菜、鲜奶、豆类制品等。

4)多吃蔬菜和水果:素食者比肉食者有较低的血压,其降压的作用可能基于水果、蔬菜、食物纤维和低脂肪的综合作用。人类饮食应以素食为主,适当且少量的肉最理想。

(3)限制饮酒:高血压患者应不饮或限制饮酒,过量饮酒显著增加高血压的发病风险,且其风险随着饮酒量的增加而增加,限制饮酒可使血压降低。如果饮酒,则应少量并选择低度酒,避免饮用高度烈性酒。每日酒精摄入量男性不超过 25g,女性不超过 15g;每周酒精摄入量男性不超过 140g,女性不超过 80g。白酒、葡萄酒、啤酒摄入量分别少于 50ml、100ml、300ml。

(4)增加体力活动:每个参加运动的人特别是中老年人和高血压患者在运动前最好了解

笔记栏

一下自己的身体状况,以决定自己的运动种类、强度、频度和持续运动时间。对中老年人应包括有氧、伸展及增强肌力练习三类,具体项目可选择步行、慢跑、太极拳、门球、气功等。运动强度必须因人而异,按科学锻炼的要求,常用运动强度指标可用运动时最大心率达到180(或170)减去年龄,如50岁的人运动心率为120~130次/min,如果求精确则采用最大心率的60%~85%作为运动适宜心率,需在医师指导下进行。运动频度一般要求每周3~5次,每次持续20~60分钟即可,可根据运动者身体状况和所选择的运动种类以及气候条件等而定。

(5)减轻精神压力,保持平衡心理:长期精神压力和心情抑郁是引起高血压和其他一些慢性病的重要原因之一,对于高血压患者,这种精神状态常使他们较少采用健康的生活方式,如酗酒、吸烟等,并降低对抗高血压治疗的依从性。对有精神压力和心理不平衡的人,应减轻精神压力和改变心态,要正确对待自己、他人和社会,积极参加社会和集体活动。

(6)其他方面:高血压患者应不吸烟、彻底戒烟、避免被动吸烟。吸烟是一种不健康行为,是心血管病和癌症的主要危险因素之一。被动吸烟显著增加心血管疾病风险。戒烟虽不能降低血压,但戒烟可降低心血管疾病的风险。

(三)糖耐量异常

糖尿病高危人群指的是存在糖尿病的一些危险因素,但血糖还未达到糖尿病诊断标准的人群。对于此类人群,如果不对相关危险因素进行干预,极易发展为糖尿病。

1. 糖尿病高危人群的评估 成年人(>18岁)具有下列任何1个及以上糖尿病危险因素,即为高危人群:①年龄≥40岁;②有糖调节受损(impaired glucose regulation,IGR)史;③超重(BMI≥24)或肥胖(BMI≥28),和/或中心性肥胖(男性腰围≥90cm,女性腰围≥85cm);④静坐的生活方式;⑤一级亲属中有2型糖尿病家族史;⑥有巨大儿(出生体重≥4kg)生产史或妊娠糖尿病病史的妇女;⑦高血压或正接受降压治疗者;⑧血脂异常或正接受调脂治疗者;⑨动脉粥样硬化性心脑血管病患者;⑩有一过性类固醇糖尿病病史者;⑪多囊卵巢综合征患者;⑫长期接受抗精神病药和/或抗抑郁药物治疗的患者。

2. 糖尿病高危人群的管理 加强对糖尿病高危人群的生活干预是将其糖尿病风险降低的一个重要方式,而且通过生活方式的干预,还能逆转糖尿病高危人群体内的血糖,使其恢复正常值。健康管理的生活干预措施包括对糖尿病高危人群的膳食、体力劳动、减肥和糖分控制指导。除此之外,医院健康管理人员还需与糖尿病高危人群家属达成一致,通过家庭监督方式,让糖尿病高危患者能够听从医嘱,并与患者家属协商制订家访计划,便于医院人员对糖尿病高危人群病症现状的了解。控制饮食是健康管理生活干预糖尿病高危人群危险因素的一个重要环节。糖尿病高危人群之所以出现糖尿病,大部分情况是摄入过多的动物性脂肪,因此,合理膳食是糖尿病预防和管理的重中之重。

(1)糖尿病高危人群危险因素前期预警:根据对糖尿病高危人群危险因素的临床研究表明,糖尿病前期易出现糖尿病大血管病变和微血管病变。糖尿病前期的患者只要稍加注意,积极采取一些措施,就能延缓或避免糖尿病的发生。对此,对糖尿病高危人群的危险因素干预应该重视对糖尿病高危人群的血糖、血脂控制,并对其饮食方面进行健康指导,做好糖尿病高危人群危险因素前期预警工作。

(2)糖尿病健康教育的实施过程:成立糖尿病教育门诊,小组人员包括全科医师、糖尿病管理护士等,共同担负对糖尿病高危人群的健康教育和管理工作。具体工作包括安排糖尿病教育内容,设置糖尿病教育场所,安排教学时间(门诊患者、住院患者、出院患者、社区高危人群),实施教学方法(集体教育、小组教育、个别教育)。

(3)饮食和运动的生活方式干预:对糖尿病高危人群的健康管理,首选生活方式干预。进行生活干预主要是指养成良好的饮食及运动习惯。糖尿病高危人群饮食习惯是以碳水化合物来提供能量,这种饮食方式使人体摄入能量时产生的代谢产物都是无毒的水和二氧化碳,但是食物中的糖分摄取应适当减少或者给糖尿病高危人群食用无糖食物。另外,坚持适当的体育运动,形式可以多种多样,比如跑步、游泳、打球、骑自行车等,每天运动活动控制在30~60分钟之间,一周5次以上,当然,为有效控制糖尿病高危人群危险因素,起到健康管理的干预作用,糖尿病高危人群的运动方式应该按照其具体的身体状况决定。

(四)血脂异常

血脂异常通常指血清中胆固醇和/或甘油三酯升高,俗称高脂血症。实际上高脂血症也泛指包括低高密度脂蛋白血症在内的各种血脂异常。高胆固醇血症最主要的危害是增加动脉粥样硬化性心血管疾病(arteriosclerotic cardiovascular disease,ASCVD)的发病危险。

1. 血脂异常的人群筛查 早期检出血脂异常个体,检测其血脂水平变化,是有效实施ASCVD防治措施的重要基础。我国大部分医疗机构均具有血脂检测的条件,血脂异常的患者检出主要通过对医疗机构就诊人群进行常规血脂检测。为了及时发现血脂异常,建议20~40岁成年人至少每5年测量1次血脂,包括总胆固醇(total cholesterol,TC)、低密度脂蛋白(low density lipoprotein,LDL)、高密度脂蛋白(high density lipoprotein,HDL)和甘油三酯(triglyceride,TG)测定。建议40岁以上男性和绝经期后女性每年检测血脂。ASCVD患者及其高危人群,则应每3~6个月测定1次血脂。对于因ASCVD住院患者,应在入院时或24小时内检测血脂。

血脂检查的重点对象:①已有ASCVD病史者;②存在多项ASCVD危险因素,如高血压、糖尿病、肥胖、吸烟的人群;③有早发性心血管病家族史者(指男性一级直系亲属在55岁前或女性一级直系亲属在65岁前患缺血性心血管病),或有家族性高脂血症患者;④皮肤或肌腱黄色瘤及跟腱增厚者。

2. 血脂异常的健康管理 由于血脂异常与饮食和生活方式有密切关系,所以饮食治疗和改善生活方式是血脂异常治疗的基础措施。无论是否选择药物调脂治疗,都必须坚持饮食和生活方式的管理。

(1)饮食管理:在满足每日必需营养和总能量需要的基础上,当摄入饱和脂肪酸和反式脂肪酸的总量超过规定上限时,应该用不饱和脂肪酸来替代。建议每日摄入胆固醇少于300mg,尤其是ASCVD等高危患者,摄入脂肪不应超过总能量的20%~30%。一般人群摄入饱和脂肪酸应小于总能量的10%;而高胆固醇血症者饱和脂肪酸摄入量应少于总能量的7%,反式脂肪酸摄入量应少于总能量的1%。高甘油三酯血症者更应尽可能减少每日摄入的脂肪总量,每日烹调油应少于30g。脂肪摄入应优先选择富含Omega-3脂肪酸的食物(如深海鱼、鱼油、植物油)。

建议每日摄入碳水化合物占总能量的50%~65%。选择使用富含膳食纤维和低升糖指数的碳水化合物替代饱和脂肪酸,每日饮食应包含25~40g(其中7~13g为水溶性膳食纤维)。碳水化合物摄入以谷类、薯类和全谷物为主,其中添加糖摄入不应超过总能量的10%(对于肥胖和高甘油三酯血症者要求比例更低)。

(2)生活方式管理:①控制体重。肥胖是血脂代谢异常的重要危险因素。血脂代谢紊乱的超重或肥胖者的能量摄入应低于身体能量消耗,以控制体重增长,并争取逐渐减少体重至理想状态。减少每日食物总能量(每日减少300~500kcal),改善饮食结构,增加身体活动,可使超重和肥胖者体重减少10%以上。维持健康体重有利于控制血脂。②身体活动。建议进行每周5~7天,每次30分钟中等强度代谢运动。对于ASCVD患者应先进行运动负荷试验,充分评估其安全性后,再进行身体活动。③戒烟。完全戒烟和有效避免吸入二手烟,有利于预防ASCVD,升高HDL水平。可以选择戒烟门诊、戒烟热线咨询以及药物来协助戒烟。④限制饮酒。中等量饮酒(男性每天摄入 20~30g 酒精,女性每天摄入 10~20g 酒精)能升高 HDL 水平。但即使少量饮酒也可使高甘油三酯血症患者甘油三酯水平进一步升高。饮酒对于心血管事件的影响尚无确切证据,提倡限制饮酒。

(3)药物治疗:人体血脂代谢途径复杂,有诸多酶、受体和转运蛋白参与。临床上可供选用的调脂药物有许多种类,大体上可分为两大类,一类是主要降低胆固醇的药物,另一类是主要降低甘油三酯的药物。其中部分调脂药物既能降低胆固醇,又能降低 TG。对于严重的高脂血症,常需多种调脂药联合应用,才能获得良好疗效。

(王耀刚 刘 彩)

第三节 常见慢性非传染性疾病的管理

慢性非传染性疾病又称慢性病,是对一类起病隐匿、病程长且病情迁延不愈,病因复杂、缺乏确切的传染性生物病因证据疾病的概括性总称,而不是特指某种疾病。慢性病主要包括心脑血管疾病、慢性呼吸系统疾病、糖尿病和口腔疾病,以及内分泌、肾脏、骨骼、神经等疾病,一般认为与职业和环境的暴露、长期不良的生活方式、不合理的膳食习惯、缺乏必要的运动以及精神因素相关。随着我国工业化、城镇化、人口老龄化的进程不断加快,居民生活方式、生态环境、食品安全状况等对健康的影响日益明显,慢性病发病、患病和死亡人数不断增多,群众慢性病疾病负担亦日益加重,其中,以心脑血管疾病、恶性肿瘤、糖尿病为代表的慢性疾病的发病率逐年攀升,已经成为人类的三大主要死亡原因。

疾病管理作为一个实施医疗保健及人群间沟通的系统,强调患者自我管理的重要性,通过为患者提供医疗干预和管理,以期帮助患者改善健康状况,防止疾病恶化及并发症的发生,并可降低医疗费用,控制医疗成本。对慢性病进行科学有效的管理能有效改善全民健康状况,提高人群生存质量,降低医疗成本。

本节以高血压、糖尿病、慢性阻塞性肺疾病、冠心病、脑卒中、慢性胃炎、痛风、慢性肾衰竭及常见恶性肿瘤为例对慢性病的管理进行阐述。

一、高血压

高血压是以体循环动脉压升高为主要临床表现的心血管综合征,可分为原发性高血压和继发性高血压。原发性高血压是心脑血管疾病最重要的危险因素,常与其他心血管危险因素共存,可损伤重要脏器,如心、脑、肾的结构和功能,最终导致这些器官的功能衰竭。根据高血压常见临床症状,高血压疾病多属于中医学"眩晕"或"头痛"范畴。

(一)高血压流行特点、危险因素与危害

我国的高血压流行情况呈以下特点:

1. 高血压的患病率仍呈升高趋势。

2. 患病率与地区有关,从南方至北方患病率逐渐递增。

3. 高血压患者的知晓率、治疗率和控制率(粗率)近年来有明显提高,但总体仍处于较低的水平,分别为 41.0%、34.9% 和 11.0%。

4. 高血压患病率存在民族差异。

5. 脑卒中目前仍是我国高血压人群最主要的并发症,冠心病事件也有明显上升,其他并发症包括心力衰竭、左心室肥厚、心房颤动、终末期肾病等。

高血压的危险因素较多,比较明确的是高钠、低钾饮食、长期过量饮酒、长期精神过度紧张、超重和肥胖、遗传因素等。长期的高血压状态可危及体内的多个系统，引起心、脑、肾等器官的功能障碍和衰竭，成为心脑血管疾病的高危因素。面对我国目前严峻的高血压流行形势，高血压患病人群年轻化，高血压知晓率、治疗率和控制率与发达国家仍有较大差距的问题，因此，警惕高血压的早期出现、积极调整生活方式，以及尽早确诊高血压、早期预防及识别高血压的危险因素及并发症、积极干预治疗对控制高血压的疾病进展具有十分重要的意义。

（二）高血压的诊断与分级

高血压的诊断主要根据在未使用降压药物的情况下诊室测量的血压值，采用经核准的汞柱式或电子血压计，测量安静休息坐位时上臂肱动脉部位血压，一般需非同日测量 3 次血压值，收缩压（systolic blood pressure，SBP）均 ≥140mmHg 和 / 或舒张压（diastolic blood pressure，DBP）均 ≥90mmHg 可诊断高血压。患者既往有高血压史，正在使用降压药物，血压虽然正常，也诊断为高血压。也可参考家庭自测血压收缩压 ≥135mmHg 和 / 或舒张压 ≥85mmHg 和 24 小时动态血压收缩压平均值 ≥130mmHg 和 / 或舒张压 ≥80mmHg，白天收缩压平均值 ≥135mmHg 和 / 或舒张压平均值 ≥85mmHg，夜间收缩压平均值 ≥120mmHg 和 / 或舒张压平均值 ≥70mmHg 进一步评估血压。一般来说，左、右上臂的血压相差<1.33~2.66kPa（10~20mmHg）。如果左、右上臂血压相差较大，要考虑一侧锁骨下动脉及远端有阻塞性病变。如疑似直立性低血压的患者还应测量平卧位和站立位血压。是否血压升高不能仅凭 1 次或 2 次诊室血压测量值，需要经过一段时间的随访，进一步观察血压变化和总体水平。对于高血压患者的准确诊断和长期管理，除诊室血压外，更要充分利用家庭自测血压和动态血压的方法，全面评估血压状态，从而能更有效地控制高血压。

目前我国采用正常血压（SBP<120mmHg 和 DBP<80mmHg）、正常高值（SBP 120~139mmHg 和 / 或 DBP 80~89mmHg）和高血压（SBP≥140mmHg 和 / 或 DBP≥90mmHg）进行血压水平分类（请见第十章第二节表 10-4）。

中国高血压临床实践指南（2022 版）推荐将我国成人高血压的诊断界值由 SBP≥140mmHg 和 / 或 DBP≥90mmHg 下调至 SBP≥130mmHg 和 / 或 DBP≥80mmHg。我国成人高血压患者按血压水平分为 1 级（SBP130~139mmHg 和 / 或 DBP80~89mmHg）和 2 级（SBP≥140mmHg 和 / 或 DBP≥90mmHg）。新版指南对高血压诊断界值下调体现了早期干预的重要性，强调了生活方式干预的重要性，也体现了疾病管理的重要性。

（三）高血压的疾病管理

1. 疾病筛查

（1）及时检出高血压是防治的第一步。如无条件进行人群筛查可建立"首诊测血压"机制及提供其他机会性测血压的条件。

（2）对第一次发现 SBP≥140mmHg 和 / 或 DBP≥90mmHg 的居民，在排除可能引起血压升高的因素后预约其复查，非同日 3 次高血压高于正常，可初步诊断为高血压。如有必要建议其转上级医院就诊，2 周内随访转诊结果，将已确诊的原发性高血压患者纳入全科医生的日常医疗工作中，建立以全科医生为主体的高血压分级诊治体系并保持双向转诊通畅。有条件的地方应逐步建立网络化的信息管理系统。

（3）建议高危人群进行家庭血压监测，并接受医务人员的生活方式指导，采用多种方式提高患者的防病知识和自我保健意识。

2. 健康宣教 加大对高血压患者及血压高值人群的健康宣传，增进公众对高血压的认识，在有条件的地方，正确推广使用家庭血压测量技术。使公众了解该病的危害、预防及治疗，加强人群对此病的管理，做到早期干预、早期发现及早期治疗。

3. 疾病评估 对高血压患者每年进行 4 次面对面随访,社区医院及时建立社区居民健康档案。

4. 三级预防

(1)一级预防:即预防高血压的发生。在一般人群中开展健康教育,提高人们对高血压的预防意识,保持合理生活习惯。

(2)二级预防:即在已诊断的高血压患者中预防并发症的发生和发展。将高血压患者纳入疾病管理,预防血压控制不佳引起的心、脑、肾等靶器官的损害。

1)生活方式干预:生活方式干预包括提倡健康生活方式、消除不利于身体和心理健康的行为和习惯。生活方式干预应该连续贯穿高血压治疗全过程,必要时联合药物治疗。具体包括:①减少钠盐摄入,增加钾盐摄入;②合理膳食,建议高血压患者和有进展为高血压风险的正常血压者,饮食以水果、蔬菜、低脂奶制品、富含食用纤维的全谷物、植物来源的蛋白质为主,减少饱和脂肪和胆固醇摄入;③控制体重;④戒烟戒酒;⑤增加运动;⑥减轻精神压力。

2)药物干预:常用的五大类降压药物[钙通道阻滞剂(calcium channel blocker,CCB)、血管紧张素转化酶抑制剂(angiotensin converting enzyme inhibitor,ACEI)、血管紧张素受体拮抗药(angiotensin receptor antagonist,ARB)、利尿剂(diuretics)和 β 受体阻滞剂(β-blocker)]均可作为初始治疗用药,建议根据特殊人群的类型、合并症选择针对性的药物,进行个体化治疗。值得注意的是,一般患者采用常规剂量,老年人及高龄老年人初始治疗时通常应采用较小的有效治疗剂量,根据需要可考虑逐渐增加至足剂量。对血压 ≥ 140/90mmHg 的患者,也可起始小剂量。在联合治疗中优先使用长效降压药物,以有效控制 24 小时血压,更有效地预防心脑血管并发症的发生。对血压 ≥ 160/100mmHg、高于目标血压 20/10mmHg 的高危患者,或单药治疗未达标的高血压患者应进行联合降压治疗,包括自由联合或单片复方制剂。

3)器械干预:例如去肾神经术、压力感受性反射激活疗法、髂动静脉吻合术、颈动脉体化学感受器消融、深部脑刺激术(deep brain stimulation,DBS)和减慢呼吸治疗等,鉴于目前有关去肾神经术治疗难治性高血压的疗效和安全性方面的证据仍不充足,其他器械干预临床研究不充分,因此该干预手段仍处于临床研究阶段,暂不适合临床广泛推广。

4)血脂治疗:高血压患者应规律监测血脂情况,高血压伴血脂异常的患者,应在治疗性生活方式改变的基础上,积极降压治疗以及适度降脂治疗。对 ASCVD 风险低、中危高血压患者,当严格实施生活方式干预 6 个月后,血脂水平不能达到目标值者,则考虑药物降脂治疗。对 ASCVD 风险中危以上的高血压患者,应立即启动他汀类药物治疗;采用中等强度他汀类药物治疗,必要时采用联合降胆固醇药物治疗。

5)抗血小板治疗:高血压伴有缺血性心脑血管病的患者,推荐进行抗血小板治疗。抗血小板治疗在心脑血管疾病二级预防中的作用已被大量临床研究证实,可有效降低心血管事件风险 19%~25%。下列高血压患者应积极抗血小板治疗:①高血压合并 ASCVD 患者,需应用小剂量阿司匹林(ASA)(100mg/d)进行长期二级预防;②合并血栓症急性发作,如急性冠状动脉综合征、缺血性脑卒中或短暂性脑缺血、闭塞性周围动脉粥样硬化症时,应按相关指南的推荐使用 ASA 合用 1 种 P2Y12 受体抑制剂。

6)血糖治疗:血糖控制目标:糖化血红蛋白(HbA1c)<7.0%;空腹血糖 4.4~7.0mmol/L;餐后 2 小时血糖或高峰值血糖<10.0mmol/L。容易发生低血糖、病程长、老年人、合并症或并发症多的患者,血糖控制目标可以适当放宽。

7)中医中药的干预:高血压根据临床表现多属于"眩晕"或"头痛"范畴,辨证施治,给予补虚泻实、调整阴阳之法,虚者当补益气血、滋养肝肾、填精生髓;实者当潜阳息风、清肝泻火、化痰行瘀,经典名方如天麻钩藤饮、半夏白术天麻汤等仍为临床沿用至今。头痛患者尤重视循经用药,如太阳头痛选用羌活、蔓荆子、川芎;阳明头痛选用葛根、白芷、知母;少阳头痛选用柴胡、黄芩;厥阴头痛选用吴茱萸、藁本;少阴头痛选用细辛;太阴头痛选用苍术等。同时,艾灸耳穴、穴位按摩等对高血压合并有明显临床症状的患者有一定疗效。

8)心理评估:医师可根据患者对疾病的态度、对治疗及预后的期望、情绪状态及精神病史进行评估,筛查包括抑郁、焦虑等心理问题,并对患者进行治疗。

(3)三级预防:血压长期控制欠佳可能引起高血压性心脏病、高血压性肾病、脑卒中等危险疾病的发生,高血压伴有其他疾病发生时,不及时处理和控制,甚至可危及生命。

1)高血压伴脑卒中:高血压药物治疗能使脑卒中复发风险显著降低。病情稳定的脑卒中患者,降压目标应达到<140/90mmHg。急性缺血性卒中并准备溶栓者的血压应控制在<180/110mmHg。急性脑出血的降压治疗:SBP>220mmHg 时,应积极使用静脉降压药物降低血压。患者 SBP>180mmHg 时,可使用静脉或含服降压药物控制血压,160/90mmHg 可作为参考的降压目标值。

2)高血压伴冠心病:推荐<140/90mmHg 作为合并冠心病的高血压患者的降压目标,如能耐受,可降至<130/80mmHg,应注意 DBP 不宜降得过低。

3)高血压伴心力衰竭:对于高血压合并心力衰竭的患者,推荐的降压目标为<130/80mmHg。高血压合并慢性射血分数降低的心力衰竭首先推荐应用 ACEI(不能耐受者可使用 ARB)、β 受体阻滞剂和醛固酮拮抗剂。

4)高血压伴糖尿病:建议糖尿病患者的降压目标为<130/80mmHg。SBP 在 130~139mmHg 或者 DBP 在 80~89mmHg 的糖尿病患者,可进行不超过 3 个月的非药物治疗,如血压不能达标,应采用药物治疗。血压 ≥140/90mmHg 的患者,应在非药物治疗基础上立即开始药物治疗。伴微量白蛋白尿的患者应该立即使用药物治疗,首先考虑使用 ACEI 或 ARB,如需联合用药,应以 ACEI 或 ARB 为基础。

5)高血压伴肾脏疾病:慢性肾脏病患者的降压目标:无白蛋白尿者为<140/90mmHg,有白蛋白尿者为<130/80mmHg,建议 18~60 岁的慢性肾脏病合并高血压患者在血压 ≥140/90mmHg 时启动药物降压治疗。

对于年龄较大、高血压病史较长和曾发生过心血管疾病的高血压患者,在积极控制血压的同时,控制血糖、血脂(主要是降低低密度脂蛋白)和使用阿司匹林,以降低心血管疾病反复发生和死亡的风险。

5. 特殊人群疾病管理　在我国老年高血压人群比例大,年龄 ≥65 岁,符合高血压诊断标准即可定义为老年高血压,2018 年调查资料显示,我国 60~69 岁,70~79 岁及 80 岁以上年龄段的高血压患病率分别是 54.4%、65.2%、66.7%,故而重视老年高血压患者的健康管理具有重要意义。对于老年高血压患者应先给予健康宣教,引导老年患者重视疾病的危险因素,早期控制。对于伴有其他疾病的老年患者应定期复诊,积极采用药物治疗。

6. 定期随访　高血压患者应定期至门诊复诊,或医师对患者定期随访,根据血压情况对治疗方案进行及时调整,对高血压的控制及预防靶器官损害具有重要意义。

二、糖尿病

糖尿病是由多种病因引起,导致胰岛素分泌缺陷或生物作用受损,或两者兼有,以慢性高血糖为主要特征的内分泌代谢性疾病。糖尿病分为 1 型糖尿病、2 型糖尿病、其他特殊类型糖尿病、妊娠糖尿病、混合型糖尿病和未分类糖尿病 6 种,本篇所述糖尿病管理主要是指

2 型糖尿病。属于中医学"消渴"范畴。糖尿病典型临床表现为三多一少（多饮、多尿、多食和体重下降）症状，然而多数老年糖尿病患者的临床症状不典型，无明显的"三多一少"症状；老年糖尿病患者并发症和/或伴发病较多，甚至以并发症或伴发病为首发表现。

（一）糖尿病流行特点、危险因素与危害

我国的糖尿病流行情况呈以下特点：

1. 以 2 型糖尿病为主，1 型糖尿病和其他类型糖尿病少见，男性高于女性。

2. 患病率与经济发达程度有关，发达地区高于不发达地区，城市高于农村。

3. 未诊断的糖尿病比例高于发达国家。

4. 糖尿病患病率存在民族差异。

5. 肥胖和超重人群糖尿病患病率显著增加。

6. 糖尿病合并心脑血管疾病常见。

糖尿病的危险因素主要是城市化、社会老龄化、生活方式的改变、肥胖和超重等。长期的高血糖状态可危及体内的多个系统，引起心、脑、肾等器官的功能障碍和衰竭，成为致残或致死的主要原因。面对目前严峻的糖尿病流行形势、大量未被诊断的糖尿病人群以及大量的患病人群，警惕糖尿病前期改变，积极调整生活方式，以及尽早确诊糖尿病，早期预防及识别糖尿病的并发症，积极干预治疗，对控制糖尿病的疾病进展具有十分重要的意义。

（二）糖尿病的诊断与分级

美国糖尿病学会（American Diabetes Association，ADA）颁布了 2021 年糖尿病医学诊疗标准（简称 2021ADA 标准），其诊断主要依据静脉血浆血糖浓度进行。空腹血糖受损及葡萄糖耐量受损称为糖尿病前期，是发生糖尿病及血管疾病的高危因素之一（表 10-5）。

表 10-5　糖代谢状态分类

糖代谢分类	静脉血浆葡萄糖 /(mmol·L^{-1})	
	空腹血糖	糖负荷后 2 小时血糖
正常血糖	<6.1	<7.8
空腹血糖受损（IFG）	6.1~<7.0	<7.8
糖耐量减低（IGT）	<7.0	7.8~<11.1
糖尿病	≥7.0	≥11.1

中国 2 型糖尿病防治指南（2020 年版）公布了糖尿病的最新诊断标准：典型糖尿病症状（多饮、多尿、多食、体重下降）+ 随机血糖 ≥11.1mmol/L 或空腹血糖 ≥7.0mmol/L、糖耐量试验 2 小时血糖 ≥11.1mmol/L 或糖化血红蛋白 ≥6.5%；无症状者需择日复核血糖数值（备注：血糖数值为血浆葡萄糖浓度）。

2 型糖尿病患者常合并代谢综合征的一个或者多个组分的临床表现，如腰围、高血压、血脂异常、肥胖症等。伴随着血糖、血压、血脂等水平增高及体重增加，2 型糖尿病并发症的发生风险、发展速度以及危害等将显著增加。

（三）糖尿病的疾病管理

1. 健康宣教　加大对糖尿病的健康宣传，增进公众对糖尿病的认识，使公众了解该病的危害、预防及治疗，加强人群对此病的管理，做到早期预防、早期发现、及时治疗、防治并发症。特别要重视对糖尿病前期人群的健康教育，若缺少及时有效的干预，最终会慢慢发展成为糖尿病，尽早干预则有逆转的可能。

2. 疾病评估　社区医院及时建立社区居民健康档案，遵照最新糖尿病诊断标准，通过体检、门诊或其他方式筛选高危人群及糖尿病患者,及时调整生活方式,必要时合并药物干预。

3. 三级预防

(1)一级预防:即预防糖尿病的发生。目标是控制 2 型糖尿病的危险因素,详见本章第二节常见慢性病风险因素的健康管理。

(2)二级预防:即在已诊断的 2 型糖尿病患者中预防并发症的发生和发展。近期目标是控制糖尿病,防止出现急性代谢并发症;远期目标是通过良好的代谢控制达到预防慢性并发症、提高糖尿病患者的生活质量和延长寿命的目的。对于新诊断的和早期的 2 型糖尿病患者,采用严格控制血糖的策略以降低糖尿病并发症的发生风险。

1)疾病宣教:患者糖尿病一旦确诊就应该接受糖尿病教育。内容主要包括了解疾病的自然进程、临床表现、危害(包括急性或慢性并发症的防治,特别是足部护理),个体化的治疗目标,生活方式干预措施和饮食计划,规律运动和运动处方,饮食、运动与口服药、胰岛素治疗或其他药物之间的相互作用,规范的胰岛素注射技术,自我血糖监测和尿糖监测,血糖结果的意义和应采取的相应干预措施,糖尿病妇女受孕必须做到有计划,并全程监护等内容。患者应认真学习以上内容,并在医师指导下科学地进行自我管理。

2)血糖监测:自我血糖监测适用于所有糖尿病患者,尤其是注射胰岛素的患者和妊娠期的患者。开始自我血糖监测前,医师或护士应对糖尿病患者进行技术指导,包括如何测血糖、何时监测、监测频率、如何记录监测结果及特殊情况下需记录的备注内容。

3)血压控制:血压控制对于糖尿病患者预防心脑血管意外具有重大意义,糖尿病患者血压水平>120/80mmHg 即应开展生活方式干预,预防高血压的发生。已合并高血压的患者一般降压目标为 ≤130/80mmHg,老年或伴有严重冠心病的患者,血压控制目标可放宽至140/90mmHg。

4)血脂控制:糖尿病患者应定期监测血脂,尤其是药物治疗期间需定期监测血脂变化,建议每年至少检查一次血脂(包括总胆固醇、甘油三酯、高密度脂蛋白、低密度脂蛋白)。在进行调脂药物治疗时,推荐将降低低密度脂蛋白作为治疗目标,依据 ASCVD 风险等级极高危组低密度脂蛋白(LDL)应 ≤1.8mmol/L,高危组 LDL 应 ≤2.6mmol/L。

5)医学营养治疗:①能量:糖尿病前期或糖尿病患者应当接受个体化能量平衡计划,建议糖尿病患者能量摄入参考通用系数方法,按照 105~126kJ(25~30kcal)/(kg·d)(按标准体重计算)计算能量摄入。②脂肪:膳食中由脂肪提供的能量不超过饮食总能量的 30%,饱和脂肪酸和反式脂肪酸的摄入量不应超过饮食总能量的 10%。③碳水化合物:膳食中碳水化合物所提供的能量应占总能量的 50%~60%。④蛋白质:肾功能正常的糖尿病个体,推荐蛋白质的摄入量占供能比的 10%~15%;有显性蛋白尿患者蛋白摄入量宜限制在 0.8g/(kg·d);肾小球滤过率(GFR)下降者应实施低蛋白饮食,推荐蛋白质 0.6g/(kg·d),并同时补充复方α- 酮酸制剂。⑤戒烟戒酒。⑥适量体育运动:成人 2 型糖尿病患者每周应至少进行 150 分钟中等强度有氧运动,但对于有严重低血糖或者血糖波动较大、有糖尿病急性代谢并发症以及各种心肾等器官严重慢性并发症者禁忌运动,病情控制稳定后方可逐步恢复运动。⑦控制盐及微量元素摄入。

6)药物治疗:医学营养治疗及运动应贯穿糖尿病治疗的整个过程,当上述措施不能使血糖达标时可及时运用药物加以控制。降糖药根据作用效果的不同,可分为磺脲类、格列奈类、双胍类、噻唑烷二酮类、α- 糖苷酶抑制剂、二肽基肽酶 -4(dipeptidyl peptidase-4,DPP-4)抑制剂和胰高血糖素样肽 -1(glucagon-like peptide-1,GLP-1)受体激动剂及钠 - 葡萄糖协同转运蛋白 2(sodium-dependent glucose transporters 2,SGLT-2)抑制剂八大类。当口服降糖药失效或出现口服药物使用的禁忌证时,可用胰岛素控制高血糖,降低糖尿病急、慢性并发症发生的风险。医师在治疗过程中应告知患者药物的作用、用法及不良反应,叮嘱患者坚持长期、规范的药物治疗。如果患者出现头晕、心悸、出冷汗等低血糖反应时,应立即自测指尖血糖,进食饼干、糖水等纠正低血糖,必要时到医院行进一步诊疗。

7)中医中药的干预:消渴病按病证论治,可分为三消辨证、三型辨证(阴虚燥热、气阴两虚、阴阳两虚)、分类辨证(脾瘅、消瘅)等。病程可分为郁(前期)、热(早期)、虚(中期)、损(晚期)4个自然演变阶段,给予清燥泄热、养阴生津、活血化瘀、补阴助阳之法,经典名方如肾气丸、六味地黄丸、消渴方、白虎加人参汤等方药沿用至今。同时,针刺、艾灸、蜡疗、耳穴、熏洗、穴位按摩等对糖尿病合并神经病变的患者有一定疗效。

8)手术:肥胖是2型糖尿病的常见合并症,若饮食、运动、药物等方法均不能减轻体重时,运用胃束带术、胃旁路术等手术治疗可使一部分糖尿病患者病情得到缓解。

9)体重管理:超重、肥胖是2型糖尿病发病的重要危险因素,超重和肥胖糖尿病患者的短期减重目标为3~6个月减轻体重的5%~10%,体重管理策略包括生活方式干预、使用具有减重作用的降糖药或减肥药、代谢手术等综合手段。

10)心理评估:医师可根据患者对疾病的态度、对治疗及预后的期望、情绪状态、整体与糖尿病相关的生活质量及精神病史进行评估,筛查包括抑郁、焦虑、进食障碍等心理问题,并对患者进行治疗。

(3)三级预防:减缓2型糖尿病并发症的加重和降低致残率和死亡率,改善2型糖尿病患者的生活质量。糖尿病常见的并发症分为微血管并发症、大血管并发症和周围神经损伤并发症,如不及时处理及控制,甚至可危及生命。

1)急性并发症:患者因体内糖代谢紊乱而出现糖尿病酮症酸中毒、高渗性高血糖状态等急性并发症时,应立即联系专科医师或立即至医院就诊。

2)慢性并发症:对高血压、高血脂等应及时控制,强化生活方式干预,必要时行降压、降脂、抗血小板聚集等治疗。对于糖尿病肾病、视网膜病变和失明、糖尿病神经病变等,应至少每半年或每年进行一次专科检查,了解病程进展,进行相应治疗。糖尿病足病的预防关键点是糖尿病足的危险因素、教育患者及家属进行足部的保护、去除和纠正容易引起溃疡的因素。

对于年龄较大、糖尿病病程较长和曾发生过心血管疾病的2型糖尿病患者,应在血糖控制的基础上,积极降压、调脂(主要是降低LDL)和使用阿司匹林,以降低心血管疾病反复发生和死亡的风险,并且降低糖尿病微血管病变的发生风险。

4. 定期随访　糖尿病患者应定期至门诊复诊,或医师对患者定期随访,可以及时了解患者病情变化,对糖尿病的控制及预防并发症具有重要意义。

三、慢性阻塞性肺疾病

慢性阻塞性肺疾病(chronic obstructive pulmonary disease,COPD)简称慢阻肺,是一种异质性肺部状态,其特征为慢性呼吸道症状(呼吸困难、咳嗽、咳痰和急性加重),这是由于气道(支气管炎、细支气管炎)和/或肺泡异常(肺气肿)所致,引起持续进行性加重的气流受限。是一种可以预防和治疗的常见病,是以持续存在的呼吸道症状和气流受限为特征,常与有害颗粒物或气体的显著暴露引起气道和/或肺泡异常有关。慢阻肺属于中医学"喘证""肺胀"范畴。

(一)慢阻肺的流行病学特点、危险因素与危害

1. 慢阻肺是一种常见并重要的慢性呼吸系统疾病,具有患病率高、致死率高、经济负担

重和知晓率低的特点。2018 年由王辰院士牵头撰写的"中国成人肺部健康研究"显示：我国 20 岁及以上成人慢阻肺的患病率为 8.6%，40 岁及以上人群则高达 13.7%，患病人数接近 1 亿；其中在城市慢阻肺的患病率为 7.4%，而农村人口却高达 9.6%，在我国慢阻肺已成为与高血压和糖尿病等量齐观的慢性疾病。

2. 引起慢阻肺的危险因素主要为环境因素及个体易感因素，两者相互影响。

（1）环境因素：最重要的环境因素是吸烟（包括被动吸烟）、空气污染（尤其是 PM2.5）、职业粉尘（二氧化硅、煤尘、棉尘等）、化学物质（烟雾、过敏原、工业废气和室内空气污染等）、生物燃料烟雾等因素，其中生物燃料烹饪产生大量烟雾造成的室内空气污染可能是不吸烟妇女发生慢阻肺的重要原因。不吸烟人群中，高 PM2.5 浓度与慢阻肺的发病更为相关，若吸烟与高 PM2.5 浓度两个因素叠加，则慢阻肺的患病风险更为增加。此外，呼吸道感染和社会经济地位也是环境因素之一。

（2）个体因素：常见的遗传易感基因是 α1- 抗胰蛋白酶缺乏，哮喘、气道高反应性也是常见的个体易感因素，此外，出生时低体重、幼年期慢性咳嗽、低教育程度、呼吸疾病家族史等也与慢阻肺的患病率相关。

3. 慢阻肺的患病率、致残率和病死率较高，并呈逐年上升趋势，严重危害人类健康，并给患者和家庭带来巨大的痛苦，导致严重的、持续增长的社会负担和经济负担。全球疾病负担研究 2019 年数据显示，全球慢阻肺患病人数 2.123 亿，死亡人数 330 万；在我国，慢阻肺是 2016 年第 5 大死亡原因，2017 年第 3 大伤残调整寿命年的主要原因。

（二）慢阻肺的诊断与分级

有呼吸困难、慢性咳嗽、咳痰症状，伴反复下呼吸道感染史，和 / 或有危险因素暴露史的患者，临床上需要考虑慢阻肺的诊断。慢阻肺诊断的金标准是肺功能检查，即在吸入支气管舒张剂后，FEV_1/FVC（一秒钟用力呼气容积 / 用力肺活量）< 70%，确认持续存在的气流受限，除外其他疾病后可确诊慢阻肺。

慢阻肺的病程分为急性加重期和稳定期；同时需根据患者的临床症状、急性加重风险、肺功能及并发症情况进行综合评估（图 10-2），其目的是确定气流受限的严重程度、疾病对健康状况的影响，以及未来急性加重的风险，以指导疾病管理及治疗。

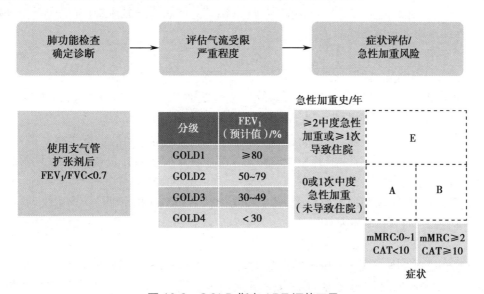

图 10-2　GOLD 指南 ABE 评估工具

（三）慢阻肺的疾病管理

对慢阻肺强调早期诊断和治疗,重视稳定期的疾病管理,可延缓病情进展,减轻症状,提高患者的生存质量。慢性阻塞性肺疾病全球倡议(GOLD)颁布的"慢性阻塞性肺疾病诊断、处理和预防全球策略"2024年修订版《慢性阻塞性肺疾病全球倡议2022年》提出慢阻肺稳定期管理的目标是减轻当前症状和降低未来风险。减轻症状包括缓解症状、改善运动耐量和改善健康状况。降低未来风险包括防止疾病进展、防止和治疗急性加重和降低病死率。

1. 健康宣教　内容主要包括戒烟的重要性、慢阻肺的危害、危险因素、如何改变不良生活方式、吸入装置的使用方法等,以增加患者对慢阻肺的知晓率,增强长期治疗的信心,以期达到延缓病情进展的目的。

2. 疾病评估　长期吸烟史、有职业性或环境有害物质接触史、有慢阻肺家族史的人群均为本病的高危人群,针对此类人群定期进行肺功能检查,以便尽早诊断慢阻肺。对于慢阻肺患者,也需通过肺功能、呼吸困难症状分级或评分及急性加重次数等进行综合评估,以便进行疾病的全程管理。并为患者提供呼吸困难自我管理、降低体能消耗和压力管理方面的指导,如节能呼吸。

3. 三级预防　慢阻肺的管理应从预防着手,预防应坚持三级预防策略。一级预防为病因预防,即减少或纠正易感人群的危险因素;二级预防为临床前期预防,包括早发现、早诊断、早治疗的"三早"防治工作;三级预防即临床预防,及时治疗确诊患者,减轻症状,提高生活质量,防止病情进展,减少并发症。

（1）一级预防

1）戒烟:戒烟是最有效、成本最低的降低慢阻肺发生并延缓其进展的有力措施。药物疗法和尼古丁替代疗法可提高长期戒烟的有效率,但是电子烟用于辅助戒烟的有效性和安全性尚不明确。

2）环境管理:政府有关部门应采取有效措施减少环境污染,如治理污染工厂、合理规划城乡建设等。普通人群应避免或防止吸入粉尘、烟雾及有害气体。

3）控制职业性危害:煤矿、建筑、棉纺工人及从事吸入大量粉尘工作的工人是慢阻肺的高风险人群,应针对此类人群采取相应的保护措施,每年都需开展体检,工厂应尽力降低或清除工作场所中各种有害物质的暴露。

（2）二级预防

1）早期识别高危人群:长期吸烟者、长期接触粉尘或油烟等人群、有慢阻肺家族史者、儿童时期反复呼吸道感染或出生时低体重者,慢性咳嗽、咯痰人群均为慢阻肺的高危人群,应定期行肺功能筛查,以便早期诊断、早期干预。

2）早期干预:慢性咳嗽、咳痰患者应积极治疗,尽早识别活动后气促等症状的发生,并及时复查肺功能,以便动态了解肺功能的变化情况。轻中度慢阻肺患者,即便无明显临床症状,也可按需或规律吸入支气管扩张剂。

3）疫苗接种:建议接种流感疫苗、肺炎疫苗、百白破疫苗和新型冠状病毒疫苗,可降低慢阻肺患者的严重程度和病死率。

（3）三级预防

1）疾病宣教:每一位确诊慢阻肺的患者均应接受相关的健康宣教,包括教育和督促戒烟、避免粉尘及有害气体的接触、了解慢阻肺的病理生理和临床基本知识、学会自我控制病情的技巧、学会各种吸入装置的使用方法和了解赴医院就诊的时机等。医师应针对患者疾病的严重程度实施分级治疗方案。

2）药物治疗：支气管扩张剂包括 β_2 受体激动剂、抗胆碱能药和茶碱类药物，吸入支气管扩张剂是慢阻肺症状管理的核心药物，规律使用可以预防和减轻症状。每年因慢阻肺急性加重导致住院 ≥ 2 次、血嗜酸性粒细胞 ≥ 300 个 $/\mu l$、哮喘病史或伴有哮喘建议联合吸入糖皮质激素，但不推荐长期口服激素及单一吸入激素治疗。痰液溶解剂对痰液黏稠的患者有效，有利于气道引流通畅，改善通气功能，并减少急性加重并改善健康状况。此外，阿奇霉素可用于既往吸烟人群，磷酸二酯酶 -4（phosphodiesterase 4，PDE4）抑制剂罗氟司特用于 $FEV_1 < 50\%$ 且伴有慢性支气管炎的患者。阿奇霉素、磷酸二酯酶 -4 罗氟司特、抗 IL-5 单克隆抗体美泊利珠单抗、抗 IL-5 受体单克隆抗体贝那利珠单抗等药物也应用于不同表型的慢阻肺治疗，其获益人群有待于进一步研究来证实。以上药物均需在专科医师的指导下使用，规律用药，切勿擅自停药。

3）康复治疗：对于气流受限明显、呼吸困难严重而活动较少的慢阻肺患者，肺康复可改善慢阻肺患者的呼吸困难、健康状况和运动耐量；可减少急性加重住院次数，并可减轻症状和抑郁状态，是慢阻肺非常重要的治疗措施。康复治疗包括呼吸生理治疗、肌肉训练、营养支持、精神治疗和教育等多方面措施。呼吸生理治疗包括教育患者咳嗽、咳痰，有效清除气道分泌物；呼吸训练帮助患者克服急性呼吸困难。肌肉训练有全身性运动和呼吸肌锻炼，前者包括步行、踏车等，后者有腹式呼吸锻炼等。营养支持的要求是避免高碳水化合物和高热量饮食的摄入，以免产生过多二氧化碳，并尽可能达到理想体重。

4）氧疗：大部分极重度慢阻肺患者需要长期家庭氧疗，具体指征：① $PaO_2 \leq 55mmHg$ 或 $SaO_2 \leq 88\%$，有 / 无高碳酸血症；② PaO_2 为 $55\sim60mmHg$ 或 $SaO_2 < 89\%$，合并肺动脉高压、心力衰竭的水肿或红细胞增多症（血细胞比容 > 0.55）。长期家庭氧疗一般选用是经鼻导管吸入氧气，流量为 $1.0\sim2.0L/min$，每日吸氧时间 > 15 小时，保持 $SaO_2 \geq 90\%$。长期家庭氧疗，可提高合并慢性呼吸衰竭的慢阻肺患者生存时间，改善患者的血流动力学、血液学特征、运动能力、肺生理和精神状态等。

5）无创机械通气：对于慢性重度高碳酸血症患者和有急性呼吸衰竭住院史的慢阻肺患者，可考虑长期使用无创机械通气。

6）外科治疗：对于有相关手术指征的慢阻肺患者可根据病情实施肺大疱切除术、胸腔镜肺减容术、支气管镜肺减容术、肺移植术等手术治疗。

7）中医治疗：中医治疗应遵循"急则治其标""缓则治其本"的治则，急性加重期主要以清热、化痰、宣肺、降气、活血、开窍为法；稳定期以培土生金、调补肺肾为法，兼顾祛痰活血，可改善慢阻肺患者的呼吸道症状、减少急性加重次数、提高生活质量；此外穴位贴敷、拔火罐、砭石疗法、针刺、灸法等传统疗法亦有较好疗效。

8）心理护理：慢阻肺患者因呼吸困难严重而影响其劳动能力和生活质量，易产生抑郁、焦虑等情绪，甚至对治疗失去信心，应建立良好的医患关系，与患者及时沟通，疏解患者不良情绪。

9）慢阻肺急性加重：患者出现轻度慢阻肺的急性加重时，可在家中雾化吸入支气管扩张剂等处理，或者至社区医院由医生调整治疗方案；中、重度慢阻肺急性加重，或简单调整用药病情未能缓解，应及时转上级医院专科诊疗，必要时住院治疗。

4. 定期随访　定期通过门诊、电话、微信或邮件形式等随访患者，指导患者进行正确的康复治疗，敦促患者按时服药，叮嘱患者当病情发生变化时及时复诊。应及时了解慢阻肺患者的临床症状、急性加重和气流受限等情况，以便相应调整治疗方案，并确定和治疗可能出现的合并症和 / 或并发症。

四、冠心病

冠状动脉粥样硬化性心脏病(coronary atherosclerotic heart disease,CAHD)指冠状动脉发生粥样硬化引起管腔狭窄或闭塞,导致心肌缺血、缺氧或坏死引起的心脏病,简称冠心病(coronary heart disease,CHD),也称缺血性心脏病,是动脉粥样硬化导致器官病变的最常见类型。冠心病属于中医学"胸痹""厥心痛""真心痛"范畴。

(一)冠心病的流行病学特点、危险因素及危害

冠心病多发生于中老年人群,男性多于女性,以脑力劳动者居多,是工业发达国家的流行病,已成为欧美国家最多见的病种。《中国心血管健康与疾病报告2022》指出,中国心血管病(cardiac vascular disease,CVD)患病率处于持续上升阶段,并推算出我国心血管疾病现患病人数为3.3亿,其中冠心病人数1 139万。这与人口老龄化以及社会经济发展带来的冠心病危险因素明显增长密切相关。

大量研究认为,冠心病的发生并非单一因素所致,而是多种危险因素共同作用的结果。影响冠心病的主要危险因素为血脂异常、高血压、糖尿病和糖耐量异常、吸烟、肥胖、体力活动少、高龄和男性等;其他危险因素还包括长期精神紧张、遗传、不良饮食习惯、长期口服避孕药、某些病原微生物感染、阻塞性睡眠呼吸暂停低通气综合征等;近年来,许多研究发现一些新的危险因素与之相关,如血清胆红素、脂联素、载脂蛋白A的降低和白介素-18、脂蛋白a、载脂蛋白B、纤维蛋白原、同型半胱氨酸的升高及抑郁症等。

根据全球疾病负担(global burden of disease,GDB)研究2017年发布的报告显示,冠心病是全球第一位的死亡原因。全球因冠心病死亡人数估计为892万,年龄标化的冠心病死亡率为142/10万。全球冠心病年龄标化死亡率男性人群为173/10万,女性人群为115/10万。冠心病在许多发达国家被称为"时代的瘟疫",占人口死亡原因的第一位,在包括中国在内的一些发展中国家的发病和死亡人数也在逐渐增加,这一数字正迅速向发达国家靠拢。根据《中国卫生健康统计年鉴2022》,2021年中国城市居民冠心病死亡率为135.08/10万,农村为148.19/10万。2020年冠心病死亡率继续2012年以来的上升趋势,农村地区上升明显,到2016年已超过城市水平。冠心病已成为威胁我国人民健康的主要疾病。

(二)相关政策

2016年,习近平总书记在全国卫生与健康大会上提出新时期我国卫生与健康工作方针:"以基层为重点,以改革创新为动力,预防为主,中西医并重,将健康融入所有政策,人民共建共享。"2021年3月,《中华人民共和国国民经济和社会发展第十四个五年规划和2035年远景目标纲要》以前所未有的高度提出"把保障人民健康放在优先发展的战略位置",坚持预防为主的方针,深入实施健康中国行动,完善国民健康促进政策、为人民提供全方位全生命期健康服务等具体措施将极大促进CVD(心血管病)全人群防控策略的实施,并最终实现"十四五"期间人均预期寿命提高1岁的发展目标。心血管病防治是《中国防治慢性病中长期规划(2017—2025年)》和《健康中国行动(2019—2030年)》的重要内容,减重、控烟、增加身体活动、防控高血压被列入政府中长期工作目标,减盐、减油、减糖、增加水果和蔬菜摄入以及定期检测血压、血脂、血糖等成为政府倡导的公众健康行为。

(三)诊断与分型

当高危人群劳累后在胸骨体后或心前区出现反复发作性的压榨性疼痛或憋闷感,可放射至心前区和左上肢尺侧,休息后或含服硝酸甘油等药物后几分钟内症状可缓解时,即可高度怀疑心绞痛的诊断,典型的缺血性心电图改变(新发或一过性ST段压低≥0.1mV,或T波倒置≥0.2mV)以及心肌损伤标记物如肌钙蛋白I(cTnI)或肌钙蛋白T(cTnT)、肌酸激

酶(CK)及同工酶(CK-MB)均有助于诊断。未捕捉到发作时心电图者可行心电图负荷试验,该试验可增加心脏负担以激发心肌缺血,但有一定比例的假阳性和假阴性。心电图连续动态监测可连续记录并自动分析 24 小时(或更长时间)的心电图(双极胸导联或同步 12 导联),将出现异常心电图表现的时间与患者的活动和症状相对照,有助于确定心绞痛的诊断。超声心动图虽无法判断冠状动脉有无狭窄,但有助于评价心脏的功能与结构,还有助于发现其他需与冠脉狭窄导致的心绞痛相鉴别的疾病,如梗阻性肥厚型心肌病、主动脉瓣狭窄等。放射性核素检查可以帮助识别心肌缺血的范围和程度。胸部 X 线检查有助于了解其他心肺疾病的情况,如有无心脏增大、充血性心力衰竭等。冠状动脉计算机体层血管成像(CTA)有助于无创性评价冠脉管腔狭窄程度及管壁病变性质和分布,而冠状动脉造影虽为有创性检查手段,但可以明确冠状动脉病变的严重程度,有助于明确诊断和决定进一步治疗,目前仍是诊断冠心病的"金标准"。

临床上常依据加拿大心血管病学会(CCS)评估办法将心绞痛严重度分为以下四级:

Ⅰ级:一般体力活动(如步行和登楼)不受限,仅在强、快或持续用力时发生心绞痛。

Ⅱ级:一般体力活动轻度受限。快步、饭后、寒冷或刮风中、精神应激或醒后数小时内发作心绞痛。一般情况下平地步行 200m 以上或登楼一层以上受限。

Ⅲ级:一般体力活动明显受限,一般情况下平地步行 200m 内或登楼一层引起心绞痛。

Ⅳ级:轻微活动或休息时即可发生心绞痛。

近年来,为适应冠心病诊疗理念的不断更新、便于治疗策略的制定,临床上提出两种综合征的分类,即慢性心肌缺血综合征和急性冠状动脉综合征(acute coronary syndrome,ACS)。慢性心肌缺血综合征又被称为稳定性冠心病,其最具代表性的病种是稳定型心绞痛,包括隐匿型冠心病、稳定型心绞痛及缺血性心肌病(ischemic cardiomyopathy,ICM)等。急性冠状动脉综合征指冠心病中急性发病的临床类型,包括 ST 段抬高型心肌梗死、非 ST 段抬高型心肌梗死及不稳定型心绞痛。近年有将前者称为 ST 段抬高型 ACS,约占 1/4(包括小部分变异型心绞痛),将后两者合称为非 ST 段抬高型 ACS,约占 3/4。

(四)冠心病的疾病管理

冠心病可防可治,通过对慢性稳定型冠心病(包括明确诊断的无心绞痛症状冠心病患者和稳定型心绞痛患者)的管理可以显著改善患者的预后,控制或延缓冠心病进展,减少冠心病并发症,降低病残率和病死率,控制心肌缺血 / 心绞痛症状,提高患者生活质量。

1. 疾病评估 根据患者症状,尤其是心绞痛发作的程度、频度、持续时间、性质、诱因以及诱发心绞痛发作的活动量、体格检查、心电图、病史、实验室检查进行临床评估,同时还应就左心室功能、负荷试验及冠状动脉造影检查结果综合判断患者病情和预后,从而制订个体化的管理计划。

2. 健康宣教 通过正规授课、网络教育平台、医疗诊治过程对患者及亲属进行宣教,以提高对疾病的认识,内容包括冠心病的危险因素、危害、预防和诊疗相关知识教育,以及怎样养成健康生活方式和急性心脏事件发生时的应对方法。从而使患者了解疾病过程、预后、治疗方案、心肌缺血恶化的信号,减轻对病情的担忧和焦虑,以便更好地依从治疗方案和控制危险因素。

3. 三级预防 冠心病的管理重点在于预防,也应坚持三级预防策略。

(1)一级预防

1)通过体检和门诊及时发现人群中高危因素个体,针对如有高血压、高血脂、糖尿病、长期吸烟和体重超重者,应积极控制血压、血脂、血糖,并控制膳食总热量、适当增加体力活动、减轻体重、戒烟、保证生活作息规律、保持乐观情绪等。

2)针对社会整体人群进行预防,鼓励和引导从儿童和青年时期即养成有益健康的生活方式和行为,如合理膳食、加强锻炼等。

(2)二级预防:冠心病的二级预防是冠心病治疗的基础。根据《2010慢性稳定性冠心病管理中国共识》,冠心病的二级预防的首要目标是预防心肌梗死和死亡,从而延长寿命;其次是减轻心绞痛症状,减少缺血发生,从而改善生活质量。

1)药物治疗:教育、监督、鼓励冠心病患者坚持二级预防用药,个体化调整药物剂量,注意药物不良反应的发生并及时调整方案,提高用药依从性。二级预防药物包括:抗血小板药物、β受体阻滞剂、ACEI/ARB类药物、他汀类药物。

2)控制危险因素:①合理膳食:养成低盐、低脂、均衡营养的健康饮食习惯;②调节血脂:目标值为患者LDL<1.8mmol/L,其中极高危患者(复发ASCVD事件,近期12个月内出现ACS,冠心病合并糖尿病,冠状动脉多支病变,LDL≥4.9mmol/L)目标值为LDL<1.4mmol/L,以上若不能达目标值者,LDL至少降低50%;③戒烟限酒;④控制体重:超重和肥胖者在6~12个月内减重5%~10%,使体重指数(body mass index,BMI)维持在18.5~23.9kg/m²;男性腰围≤90cm、女性腰围≤85cm;⑤控制血压:BP<140/90mmHg,如能耐受,可进一步降至130/80mmHg以内;⑥控制血糖:糖化血红蛋白≤7%;⑦心率管理:静息心率应控制在55~60次/min之间;⑧改善症状,减轻缺血;⑨做好情绪管理和睡眠管理。

(3)三级预防:主要是指冠心病重症和急症的抢救治疗,以及预防心血管病急性事件的发生和患者的死亡,其中还包括康复治疗。

1)一般治疗:立即卧床休息,消除紧张情绪和顾虑,保持环境安静,予心电血氧监测,对发绀、呼吸困难或其他低高危特征的患者,应给予辅助氧疗,维持SaO₂>90%。对没有禁忌证且给予最大耐受剂量抗心肌缺血药之后仍然有持续缺血性胸痛的患者,可给予小剂量的镇静剂和抗焦虑药物,尽快解除疼痛。同时积极处理可能引起心肌耗氧量增加的疾病,如感染、发热、甲亢、贫血、低血压、心力衰竭、低氧血症、肺部感染和心律失常等。

2)药物治疗:主要包括改善缺血、减轻症状药物和预防心肌梗死、改善预后药物,两者应联合使用,其中一些药物,如β受体阻滞剂,同时兼具两方面的作用。目前改善缺血、减轻症状的药物主要包括β受体阻滞剂、硝酸酯类药物、钙通道阻滞剂以及某些其他治疗药物,如曲美他嗪、尼可地尔、盐酸伊伐布雷定等,其主要目的是减少心肌耗氧或扩张冠状动脉,以缓解心绞痛发作。预防心肌梗死、改善预后药物主要包括抗血小板药物、抗凝药物、他汀类药物以及ACEI/ARB类药物,其主要目的是延缓粥样硬化病情进展,降低心肌梗死、脑卒中或心血管性死亡的发生风险,改善预后。

3)再灌注心肌治疗:评估病情有相应治疗指征和适应证,就诊医院也有对应条件时,可选择经皮冠状动脉介入治疗、溶栓疗法或紧急冠状动脉旁路搭桥术。

4)康复治疗:客观评估患者运动能力,指导其日常生活或为其制订运动康复计划,建议病情稳定的患者出院后每周进行至少5次中等强度有氧运动(如快走、慢跑、游泳、骑自行车、爬楼梯,以及在器械上完成的行走、踏车、划船等,每次运动至少30分钟),也可以进行传统的太极拳、太极剑、五禽戏等运动。

5)中医治疗:目前认为,冠心病病机多为本虚标实:本虚为气、血、阴、阳亏虚,心脉失养;标实为寒凝、气滞、血瘀、痰浊等痹阻胸阳、阻滞心脉。治疗原则为先治其标,后治其本,必须辨明证候之重危顺逆。标实当泻,针对气滞、血瘀、寒凝、痰浊而疏理气机、活血化瘀、辛温通阳、泄浊豁痰;本虚宜补,重视补益气阳,滋阴养血,可有效改善冠心病患者心肌缺血症状。除中药治疗之外,还有针灸治疗、推拿治疗、耳压疗法、穴位贴敷、拔罐治疗等亦有良效。中医药以其整体辨证论治、中药复方多靶点干预方式、治未病等特点,在抗血小板药物抵抗、微循环障碍、冠心病合并焦虑抑郁等难点问题与现代医学优势互补、有机结合,具有良好的发展势头。

4. 建立随访系统 以科室为单位建立随访系统,组成人员包括临床医师、护士、营养咨询师、心理治疗师、运动教练等。监督患者保持健康的生活方式,监测患者药物治疗的情况,监测患者冠心病危险因素控制达标情况。通过定期随访,指导患者改变不健康的生活方式,根据病情适当调整药物治疗方案,定期进行健康教育,提高患者依从性。

五、脑卒中

脑卒中(stroke),又称中风或脑血管意外,是一组突然起病,以局灶性神经功能缺失为共同特征的急性脑血管疾病。脑卒中是一种社区常见慢性病,具有发病率、患病率、致残率、死亡率及复发率均较高的特点,在给患者及家庭带来沉重负担的同时,也造成了医疗费用和社会资源的巨大消耗。脑卒中属于中医学"中风"范畴。

(一)脑卒中的流行特点、危险因素与危害

脑卒中是人类三大致命疾病之一,在我国其死亡率仅次于恶性肿瘤,《中国脑卒中防治报告 2019》指出我国总体脑卒中终生发病风险为 39.9%,位居全球首位。各国的脑卒中发病率逐年增高,发病年龄不断提前,患者可能完全没有临床症状,只在头颅 CT 和 MRI 检查时意外发现,或者有一些非特异的异常表现,如认知障碍、情绪紊乱、双下肢无力、步态不稳等,说明实际脑卒中的发病率远比临床所见要高。

脑卒中临床危险因素主要有不可干预危险因素及可干预危险因素。不可干预的危险因素主要包括年龄、性别、低出生体重、种族、遗传因素等。可干预的危险因素主要包括高血压、糖尿病、血脂异常、无症状性颈动脉狭窄、房颤、吸烟、肥胖、缺乏体育活动、饮食习惯等。这些危险因素是脑卒中防控的主要内容,大多数危险因素是可以通过干预措施来控制改变的,比如通过非药物方法(包括戒烟戒酒、鼓励运动、低盐饮食等)和药物方法来控制血压、血糖、体重和血脂等。

脑卒中是成人病死和病残的主要原因之一,脑卒中患者常遗留不同程度功能障碍,给患者及其家庭带来沉重而长期的负担。

(二)脑卒中的临床表现和诊断

脑卒中主要包括脑梗死、脑出血,其主要表现及诊断如下:

1. 脑梗死 脑梗死又称缺血性脑卒中,是指各种原因所致脑部血液供应障碍,导致局部脑组织缺血、缺氧性坏死,而出现相应的神经功能缺损的一类临床综合征。

脑梗死的临床特征主要有:①多数在安静时突然起病,活动时起病者以心源性脑梗死多见,部分病例在发病前可有短暂性脑缺血(TIA)发作。②病情多在几小时或几天内达到高峰,脑栓塞起病尤为急骤,一般数秒至数分钟内达到高峰。部分患者症状可进行性加重。③临床表现决定于梗死灶的大小和部位,主要为局灶性神经功能缺损的症状和体征,如偏瘫、偏身感觉障碍、失语、共济失调等,部分可有头痛、呕吐、昏迷等全脑症状。

头颅 CT 和标准头颅磁共振(MRI)在发病 24 小时内常不能显示病灶,但可以排除脑出血,发病 24 小时后逐渐显示低密度梗死灶。MRI 弥散加权成像(DWI)可以早期显示缺血病变(发病 2 小时内),为早期诊断提供重要信息。

2. 脑出血 脑出血是指非外伤性脑实质内的出血,其临床特点为:①多在情绪激动或活动时突然起病;②突发出现局灶性神经功能缺损症状,常伴有头痛、呕吐,可伴有血压增高、意识障碍和脑膜刺激征。

头颅 CT 扫描是诊断脑出血安全有效的方法,可准确、清楚地显示脑出血的部位、出血量等。脑出血 CT 扫描显示血肿灶为高密度影,边界清楚;在血肿被吸收后显示为低密度影。对急性期脑出血的诊断 CT 优于 MRI,但脑出血后不同时期血肿的 MRI 表现各异,故 MRI 检查能更准确地显示血肿演变过程,对某些脑出血患者的病因探讨会有所帮助。

（三）鉴别诊断

主要需与以下疾病相鉴别:

1. 特发性面神经麻痹 亦称为面神经炎或贝尔麻痹,是因茎乳孔内面神经非特异性炎症所致的周围性面瘫。任何年龄均可发病,多见于 20~40 岁,男性多于女性。通常急性起病,面神经麻痹在数小时至数天达高峰,主要表现为患侧面部表情肌瘫痪,额纹消失,不能皱额蹙眉,眼裂不能闭合或者闭合不全。

2. 颅内占位病变 颅内肿瘤、硬膜下血肿和脑脓肿可呈卒中样发病,出现偏瘫等局灶性体征,颅内压增高征象不明显时易与脑卒中混淆,须提高警惕,CT 或 MRI 检查有助确诊。

（四）脑卒中的疾病管理

1. 健康宣教 健康宣教有助于民众对脑卒中的了解,使医患之间有更好的配合,很大程度上能够增加预防力度,提高治疗效果,以达到预期的目的。

2. 疾病评估 脑卒中筛查与干预的流程是根据脑卒中的危险因素,按照规范的标准将脑卒中高危人群筛查出来,针对具体的危险因素进行指导,以减少脑卒中及相关疾病的发生。

3. 三级预防

（1）一级预防

1）高血压:建议进行血压的常规筛查,并通过改变生活方式、药物治疗等手段对高血压患者进行合适的治疗相比于其他因素,有效地控制血压对于降低脑卒中风险更加重要,建议进行血压的自我测量与自我监测,从而改善血压的控制,并且应该进行个体化治疗;对高血压前期(120~139/80~89mmHg)患者,建议每年进行高血压的筛查并养成健康的生活方式;高血压患者需要进行降压治疗,目标血压应低于 140/90mmHg。

2）血脂异常:血脂异常患者依据其危险分层决定血脂的目标值。主要以低密度脂蛋白(LDL)作为血脂的调控目标,将 LDL 降至 2.59mmol/L 以下或使 LDL 水平比基线下降 30%~40%。但已发生心血管事件或高危的高血压患者、糖尿病患者,不论基线 LDL 水平如何,均提倡采用他汀类药物治疗,将 LDL 降至 2.07mmol/L 以下。血脂调控首先应进行治疗性生活方式改变,改变生活方式无效者采用药物治疗。

3）糖尿病:糖尿病患者应改进生活方式,首先控制饮食,加强体育锻炼。理想血糖控制目标为糖化血红蛋白、空腹血糖、餐后血糖及血糖波动均控制良好,一般目标为糖化血红蛋白小于 7%。2~3 个月血糖控制仍不满意者,应选用口服降糖药或使用胰岛素治疗。糖尿病患者在严格控制血糖、血压的基础上,联合他汀类药物可有效降低脑卒中的风险。

4）房颤:应根据心房颤动患者的脑卒中危险分层、出血风险评估、患者意愿以及当地医院是否可以进行必要的抗凝监测,决定进行何种抗栓治疗。有任何一种高度危险因素(如风湿性心脏瓣膜病、人工心脏瓣膜置换、动脉栓塞)或 ≥2 种中度危险因素(如年龄超过 75 岁、高血压、糖尿病、心力衰竭等)的心房颤动患者,应选择华法林抗凝治疗。对于无其他脑卒中危险因素者,建议使用阿司匹林抗血小板治疗;仅有一种中度危险因素者,建议使用阿司匹林或华法林抗凝治疗。

5）无症状性颈动脉狭窄:无症状性颈动脉狭窄患者应该遵循医嘱,每日服用阿司匹林或他汀类药物。患者应该筛查其他可治疗的脑卒中风险因素,进行合适的治疗并改变生活方式;对颈内动脉狭窄>70% 的无症状患者来说,如果围术期脑卒中、心梗、死亡风险很低

（<3%），可考虑进行颈动脉内膜剥脱术（CEA）是合理的。

6）运动和锻炼：体育活动与脑卒中风险的降低相关，建议进行运动和锻炼。健康成人每周至少应该进行 3~4 次、每次至少持续 40 分钟的中等程度 / 高强度的有氧运动。

7）饮食与营养：应该降低钠摄入（食盐摄入量 ≤6g/d）、增加钾摄入，增加水果、蔬菜和各种各样奶制品的摄入，减少饱和脂肪酸和反式脂肪酸的摄入；富含坚果的地中海饮食，有可能降低脑卒中风险。

8）肥胖：对于超重（BMI：25~29kg/m²）与肥胖（BMI>30kg/m²）的个体，建议减轻体重从而降低脑卒中风险。

9）吸烟：吸烟与缺血性卒中和蛛网膜下腔出血间具有相关性，建议通过咨询，联合烟碱、安非他酮或伐尼克兰的替代治疗，辅助吸烟者戒烟。

10）脑卒中高危人群筛查：其中要依据脑卒中高危人群筛查及干预相关流程进行初步风险评估初筛：①存在高血压病史或者目前仍在服用降压药。②吸烟。③明显脉搏不齐或房颤。④存在血脂异常（甘油三酯 ≥2.27mmol/L 或低密度脂蛋白 ≥4.15mmol/L）。⑤存在糖尿病情况。⑥进行体育锻炼频率很少（体育锻炼的标准是每周锻炼次数超过 3 次，每次锻炼时间超过 30 分钟，持续时间超过 1 年；从事工作属于中度以上体力活动视为经常进行锻炼）。⑦存在脑卒中家族史。⑧过度肥胖（BMI ≥26kg/m²）。存在 3 项及以上的危险因素，近期发作短暂性脑缺血，既往脑卒中者或三项指标兼备者均评定为脑卒中高危人群。

（2）二级预防

1）调控可干预的危险因素：基本与一级预防相同。但对不伴已知冠心病的非心源性卒中患者，推荐更积极地强化他汀类药物治疗，降低 LDL 至少 50% 或目标 LDL<1.81mmol/L，以获得最大益处。症状性颈动脉狭窄>50%，且围术期并发症和死亡风险估计<6% 时，可考虑行 CEA 或颈动脉支架置入术（CAS）。对于能参加体力活动的缺血性卒中或 TIA 患者，每周要进行 1~3 次至少 30 分钟的中等强度体力活动，通常定义为使运动者出汗或心率显著增高的剧烈活动。

2）抗血小板聚集治疗：非心源性卒中推荐抗血小板治疗。可单独应用阿司匹林（50~325mg/d），或氯吡格雷（75mg/d），或小剂量阿司匹林和缓释的双嘧达莫（分别为 25mg 和 200mg，2 次 /d）。非他汀类调脂药物也可以选用依折麦布。

3）心房颤动患者的抗凝治疗：对已明确诊断心源性脑栓塞或脑卒中伴心房颤动的患者一般推荐使用华法林抗凝治疗。

4）干预短暂性脑缺血发作：反复 TIA 发作患者发生脑卒中风险极大，应积极寻找并治疗 TIA 的病因。

5）他汀类药物：他汀类药物能降低胆固醇，改善内皮功能，减轻炎症反应，增加血小板稳定性，抗血小板聚集。

6）手术治疗：颈动脉内膜剥脱术和颈动脉支架置入术、颅内动脉支架置入术。

7）中医治疗：中医中药对动脉粥样硬化的治疗具有独特的优势及特色，多通过化痰泄浊、活血化瘀等治法进行治疗。临床常用来治疗动脉粥样硬化的中药有丹参、黄芪、山楂、泽泻、当归、大黄、川芎、决明子、蒲黄、水蛭、半夏、红花、赤芍等。

（3）三级预防

脑卒中康复是降低患者致残率较为有效的方法，也是脑卒中组织化管理模式中不可或缺的关键环节。现代康复理论和实践证明，梗死后进行有效的康复能够加速康复的进程，减轻功能上的残疾，节约社会资源。

1）运动功能障碍康复：脑卒中患者尽早接受全面的康复治疗，在病情稳定后即可介入康复评价和康复护理措施,以期获得最佳的功能水平,减少并发症。

2) 痉挛的防治:痉挛的治疗应该是阶梯式的,开始采用保守的疗法,逐渐过渡到侵入式疗法。治疗痉挛首选无创的治疗方法,如抗痉挛肢位的摆放、关节活动度训练、痉挛肌肉的牵拉和伸展、夹板疗法等治疗方法。运动功能训练疗效不好,特别是全身性肌肉痉挛的患者,建议使用口服抗痉挛药物如巴氯芬、替扎尼定等治疗。

3) 感觉障碍的康复:可采用特定感觉训练和感觉关联性训练,以提高其他触觉和肌肉运动知觉等感觉能力。

4) 认知损害的康复:康复小组进行早期认知功能筛查是十分必要的。详细的评价有助于确定损害的类型,并且指导康复小组为患者提供合适的针对性的认知康复方法。建议应用乙酰胆碱酯酶抑制剂来改善脑卒中后认知功能和全脑功能;应用钙拮抗药尼莫地平来预防和延缓脑卒中后认知功能损害或痴呆的发生发展。

5) 语言交流障碍的康复:建议脑卒中后失语症患者早期进行康复训练,并适当增加训练强度;集中强制性语言训练有助于以运动性失语为主的患者的语言功能恢复。

6) 吞咽障碍的康复:吞咽障碍的治疗应是个体化的,可能涉及代偿性的方法,包括改变姿势、提高感觉输入、调整吞咽动作、制订主动练习计划或者调整食谱,还包括非经口进食、心理支持、护理干预等。其最终目的是使患者能够达到安全、充分、独立地摄取足够的营养及水分。

7) 尿便障碍的康复:脑卒中后尿流动力学检查是膀胱功能评价的方法之一,建议为尿便障碍的患者制订和执行膀胱、肠道训练计划。

4. 定期随访 定期通过门诊、电话、微信或邮件形式等随访患者,指导患者进行正确的康复治疗,敦促患者按时服药,当患者病情发生变化,叮嘱患者及时门诊复诊。

六、慢性胃炎

胃炎是胃黏膜对胃内各种刺激因素的炎症反应,大致包括常见的急性胃炎、慢性胃炎和少见的特殊类型胃炎。慢性胃炎(chronic gastritis,CG)是指由多种病因引起的慢性胃黏膜炎症病变,临床常见,属于中医学"胃脘痛""痞满""胃痞"等范畴。

(一) 慢性胃炎的流行病学特点、危险因素与危害

1. 流行病学特点 慢性胃炎是消化系统常见疾病,患病率在消化系统疾病中居于首位。

2. 危险因素 慢性胃炎的危险因素主要为药物因素和不良生活习惯。

(1)药物因素:长期服用如阿司匹林、糖皮质激素等药物的人群易患此病。

(2)生活习惯不健康:如饮食不规律(如暴食暴饮、喜食辛辣、喜食冷饮等)、吸烟、嗜酒、熬夜、过度疲劳等。

(3)长期心理压力较大。

3. 危害 慢性胃炎大多数患者无明显症状,部分患者可以出现中上腹不适、钝痛、饱胀等消化不良症状,少部分患者会出现头晕、乏力、体重减轻等症状,甚至会引起上消化道出血、恶性贫血和胃癌等并发症。

(二) 慢性胃炎的病因、诊断与分类

1. 病因 慢性胃炎是由多种病因引起的,主要包括以下几点:

(1)幽门螺杆菌感染。

(2)十二指肠 - 胃反流:与各种原因引起的胃肠道动力异常、肝胆道疾病及远端消化道梗阻有关。长期反流,可导致胃黏膜慢性炎症。

（3）药物和毒物服用：如阿司匹林等药物是反应性胃病的常见病因。许多毒素也可能损伤胃，其中酒精最为常见。

（4）自身免疫：当体内出现针对壁细胞或内因子的自身抗体时，自身免疫性的炎症反应导致壁细胞总数减少、泌酸腺萎缩、胃酸分泌降低；内因子减少可导致维生素 B_{12} 吸收不良，出现巨幼细胞贫血，称之为恶性贫血。

（5）年龄因素：老年人胃黏膜可出现退行性改变，加之幽门螺杆菌感染率较高，使胃黏膜修复再生功能降低，炎症慢性化，上皮增殖异常及胃腺体萎缩。

2. 诊断　胃镜及组织学检查是慢性胃炎诊断的关键。

3. 分类　慢性胃炎的分类方法众多，如基于内镜和病理诊断可将慢性胃炎分萎缩性和非萎缩性两大类；基于胃炎分布可将慢性胃炎分为胃窦为主胃炎、胃体为主胃炎和全胃炎三大类。

（三）慢性胃炎的疾病管理

在慢性胃炎的疾病管理过程中，应该分层次、分阶段，按照一般人群、特殊人群、初诊人群及其他人群等不同规格采取不同的管理与诊疗手段，有利于改善临床症状，减少不良反应。

1. 健康教育　幽门螺杆菌主要在家庭内传播，规范的健康教育能有效避免胃炎的家庭传播。改正导致母婴传播的不良喂食习惯，并提倡分餐制减少感染幽门螺杆菌的机会。同时食物应多样化，避免偏食，注意补充多种营养物质；不吃霉变食物；少吃熏制、腌制、富含硝酸盐和亚硝酸盐的食物；避免过于粗糙、浓烈、辛辣食物及大量长期饮酒、吸烟；保持良好心理状态及充足睡眠。

2. 疾病评估　其患病率一般随年龄增长而增加，特别是中年以上更为常见。幽门螺杆菌感染是最常见的病因。目前，胃镜及活检组织病理学检查是诊断和鉴别诊断慢性胃炎的主要手段。

3. 三级预防　慢性胃炎的预防主要是去除病因，改变生活方式。

（1）一级预防：改善生活方式是慢性胃炎一级预防的基础。

1）改变用餐习惯，不混用餐具，避免幽门螺杆菌互相传染。

2）在医生指导下使用药物，避免药物损伤胃黏膜。

3）尽量避免吃刺激性、不易消化食物，饮食要细嚼慢咽。

4）戒烟、戒酒：烟草、酒精会破坏胃黏膜，使慢性胃炎发生率明显增高。

5）保持精神愉悦：精神抑郁、疲劳或过度紧张，容易造成胃功能紊乱、胆汁反流而引发慢性胃炎。

（2）二级预防：几乎每个人都出现过短暂的消化不良或胃部不适，绝大部分人只需要调整饮食习惯，无需治疗，但同时也要注意以下情况：食欲不振、消瘦或者反复出现腹胀、腹痛、恶心、呕吐、反酸、呃逆、嗳气超过 1 周或更长时间，应考虑慢性胃炎可能，应早期预防与治疗。通过胃镜和活组织检查、幽门螺杆菌检查、实验室检查等可以确诊慢性胃炎。

（3）三级预防：大多数成人均有轻度非萎缩性胃炎（浅表性胃炎），如幽门螺杆菌阴性且无糜烂、无症状，可不予治疗。即便有症状也多为非特异性，可表现为中上腹不适、饱胀、钝痛、烧灼痛等，也可呈食欲缺乏、嗳气、反酸、恶心等消化不良症状。症状的轻重与胃镜和病理组织学所见不成比例。

4. 定期随访　医生应对慢性胃炎患者进行定期的电话或者上门随访，了解患者疾病的变化，便于更好对症治疗，制订适合的个体化方案。

七、高尿酸血症与痛风

高尿酸血症(hyperuricemia,HUA)指正常饮食下,非同日2次空腹血尿酸水平>420μmol/L。痛风是一种单钠尿酸盐沉积所致的晶体相关性关节病,与嘌呤代谢紊乱和/或尿酸排泄减少所致的高尿酸血症直接相关,属于中医学"痛痹""历节""脚气"等范畴。

（一）高尿酸血症和痛风的流行病学特点、危险因素与危害

1. 近年来高尿酸血症患病率总体呈现增长趋势,患病率随年龄增加而增加,男性高于女性,沿海高于内陆,城市高于农村。

2. 发病诱因包括饮酒、高嘌呤饮食、突然受冷和剧烈运动等;超过50%的痛风患者为超重或肥胖。

3. 高尿酸血症患者出现尿酸盐结晶沉积,导致痛风,长期高尿酸血症可并发肾脏病变(急性尿酸性肾病、慢性尿酸性肾病、肾石症等)、高血压、冠心病、心功能不全、脑卒中、糖尿病、血脂代谢紊乱等。

（二）高尿酸血症和痛风的诊断

日常饮食下,非同日两次空腹血尿酸水平>420μmol/L 即可诊断高尿酸血症。高尿酸血症患者突然出现足第一跖趾、踝、膝等单关节红、肿、热、痛,即应考虑痛风发作可能,长期反复发作可逐渐累及上肢关节,并伴有痛风石的形成。

（三）高尿酸血症和痛风的管理

患者管理是高尿酸血症及痛风防治的基础,科学的防治方法是患者在医师的指导下对疾病及自身情况达到充分了解,然后与医师共同制订并执行治疗方案,延缓疾病进展,注重长期管理。

1. 健康宣教　①普及高尿酸血症及痛风相关医学常识;②给予饮食、运动等方面的健康指导,制定合理的生活干预方式;③筛查并预防痛风及并发症。

2. 疾病评估　高尿酸血症及痛风一经确诊,高尿酸血症患者需要综合及长期的全程管理,按照血尿酸水平及合并的临床症状/体征,决定药物起始治疗时机,并制定相应的治疗目标,进行分层管理。

3. 三级预防　高尿酸血症和痛风的管理应从预防着手,预防应坚持三级预防策略。一级预防为病因预防,即减少或纠正易感人群的危险因素;二级预防为临床前期预防,包括早发现、早诊断、早治疗的"三早"防治工作;三级预防即临床预防,及时治疗确诊患者,减轻症状,提高生活质量,防止病情进展,减少并发症。

（1）一级预防:提倡低嘌呤饮食,限制每日饮食中总热量摄入,控制饮食中嘌呤含量,限制动物内脏、海产品和肉类等高嘌呤食物的摄入;多吃新鲜蔬菜;规律运动;控制体重。

（2）二级预防

1）高危人群管理:普及高尿酸血症(HUA)和痛风医学知识,提高人群防治意识,定期监测血清尿酸水平,尽早发现并诊治高尿酸血症或痛风。

2）对血尿酸正常的疑似痛风患者,在医院有相关设备和条件的情况下,可使用CT进行辅助诊断;对临床表现不典型的痛风疑似患者,可使用超声检查受累关节及周围肌腱与软组织以辅助诊断,早期诊断十分重要。

（3）三级预防

1）疾病宣教:每一位患者均需接受健康宣教,包括低嘌呤饮食、合理运动、控制体重、戒烟戒酒。了解病理生理和临床基本知识,了解高尿酸血症和痛风对身体的危害,可以识别痛风的急性发作。医师应为患者提出饮食建议,指导患者规范化治疗,定期随访。

2）规范化治疗：主要用于预防和控制高尿酸血症和痛风的临床症状，减少急性加重的频率和严重程度，提高生活质量，医师应针对患者疾病的严重程度实施分级治疗方案。

4. 定期随访　定期通过门诊、电话、微信或邮件形式等随访患者，指导患者进行健康正确，敦促患者按时服药，当患者病情发生变化，叮嘱患者及时门诊复诊。

八、慢性肾衰竭

慢性肾衰竭（chronic renal failure, CRF）是各种慢性肾脏病（chronic kidney disease, CKD）持续进展至后期的共同结局。它是以代谢产物潴留，水、电解质紊乱及酸碱平衡失调和全身各系统症状为表现的一种临床综合征，属于中医学"溺毒""癃闭""关格""肾劳""虚劳"等范畴。

（一）慢性肾衰竭的流行病学特点、危险因素与危害

1. 慢性肾脏病的防治已成为世界各国所面临的重要公共卫生问题，近年来慢性肾脏病的患病率有明显上升趋势。

2. 慢性肾衰竭通常进展缓慢，呈渐进性发展，但在某些诱因下短期内可急剧加重、恶化。因此，临床上一方面需要积极控制渐进性发展的危险因素，延缓病情进展；另一方面需注意短期内是否存在急性加重、恶化的诱因，以消除可逆性诱因，争取肾功能有一定程度的好转。

（1）慢性肾衰竭发展的危险因素包括高血糖、高血压、蛋白尿（包括微量白蛋白尿）、低蛋白血症、吸烟等。此外，贫血、高脂血症、高同型半胱氨酸血症、营养不良、尿毒症毒素蓄积等，在慢性肾衰竭病程进展中也起一定作用。

（2）慢性肾衰竭急性加重、恶化的危险因素主要有：①累及肾脏的疾病（原发性或继发性肾小球肾炎、高血压、糖尿病、缺血性肾病等）复发或加重；②有效血容量不足（低血压、脱水、大出血或休克等）；③肾脏局部血供急剧减少；④严重高血压未能控制；⑤肾毒性药物；⑥泌尿道梗阻；⑦其他：严重感染、高钙血症、肝衰竭、心力衰竭等。

3. 慢性肾衰竭是肾脏疾病的进展表现，可加重患者的原发病情，易发生感染等其他并发症。

（二）慢性肾衰竭的分期与诊断

1. 慢性肾脏病（CKD）囊括了肾小球滤过率下降及代谢紊乱的整个过程，即 CKD 1~5期，部分慢性肾脏病在疾病进展过程中肾小球滤过率可逐渐下降，进展至慢性肾衰竭。慢性肾衰竭则代表慢性肾脏病中肾小球滤过率下降至失代偿期的那一部分群体，主要为慢性肾脏病 CKD 4~5 期。

2. 慢性肾衰竭诊断并不困难，主要依据病史、肾功能检查及相关临床表现。但其临床表现复杂，各系统表现均可成为首发症状，因此临床医师应当十分熟悉慢性肾衰竭的病史特点，仔细询问病史和查体，并重视肾功能的检查，以尽早明确诊断。

（三）慢性肾衰竭的疾病管理

1. 健康宣教　近年来慢性肾脏病的患病率有明显上升趋势，慢性肾脏病的防治已成为世界各国所面临的重要公共卫生问题。对群众进行健康宣教、普及慢性肾衰竭的防治知识，能够有效降低慢性肾衰竭的风险。

2. 疾病评估　慢性肾衰竭的评估包括各种危险因素和共存疾病，如依从性、吸烟、糖尿病、肥胖等问题，导致肾衰竭的病因、感染、恶性肿瘤、肺部疾病、心脏及外周血管疾病、神经系统疾病、胃肠道及肝脏疾病、血液病等，主要通过肾脏的结构与功能评估、肾小球功能评估来对慢性肾衰竭进行有效的评估。

3. 三级预防　通过注意用药、积极治疗糖尿病、高血压慢性肾病等疾病可以降低肾衰竭的风险。此外,合理饮食、控制体重等健康生活习惯也有助于防治肾衰竭。

(1)一级预防:有慢性肾衰竭危险因素的人群平日需注意监测血糖、血压、血脂,控制体重。谨慎服用非处方止痛药。

(2)二级预防:早期诊断,积极有效治疗原发疾病,避免和纠正造成肾功能进展、恶化的危险因素是慢性肾衰竭防治的基础,也是保护肾功能和延缓慢性肾脏病进展的关键。

(3)三级预防:慢性肾衰竭往往是其他慢性疾病引起的,所以三级预防的首要目的是治疗原发病,减轻肾损害。

4. 定期随访　慢性肾衰竭的病情进展缓慢,肾功能很难恢复,医生需要长期随访观察患者有无新症状出现,患者需要定期检查血压、血糖、血脂,防止基础疾病进展,加重肾衰竭。

九、常见恶性肿瘤

恶性肿瘤(malignant tumor),也称癌症,是一大类疾病的统称,这些疾病的共同特征是体内某些细胞丧失了正常调控,出现无节制的生长和异常分化,并发生局部组织浸润和远处转移。恶性肿瘤的发生是一个长期渐变的过程,从正常细胞到形成肿瘤细胞通常需要十几年甚至更长的时间,它是一种非传染性全身性慢性疾病。恶性肿瘤是一类严重威胁人民健康和生命的多发病和常见病。近年来,我国恶性肿瘤的发病率逐年升高,位居各种疾病前列,成为威胁人类健康的重要原因。

恶性肿瘤可发生于任何年龄、任何器官的任何组织,恶性肿瘤的发病与不良环境因素、不健康的生活方式及遗传易感性关系密切。恶性肿瘤并非不治之症,早期发现的恶性肿瘤是可以治愈的。恶性肿瘤的发病率及病死率在全球范围内呈持续上升趋势,而亚洲的患病率、发病率和病死率占全球首位。

恶性肿瘤现已经成为我国居民主要死因之一。降低恶性肿瘤发病率和死亡率的有效方法是早发现、早诊断、早治疗,恶性肿瘤筛查是早发现的重要措施。

(一) 恶性肿瘤的危险因素

只有了解恶性肿瘤的主要危险因素,才能有针对性地预防恶性肿瘤的发生。我国恶性肿瘤发生的原因非常复杂,但大体可分为遗传和先天性因素及后天环境因素。一小部分恶性肿瘤的发生主要与遗传及先天性因素有关,大部分恶性肿瘤的发生主要与后天环境及个人生活方式因素有关。

1. 吸烟饮酒　吸烟是多种恶性肿瘤主要或重要的危险因素。吸烟者比不吸烟者肺癌发病率高 25 倍,85% 以上的肺癌由吸烟引起。吸烟也是口腔癌、喉癌、食管癌等的重要危险因素。二手烟也是不容小觑的危险因素,许多疾病与二手烟的关系非常密切,尤其是肺癌。酒精会损伤黏膜表面的细胞,促进细胞的突变和增殖,促进其他致癌物发挥作用。过量饮酒会伤害胃肠道和肝脏,导致胃癌和肝癌的发生。

2. 乙型肝炎病毒及其他病毒感染　我国乙型肝炎病毒的感染率达 60%,乙型肝炎病毒的携带率大于 10%,是造成慢性肝炎、肝硬化及肝癌的主要原因。感染乙型肝炎病毒的患者比正常人更易患肝癌。

3. 膳食营养因素　随着生活水平的提高、生活条件的改善,我国居民的热量摄入过多,然而活动力度却在下降,易导致肥胖和多种恶性肿瘤,如大肠癌、子宫内膜癌、绝经后乳腺癌等肿瘤。

4. 职业危害　有些职业接触的化学物具有致癌性。随着工业化进程的加快,我国职业危害呈逐渐严重趋势。我国卫生健康委员会已将石棉所致肺癌、间皮瘤,苯所致白血病,砷所致肺癌、皮肤癌等明确为职业性恶性肿瘤。

5. 其他环境因素 电离辐射,包括医源性 X 射线,可引起人类多种恶性肿瘤,如白血病等。另外,紫外线照射是皮肤癌明确的病因。严重的空气污染也是易导致肺癌等恶性肿瘤发生的常见因素,过度的粉尘吸入严重损伤人体健康,加之其中有害的物质对身体日积月累的损害,也是我国肺癌发病率高的主要原因之一。

（二）常见恶性肿瘤的筛查和治疗

世界卫生组织很早以前提出,只要做到"三早",三分之一的肿瘤能够治愈,三分之一的患者能够长期生存,剩下三分之一也能得到临床明显的改善。常见恶性肿瘤的普查、针对高危人群的肿瘤自检以及健康体检应在全国普及,另外肿瘤标志物在体检中的重要性也应该被广大群众熟知。

1. 肺癌

（1）筛查:肺癌早期可无明显症状,当病情发展到一定程度时,常出现以下症状:①刺激性干咳;②痰中带血或血痰;③胸痛;④发热;⑤气促。当呼吸道症状超过 2 周,经对症治疗不能缓解,尤其是痰中带血、刺激性干咳,或原有的呼吸道症状加重,要高度警惕肺癌存在的可能性。肺癌初筛及早期诊断主要应用 X 线检查(如 CT、MRI、正电子发射计算机断层显像等)、痰脱落细胞学检查、纤维支气管镜检查等。随着人类基因组计划的完成和蛋白质组研究的开始,许多相关的新技术和新方法不断出现,通过寻找理想的肿瘤标志物用于常见肿瘤的筛查、早期诊断、预后判断及指导个体治疗都已逐渐成为可能,从而达到预测个体患肺癌的风险度,并对患者进行早诊早治。

（2）治疗:应当采取多学科综合治疗与个体化治疗相结合的原则,即根据患者的机体状况、肿瘤的病理组织学类型和分子分型、侵及范围和发展趋向采取多学科综合治疗的模式,有计划、合理地应用手术、化学治疗(化疗)、放射治疗(放疗)和分子靶向治疗等手段,以期达到最大程度地延长患者的生存时间、提高生存率、控制肿瘤进展和改善患者的生活质量。目前肺癌的治疗仍以手术治疗、化学治疗和放射治疗为主。

2. 肝癌

（1）筛查:肝癌的亚临床前期是指从病变开始至诊断亚临床肝癌之前,患者没有临床症状与体征,临床上难以发现,通常大约 10 个月时间。在肝癌亚临床期(早期),瘤体约 3~5cm,大多数患者仍无典型症状,诊断仍较困难,多为血清甲胎蛋白(AFP)普查发现,少数患者可以有上腹闷胀、腹痛、乏力和食欲缺乏等慢性基础肝病的相关症状。因此,对于具备高危因素、发生上述情况者,应该警惕肝癌的可能性。一旦出现典型症状,往往已达中、晚期肝癌,此时,病情发展迅速,共约 3~6 个月。常规监测筛查指标主要包括血清甲胎蛋白和肝脏超声检查。对于 ≥40 岁的男性或 ≥50 岁女性,具有乙型肝炎(HBV)和 / 或丙型肝炎(HCV)感染,嗜酒、合并糖尿病以及有肝癌家族史的高危人群,一般是每隔 6 个月进行一次检查。一般认为,AFP 是肝细胞性肝癌(HCC)相对特异的肿瘤标志物,AFP 持续升高是发生肝细胞性肝癌的危险因素。

（2）治疗:①肝癌的手术治疗主要包括肝切除术和肝移植术。尽管外科手术是肝癌的首选治疗方法,但是在确诊时大部分患者已达中晚期,往往失去了手术机会,据统计仅约 20%的患者适合手术。因此,需要积极采用非手术治疗,可能使相当一部分患者的症状减轻、生活质量改善和生存期延长,如局部消融治疗、肝动脉介入治疗。②放疗是恶性肿瘤的基本治疗手段之一,现代精确放疗技术提高了肝癌患者的生存率。③已经发生肝外转移的晚期患者,不适合手术切除、射频或微波消融和介入治疗,弥漫型肝癌、合并门静脉主干癌栓和 / 或下腔静脉者经常采用系统治疗。

3. 胃癌

(1)筛查：没有特异性表现。恶性肿瘤早期几乎不会有症状，以消瘦为最多，其次为胃区疼痛、食欲缺乏、呕吐等。初诊时患者多已属晚期。早期胃癌的首发症状，可为上腹不适(包括上腹痛，多偶发)，或饱食后剑突下胀满、烧灼或轻度痉挛性痛，可自行缓解；或食欲减退，稍食即饱。癌发生于贲门者有进食时哽噎感，位于幽门部者食后有饱胀痛，偶因癌肿破溃出血而有呕血或柏油样便，或因胃酸低、胃排空快而腹泻，或患者原有长期消化不良病史，致发生胃癌时虽亦出现某些症状，但易被忽略。少数患者因上腹部肿物，或因消瘦、乏力、胃穿孔或转移灶而就诊。目前临床所用胃癌标志物主要有癌胚抗原(CEA)、CA19-9、CA724 等，但特异性均不强，联合检测可增加其灵敏性及特异性。X 线胸部正位和侧位片可排除有无肺转移，CT 和 MRI 更加可以明确诊断。上消化道造影检查、超声检查是胃癌诊断首选常规检查。内镜检查对定性定位诊断和手术方案的选择具有重要的作用。

(2)治疗：胃癌的治疗主要分为手术治疗、放射治疗和化学治疗及其相关治疗。①手术切除是胃癌的主要治疗手段，也是目前能治愈胃癌的唯一方法；②放射治疗主要用于可手术胃癌术后的辅助治疗，不可手术局部晚期胃癌的综合治疗以及晚期胃癌的姑息减症治疗；③胃癌的化疗分为新辅助化疗(术前)、辅助化疗(术后)、姑息性化疗、局部化疗和增敏化疗；④多学科综合治疗模式如初始治疗、辅助治疗、其他治疗等。

● (刘春华 姚凝 许银姬)

第四节 常见中医疫病的健康管理

"疫病"是由疫疠病邪引起的具有强烈传染性和广泛流行性的一类急性发热性疾病的总称。中华人民共和国成立后我国曾暴发流行且中医药取得较好疗效的疫病有流行性乙型脑炎(简称乙脑)、流行性感冒(简称流感)、麻疹、登革热、严重急性呼吸综合征(SARS)、新型冠状病毒感染(简称新冠)等，以呼吸道传染病最为多见。

疫疠病邪是有别于六淫的一种外感病邪，为疠气致病，属中医"瘟疫"范畴。在中医文献中，疠气又称为疫气、疫毒、异气、乖戾之气等。我国古人对疫病的记载，首见于《周礼》："疾医掌养万民之疾病，四时皆有疠疾。"明代吴又可在《温疫论》中指出："夫温疫之为病，非风，非寒，非暑，非湿，乃天地间别有一种异气所感。"从古至今，中医对疫病的发生发展逐渐形成了完整的理论，并建立了治疗体系。

疫气来势汹汹，一年四季均可发病，尤以冬春季节感受四时不正之气更易引起流行。疫毒内侵，多出现急性发热、咳嗽、头痛等典型症状，重者可累及全身，产生高热、惊厥、呼吸衰竭等危重证候。中医疫病与现代临床的许多传染病和烈性传染病具有较多相同或相似之处。

一、流行病学特点与危害

1. **传染源** 不同疫病的传染源各不相同，大部分疫病的传染源为致病病原体的感染者，部分疫病的传染源则为禽类等动物，如禽流感的传染源为患禽流感或携带禽流感病毒的家禽、野禽或猪。不同疫病的潜伏期也有长有短，如乙脑的潜伏期一般为 10~15 天，而新冠病毒感染，发病后 3 天内传染性最强，说明潜伏期即有传染性。

2. **传播途径** 疫疠病邪致病广泛，可经呼吸道飞沫、近距离接触、气溶胶、蚊虫叮咬等方式传播，也可经饮食、消化道或接触被疫毒污染的物品而致病。

3. 易感人群　疫气侵袭,人群普遍易感,尤以儿童、老年人以及患有慢性基础病等体质虚弱、正气不足者最先受到侵害。感染后或接种疫苗后可获得一定的免疫力,老年人及伴有严重基础疾病患者感染后预后较差。

疫病流行,给人类健康和经济发展带来了巨大挑战。例如全世界每年有 300 万~500 万严重流感病例,其中包括 30 万~50 万死亡病例。

二、疫病临床特征

中医疫病具有起病急、病势凶猛、传染性强,易于流行、一气一病,症状相似、潜伏期长、易生变异等显著特征,其发病与气候、地域、时节密切相关。

1. 起病急骤,病势凶猛　疫病发生,多突然起病,或裹挟湿热疫毒而致病,其性猛烈,可迅速传变至脏腑,引起壮热、神昏、惊厥、抽搐等证候,危及生命。如张仲景在《伤寒论》序中所言:"余宗族素多,向余二百,建安纪年以来,犹未十稔,其死亡者三分有二,伤寒十居其七。"足见疫疠病邪来势凶猛,病情凶险。

2. 传染性强,易于流行　疫病流行,具有强烈的传染性,可迅速发生蔓延。中国古籍曾有"孟春……行秋令,则民大疫""温疠大行,远近咸若""其年疫气盛行,所患者重,最能传染""凶年温病甚行,所患者众"等诸多记载,说明此类疫疾早已引起古人的重视,这种对疫病具有强烈传染性和广泛流行性的认识一直延续到了现代。

3. 一气一病,症状相似　疫疠病邪侵害人体脏腑官窍多具有一定的特异性,其临床症状基本相似。《素问·刺法论》中"五疫之至,皆相染易,无问大小,病状相似"指出疫病传染性强,容易造成广泛流行,且同一种疫疠病邪侵袭,多有症状相似的特点。例如麻疹,发病主要集中在肺、胃二经,临床以发热、咳嗽、眼泪汪汪、口腔颊部黏膜上有粟粒状白点为主要表现,多在儿童间引起流行。可见疫气致病具有选择性,同种疫气可在特定的脏腑组织、特定的人群间产生特定的病理变化。

4. 潜伏期长,易生变异　疫病发生之前,多有潜伏期。中医文献早有伏气致病学说,《黄帝内经·素问》曾在"冬伤于寒,春必温病""凡病伤寒而成温者,先夏至日者为病温,后夏至日者为病暑"点明温病的发生并非当季新感,而是冬季感邪之后潜伏而发病,其根据潜伏期的长短又会产生不同的发病类型。

三、疫病防治措施

1. 控制传染源　疫病的发生发展较为迅速,患者及其密切接触者为主要传染源,疫情一经发现应立即向有关部门报告并做好治疗隔离措施,以防疫毒扩散,同时应注意鉴别诊断,以防误诊漏诊。

2. 切断传播途径　疫疠病邪多通过呼吸道飞沫、近距离接触等方式传播,因此对感染疫毒的患者进行隔离治疗,是防止疫情传播的有效手段。例如清朝时期有"查痘章京"的做法,规定"凡出痘者,一律带出城外二十里居住",此措施取得了良好成效。现代防疫采用此类做法,效果显著。同时,对患者的居住环境、衣物等生活用品进行充分的消毒处理,是切断传播途径的重要措施。此外,个人应提高卫生水平,勤洗手,多通风,扑灭蚊虫,保持室内清洁干燥,以防疫毒滋生;前往疫情发生的地方,应正确佩戴口罩,避免口、鼻外露。

3. 保护易感人群　预防接种是防治疫毒感染的有效手段,应按时接种疫苗。中医提倡存正气、避邪气,加强体育锻炼,提升正气,可增强机体抵御疫毒病邪的能力。

四、疫病的疾病管理

1. 健康宣教 健康宣教是指在疾病的整个流行阶段,对人民群众进行相关的健康教育,增强大众认知,改善卫生习惯,减少恐慌。刘奎《松峰说疫》中写道:"凡瘟疫之流行,皆有秽恶之气。"因此,疫病流行时节应通过广播电视、报刊、新媒体等途径加大防疫宣传,增强人民群众卫生意识,提倡人民群众不去或少去疫情发生的场所。科学防疫,做到早发现、早诊断、早隔离、早治疗。

2. 未病先防 未病先防是指在疾病发生之前,采用各种方法,做好预防措施,防止疾病发生。中医历来重视疾病预防的重要性,讲究阴阳调和,形与神俱。《温热论》"温邪上受,首先犯肺"言明温热病邪最容易侵害肺脏。因此,固护肺卫、使肺气充足是机体抵御外感病邪的关键。《黄帝内经》以"正气存内,邪不可干""邪之所凑,其气必虚"为例,阐释了正气虚弱,病邪乘虚而入的理论。脾胃为后天之本、气血生化之源,在调护肺气的基础上应当兼顾脾胃,使中焦得健,正气得充。中医治未病可通过太极拳、太极剑、八段锦和五禽戏等传统功法,亦可使用针灸推拿、药膳保健、佩挂香囊等方式以求提升正气,抵御外邪。

3. 既病防变 既病防变是指在疾病发生的早期阶段,采用一定的治疗指导措施,防止病邪深入、发生传变。预防疫病传变,中医向来以"先安未受邪之地"为原则,重视其早期诊治,因时、因地、因人制宜,在疫病感染初期阶段,辨证施治,根据病邪的传变规律,截断其传播途径,从而防止疫疠毒邪的演进侵害。

4. 瘥后防复 瘥后防复是指疾病进入后期,正气尚未完全恢复,余邪残存体内,采取适当而有效的措施以防病邪来复。疫毒侵袭,若治疗不完全,余邪未尽,正虚邪恋,容易造成病情反复,甚则产生后遗症等遗留问题。在疫病侵袭的此阶段,中医提倡除邪务尽,扶助正气,改善体质,避免不利侵害,从而促进机体尽快恢复健康,防止病情迁延、反复。

5. 定期随访 定期随访是指医护人员在患者出院恢复阶段,采用一定的方法了解患者的用药、饮食、精神状态等情况,以掌握患者的愈后状况,从而做出相应的指导。某些疫疠病邪具有反复流行、易再次感染的风险,对愈后患者进行定期随访,是维护患者长期健康的重要举措。

（许银姬）

第五节　重点人群的健康管理

国家基本公共卫生服务项目,是政府针对当前城乡居民存在的主要健康问题,以儿童、孕产妇、老年人、慢性病患者和精神病为重点人群,面向全体居民免费提供的最基本的公共卫生服务。因慢性病人群在本书其他章节已有介绍,在此不再赘述。本节主要以老年人群、儿童、青少年人群和妇女人群为重点人群分别介绍健康管理。

一、老年人群

按联合国区域划分,亚太地区将60岁以上定义为老年人。从衰老进程来分,老年期可分为老年前期、老年期和长寿期三个阶段。我国通用标准是45~59岁为老年前期(中年人),60~89岁为老年期(老年人,其中80岁以上称高龄老人),≥90岁为长寿期(长寿老人,其中≥100岁以上称百岁老人)。2000年,我国65岁及以上的老年人口占总人口比重超过7%,我国老龄化已进入快速增长阶段,老年人口年均增长率为2.39%,到2010年,我国65

岁及以上的老年人口超过 1.22 亿,成为全球唯一一个老年人口数量过亿的国家。据预测,2035 年左右,60 岁及以上老年人口将突破 4 亿,在总人口中占比将超过 30%。

老年人健康不是指没有疾病,而是追求一种躯体精神与社会和谐完美的状态,老年人会出现一系列形态、生理、心理和社会角色的衰退变化。由于老年人病理生理的特殊性,老年病具有以下典型的年龄特点:临床症状及体征不典型;多病共存;病情重,变化快;易发生意识障碍;并发症多;病情长,康复慢;药物不良反应多;对治疗的反应不同。同时,老年人存在较多的家庭社会负面因素,如丧偶、丧子、独居、家庭不和睦、经济困窘等,容易发生身心疾病。

老年人群健康管理的重点在于常见慢性病及肿瘤的早期发现、早期预防与规范治疗,本节分为健康老年人群、患病老年人群进行阐述。

（一）健康老年人群

1. 加强健康教育及自我健康管理的宣教　定期全面体检,了解健康知识,建立健康档案,获得个体化的健康指导,预防慢性病的发生等。建议每年体检一次,如发现异常及时就诊。

2. 健康饮食指导　饮食应坚持多样且清淡、温热熟软、少食多餐为原则。应选择易消化食物,以利于吸收,但食物不宜过精,应粗细搭配;多吃蔬菜、水果等富含纤维素食品;减少烹调油用量,清淡少盐饮食;三餐合理分配;每天足量饮水;饮酒应限量。

3. 培养良好生活方式　规律作息,劳逸结合。

4. 运动锻炼指导　老年人运动量宜小不宜大,动作宜缓慢而有节律。建议选择有氧运动,并达到有氧代谢的质和量。

5. 调畅情志　丰富老年人娱乐生活,多参与集体活动,应回避各种不良环境、精神因素的刺激,保持心情舒畅,适当进行下棋等智力游戏有助于延缓大脑衰退等。

6. 去除可干预的疾病危险因素　常见的可干预的危险因素主要包括吸烟、饮酒、肥胖、不良的饮食习惯与生活习惯等。

（二）患病老年人群

老年人是心血管系统、呼吸系统、消化系统等疾病以及肿瘤等慢性病多发人群。对于明确患病者,可以应用现代信息技术做好随访登记,定期复诊,按时服药,并定期监测疾病相关指标,如血压、心率、血糖等;如病情发生变化,及时就诊。并按相应慢性病管理范畴做好疾病管理,如饮食、运动等。慢性病管理的最终目标是努力将慢性疾病患者的健康状况、健康功能维持在一个满意的状态,独立生活,回归社会;同时,改变不良生活方式,有效减少疾病危险因素,减少用药,控制医疗保健成本,节约社会卫生资源。

对于不同系统疾病,疾病管理要点各不相同。如心血管系统疾病,包括高血压、冠心病、心功能不全等,应加强患者疾病风险告知,自我监测血压、脉率（心率）,采取有益健康的生活方式及行为,控制或减少危险因素,预防心血管事件的发生;对于明确诊断的老年人应按时服药,定期复诊,预防疾病发作,积极做好二级预防;老年人骨质疏松发病率高,容易出现继发性骨折,老年人除服药治疗骨质疏松外,还应加强防摔、防碰、防绊、防颠等措施,以免诱发骨折。

由于老年人肝功能、肾功能减退,排泄减慢,容易发生药物中毒或不良反应。因此老年人群用药应遵循一定原则,安全用药。具体用药原则如下:①收益原则,用药必须权衡利弊,合理地选择药物及给药途径。多以丸散膏丹,少用水煎汤剂。②谨慎多药联用原则,宜多进补,少用泻。③给药时间原则,应根据生物学及药代学及疾病特点选择合适的给药时间。④小剂量原则。⑤剂量个体化原则。⑥暂停用药原则。⑦忌随意滥用药物及保健制品。此外,还应从自理能力、饮食习惯、心理反应、经济状况等方面评估老年人服药能力,了解其是否能按医嘱服药,达到治疗目的。

> **思政元素**
>
> 老年健康促进行动
>
> 　　我国是世界上老年人口最多的国家。60岁及以上老年人口达2.49亿,占总人口的17.9%,近1.8亿老年人患有慢性病。本行动针对老年人膳食营养、体育锻炼、定期体检、慢病管理、精神健康以及用药安全等方面,给出个人和家庭行动建议,并分别提出促进老有所医、老有所养、老有所为的社会和政府主要举措。
>
> 《健康中国行动(2019—2030年)》

二、儿童、青少年人群

儿童主要是指0~6岁的人群,也是儿科的主要研究对象。而青少年处于儿童时期之后、成人之前,也就是满14岁不满18岁。随着社会和经济的发展,儿童、青少年人群的疾病谱发生明显改变。同时,由于国情等国策的影响,儿童、青少年人群发育、成长出现了新特点,现代社会如网络、游戏等对其影响日益深化,精神卫生及心理发育问题突出。因此,应当针对当前儿童、青少年人群的特点制订相应的健康管理方案,如此方能取得良好的成效。

(一) 儿童、青少年的生理病理特点

1. 生理特点　脏腑娇嫩和发育迅速。各系统、器官生长发育不平行,生长发育遵循由粗到细、低级到高级、简单到复杂。

2. 病理特点　发病容易、传变迅速,脏气清灵、易趋康复。

(二) 儿童、青少年人群的分期健康管理

根据儿童、青少年的解剖、生理等特点,将其划分为胎儿期、新生儿期、婴儿期、幼儿期、学龄前期、学龄期及青春期七个阶段,针对不同时期特点进行重点管理。

1. 胎儿期　预防遗传性疾病与先天畸形,关键是做好产前检查及孕妇保健。孕妇保健内容包括养胎和胎教两方面,两者目的都是优生。养胎是胎教的物质基础,是影响胎教效果的重要因素;胎教是通过孕母的精神品德修养和教育,保持良好的精神状态,使胎儿外感而内应,促进胎儿智力发育。

2. 新生儿及婴幼儿期　加强护理及喂养,并定期做好计划免疫,定期观察各种指标,如身高、智力,筛查先天性疾病如先天性心脏病等,及早治疗。

3. 学龄前期　这段时间是进行早期教育的有利时机,3~6岁是早期教育的重点施教对象,要结合实物实事教育,避免抽象理论的灌注和枯燥的道德说教。该时期是性格形成的关键时期,加强思想品德教育,注意培养其学习习惯、想象与思维能力,使之具有良好的心理素质。体格检查方面应注意缺铁性贫血、龋齿、视力等常见病的筛查与矫治。同时应做好预防溺水、烫伤、外伤、误服药物及食物中毒等意外伤害的发生。

4. 学龄期与青春期　此期求知欲强,是获取知识的最重要时期,也是体格发育的第二个高峰期。青春期是儿童到成人的过渡期。体格发育出现第二个生长高峰,第二性征发育,知识增加,而心理和社会适应能力发展相对滞后,形成青春期复杂的心理卫生问题,使青春期少年常常产生感情困惑和心理冲突。并容易受外界的影响,加上叛逆思想的冲动,而使其行为出现偏激,容易犯错。因此,引导其体格健康成长及塑造良好的心理同等重要。要加强青少年的法制教育,使其知法、懂法和守法。另外,帮助他们充分了解两性关系中的行为规范,破除性神秘感,使青少年在认识世界之前,首先要认识自己。力戒早恋、提倡晚婚、宣传优生和性病预防知识。

（三）儿童、青少年人群健康管理内容

1. 生长发育健康管理　包括体格及神经心理发育,两者具有同等重要意义。管理内容包括:身体数据测量、体力及心理社会测试、生理生化功能的检测等;通过调查资料整理分析,与参考人群值比较,了解发育水平及生长速度;针对个体做出评价和制订方案。

2. 心理卫生行为健康管理　目前儿童成长中普遍存在很少参加家务劳动、学习超时、学业负担过重、缺乏内在的学习动机、睡眠不足等问题。在青少年中则存在叛逆、沉迷游戏网络、盲目攀比、犯罪、心理承受能力弱、性早熟不断提前等心理行为问题。

因此,儿童、青少年心理卫生行为健康管理需要家长的理解与支持,从婴幼儿开始通过加强心理卫生行为教育,建立合理管理措施,预防和解决问题。

（1）良好习惯的培养

1）睡眠习惯:营造安静适合的睡眠环境,规律作息,保证充足睡眠时间,培养独立睡眠。

2）进食习惯:按时添加辅食,培养定时独自用餐,不偏食、不挑食、不吃零食,进餐不宜过饱,餐前洗手及用餐礼貌。

3）卫生习惯:定时洗澡、勤剪指甲、勤换洗衣服、良好排便习惯,3 岁以后培养刷牙习惯等。

（2）社会适应性的培养

1）独立能力:包括独立生活和独立思考解决问题的能力。

2）控制情绪和诱惑:儿童常因要求不能满足而产生过激情绪及行为,故成人应对儿童的要求与行为按社会标准或予以满足或加以约束或预见性处理问题,减少其产生消极行为的机会,其中用诱导方法比强制方法可以减少对立情绪,取得满意效果。

（3）预防和解除异常心理卫生行为:针对儿童开展行为指导,针对青春期少年开展心理咨询,开展学校心理教育和家庭引导。

3. 疾病防治健康管理

（1）计划免疫:主要为婴幼儿期按时接种乙肝疫苗、卡介苗、脊灰疫苗、百白破疫苗、麻疹疫苗等。

（2）定期检查,及早发现问题:婴幼儿主要针对肠道蠕虫感染、视力不良、龋齿和牙齿疾病、缺铁性贫血、肥胖等开展筛查诊断;学龄前期及学龄期主要减少意外事故和伤害的发生。

思政元素

妇幼健康促进行动

　　妇幼健康是全民健康的基础。我国出生缺陷和妇女"两癌"严重影响妇幼的生存和生活质量,影响人口素质和家庭幸福。本行动主要针对婚前和孕前、孕期、新生儿和儿童早期各阶段分别给出妇幼健康促进建议,并提出政府和社会应采取的主要举措。

《健康中国行动(2019—2030 年)》

三、妇女人群

由于女性生殖系统结构与生理特点的特殊性,具有经、孕、产、乳等生理变化,是女性特有的病理生理改变基础,因此妇女健康管理除常规健康管理外,内容应突出这一特点。妇女健康管理内容包括一般情况与妇科情况,后者主要记录月经、婚育、避孕措施、妇科肿瘤筛查等。因女性人群不同年龄段的生理、病理变化及易发疾病的不同,健康管理的重点亦应有所侧重。

(一)育龄期妇女人群

育龄期女性是性活跃、生殖功能复杂、生殖健康问题较多的时期。应做好基础健康管理,建立基本健康档案,尤其是月经史、婚育史、家族史;注意个人卫生,尤其经期卫生、性卫生,预防生殖系统炎症;加强生理期及性保健卫生教育,选择合适的避孕措施,减少意外妊娠带来不良影响。

1. 基础健康管理 每年组织一次宫颈防癌普查,进行宫颈刮片筛查;每1~3年组织一次乳腺防癌检查,推荐乳腺钼靶X线摄影检查、乳腺彩色超声联合检查;指导育龄期妇女每月自我检查乳腺一次;定期进行健康知识讲座;孕前保健指导;每年健康评估,动态观察,积极做好一级及二级预防。

2. 常见疾病的预防与管理 育龄期女性常见疾病有月经失调、生殖系统炎症、不孕症等,这些疾病既相互独立又相互影响,在预防与管理上具有共性。应加强健康宣教,养成健康的生活方式,包括调节情志、饮食调养、经期卫生、性卫生、避孕措施。如发生上述疾病,尽早至正规医疗机构诊治。

3. 女性生殖系统肿瘤的预防与管理 女性生殖系统肿瘤包括生殖道肿瘤及乳腺肿瘤,其中发病率较高、可早期发现、早期治疗效果好的有宫颈癌、乳腺癌。

(1)宫颈癌的及早筛查:从青少年起加强安全性知识教育,避免过早性生活;鼓励应用屏障避孕方式进行避孕,加强性病防范,积极治疗性传播疾病;开展宫颈癌普查普治,坚持每年1次妇科普查,及早发现,积极治疗癌前病变;注意并重视高危因素及高危人群,有异常者及时就医;发现生殖道感染及时治疗。

(2)乳腺癌的早期筛查:筛选乳腺癌高危人群并加强人群的自我健康管理,每月应自我检查乳腺一次,及早发现异常;定期进行乳腺普查和临床检查;生活方式指导,如定期运动,少食高脂肪食物,多吃粗粮、蔬菜、水果及低脂肪高纤维食品,坚持母乳喂养,保持良好情绪,不酗酒。

(二)孕产期妇女人群

孕产妇健康管理的主要目标是减少孕产妇及围产儿死亡,降低母婴发病率及远期致残率,从而提高生活质量。可按孕前、孕期及产后进行分期健康管理。

1. 孕前 孕前健康管理包括医学检查与健康指导两部分内容。通过资料收集、体格检查及实验室检查等,为咨询者提供营养、医疗、心理等方面客观评估,筛查遗传性疾病,进而提供日常生活、心理等方面的健康指导。

(1)孕前医学检查:①详细收集相关资料,包括年龄、月经史、婚育史、疾病史、生活习惯、职业、家庭环境等;②体格检查,包括生殖系统相关检查;③实验室检查,包括遗传病、传染病、性病生殖道感染抗体的筛查。

(2)孕前健康指导:①日常生活、心理的指导,如健康的生活方式、合理的饮食搭配、适当的运动锻炼、保持心情舒畅、合理受孕时机的选择等;②对亚健康人群进行生活方式、行为习惯指导,如烟、酒、情绪焦虑或抑郁等进行干预调整;③对已有生理、心理疾病的个体应根据疾病治疗情况判断对妊娠的影响,在专科医师共同保健下妊娠;④对于妇产科特殊生育史、不孕史等需进行相应检查,明确病因,对症治疗。

2. 孕期　孕期健康管理需要了解妊娠期母体生理、心理变化,使其能做好充分准备以适应这一变化。具体管理内容如下:

(1)孕期营养指导:饮食应以新鲜清淡、富有营养、易于消化、饥饱适中为原则。孕期不同阶段侧重点不同。孕早期饮食宜少而精,不需额外增加饭量,以新鲜蔬菜瓜果为佳。孕中期宜摄食富有蛋白质、钙、磷的食品。孕晚期应多摄食优质蛋白质,少食盐和碱性食物以防水肿。避免食用含色素及防腐剂的食品;出现味觉异常或异常食癖需排除微量元素缺乏;早孕反应剧烈者应及时就医。

(2)孕期常见疾病筛查与预防:主要指妊娠期高血压、糖尿病的筛查与防治。妊娠期高血压多发生于妊娠 20 周后,高危因素有初产妇、孕妇年龄过小或大于 35 岁、多胎妊娠、妊娠期高血压疾病史及家族史、慢性高血压、慢性肾炎、糖尿病、肥胖等。妊娠期糖尿病是指妊娠后首次发现或发病的糖尿病,应在妊娠 24~28 周进行筛查;有糖尿病家族史,孕前体重 ≥90kg,胎儿出生体重 ≥4kg,孕妇曾有多囊卵巢综合征,不明原因流产、死胎、巨大儿或畸形儿分娩史,本次妊娠胎儿偏大或羊水过多者应警惕患糖尿病。上述疾病应针对可去除高危因素进行干预;存在不可去除的高危因素者应加强相应检查及密切随访,及早发现、及早干预、及早规范治疗;确诊者进行专科治疗。

3. 产褥期　产褥期是指从胎盘娩出至产妇全身各器官除乳腺外恢复至妊娠前状态所需的一段时间,包括形态和功能,通常为 6 周。因产后多虚多瘀,故补虚和祛瘀是产后调养的两大原则。该期常见疾病有产褥感染、晚期产后出血、产褥期抑郁症等。

管理措施:①了解产褥期母体生理、心理变化,观察子宫收缩情况、恶露情况、产伤情况、乳房及生命体征;②加强产褥期卫生心理保健与心理支持,由于激素水平变化及家人转移对婴儿的关注等多方面因素影响,很容易产生产后抑郁症,需要家人尤其丈夫的支持和关怀;③指导产后饮食、运动,促进恢复;④提倡母乳喂养,促进母婴健康。

(三)更年期妇女人群

更年期是妇女育龄期至老年期的过渡阶段。因个人体质和生活环境不同,更年期发作年龄是因人而异的。一般在 45~55 岁之间。在这个阶段,随卵巢的衰退及年龄的增长,心理和生理均出现衰退性改变,称为更年期综合征,轻重因人而异。绝经早期主要引起血管舒缩症状(潮热、出汗)、精神神经系统症状(情绪波动、记忆减退等)和一些躯体症状(疲倦乏力),绝经多年后逐渐出现泌尿生殖道变化、代谢变化、心血管疾病、骨质疏松及认知功能下降等退行性变化或疾病。更年期妇女人群的生理特点要求在健康管理方面要加强健康宣教、及早发现、及早干预、及时就医,帮助其平稳过渡,提高生活质量。如果调理适当,可避免或减轻更年期综合征,或缩短反应时间,对整个老年期的健康都有重要作用。

1. 根据临床症状进行健康状况评估　包括症状、生活方式、必要的体格检查及辅助检查。

2. 以评估结果为依据,建立基本健康管理措施

(1)一般人群:即评估中未发现明显异常的更年期妇女人群。该人群应做好常规健康管理,定期妇科及全身检查,并做好预防措施,调整心态、稳定情绪,使其从心理上认识到更年期只是人生的一个必然阶段。另外,开展家庭支持教育,及时给予安慰并避免无谓的争吵。

(2)对可预见并发症的预防性干预:如适当补充钙质、补充雌激素、饮食营养而清淡,是更年期妇女膳食的原则;有肿瘤危险因素人群每半年针对性防癌普查;存在情绪问题可能者每 2 个月随访一次,填好随访记录表,并针对性进行健康教育及指导,同时对家庭成员进

行健康教育和配合。

(3)疾病诊断明确者,进行专科治疗,并做好复诊及随访工作。

(熊常初)

学习小结

1. 学习内容

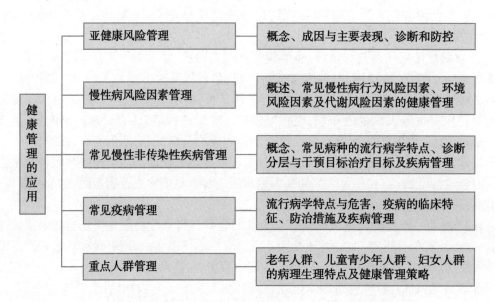

| | 亚健康风险管理 | 概念、成因与主要表现、诊断和防控 |

健康管理的应用：
- 亚健康风险管理 —— 概念、成因与主要表现、诊断和防控
- 慢性病风险因素管理 —— 概述、常见慢性病行为风险因素、环境风险因素及代谢风险因素的健康管理
- 常见慢性非传染性疾病管理 —— 概念、常见病种的流行病学特点、诊断分层与干预目标治疗目标及疾病管理
- 常见疫病管理 —— 流行病学特点与危害,疫病的临床特征、防治措施及疾病管理
- 重点人群管理 —— 老年人群、儿童青少年人群、妇女人群的病理生理特点及健康管理策略

2. 学习方法　本章应在掌握慢性病的诊断分层、干预目标的基础上,为患者提供个体化、差异化的疾病健康管理;对于重点人群,应结合不同人群病理生理特点、易患疾病等制订健康管理目标与策略。

复习思考题

1. 常见慢性病风险因素包括哪些? 简要说明如何进行这些风险因素的健康管理。
2. 冠心病的一般预防措施有哪些?

附录 病前状态及慢性病的综合健康管理案例

一、亚健康病例

张某,男性,43岁。主诉:疲倦、眠浅、烦躁易怒4个月。

病史:患者4个月前逐渐出现疲倦,休息或睡眠后不能缓解,运动后倦怠加重,至少3天才能恢复,同时伴有睡眠浅、多梦易醒,情绪不稳定,烦躁易怒,并影响到家庭关系和工作状态。1个月前患者曾至医院进行全面体检,体检结果显示正常,并未确诊任何疾病。尽管未能查出具体疾病,但患者上述症状没有减轻,而且呈加重趋势,疲倦伴失眠,精力不足,心中焦躁不安,遂至门诊咨询具体原因以及解决方案。既往体检一切正常。

生活方式:患者籍贯四川,饮食偏好辛辣,不吸烟,应酬时会饮酒,以啤酒、白酒为主,量不定。担任单位中层领导,平时工作繁忙,压力大,用电脑多,经常开会,很少有体力活动和锻炼。生活作息基本正常。

家族史:父母健在,父亲65岁确诊高血压、2型糖尿病、冠心病,母亲体健,无高血压、糖尿病史。否认其他家族遗传病史。

门诊测血压125/84mmHg,心率80次/min,身高170cm,体重70kg,腹围75cm。

第一次疾病管理过程

1. 首次访视 应该充分了解患者病情,倾听患者的诉说,拉近和患者的关系,以提高患者依从性。

2. 告知患者初步诊断 根据该患者主诉、病史,初步诊断:亚健康。

详细、耐心地告诉患者亚健康的概念和诊断依据。亚健康是指人体处于健康和疾病之间的一种状态。处于亚健康状态者,不能达到健康的标准,表现为一定时间内的活力降低、功能和适应能力减退的症状,但不符合西医学有关疾病的临床或亚临床诊断标准。患者存在疲倦、多梦易醒、精力不足、急躁易怒等症状超过4个月,且经系统检查排除可能导致上述表现的疾病,根据亚健康临床表现和不适表现进行分类[(详见第十章第一节表10-1及表10-2)],诊断为躯体/心理亚健康或者活动-休息型亚健康。

3. 疾病相关知识教育 该患者以疲劳、眠浅、烦躁易怒为主诉,结合主要诊断,以躯体亚健康为主,配合心理亚健康进行健康教育。

尽管患者有躯体心理不适,但相关体检指标正常,因此目前西医没有明确的治疗方案和方法。中医"治未病"思想为亚健康的调摄指明了方向。中医养生理论及保健手段可运用于亚健康的治疗。在药物治疗上,患者宜首选中医药进行治疗,改善亚健康状态。同时,患者要改变不良的生活行为方式,适当缓解过度紧张和压力,积极调整睡眠,从源头上摆脱亚健康对身体的危害。

4. 诊疗计划

(1)完善检查和评估：建议患者完善相应体检和问卷评估，排除引起疲倦、失眠等症状的疾病。然后通过采集的信息进行慢性病危险性评价，制订个人健康计划和指导方案。

(2)非药物治疗(生活方式干预)

1)缓解过度紧张和压力：国内外很多研究证明，压力过大和过度紧张容易引发心血管病、恶性肿瘤、胃肠功能紊乱、机体免疫力下降等。建议适度缓解过度的紧张和压力，具体措施包括：舒缓的音乐可以有效放松心情，缓解压力，既可以选择西方古典音乐，如《小夜曲》《希望的旋律》等，也可以选择中国古典音乐，如《江南丝竹》《春江花月夜》《春风得意》等。适度的娱乐活动也可以放松心情，如书画、园艺等。

2)顺应生物钟，调整好休息和睡眠：违背正常的作息节律，颠倒生物钟，对健康的危害极大。患者已经存在睡眠不良情况，就更应该顺应生物钟，建立规律的作息习惯，以获得高质量的睡眠。要养成每天按时睡觉的习惯，应在 22:00 前后上床，按时起床。为了提高睡眠质量，晚餐不要过饱；不要饮酒和刺激性饮料(咖啡、茶等)，也不要饮太多水，避免频繁起夜影响睡眠；睡前不要看手机，也不要看情节刺激的影视作品；睡前稍事活动、热水泡脚，都可以助眠；可以在医师指导下少量服用一些可以助眠的饮食，如牛奶、酸枣仁等。

3)改变不良生活方式，适度运动：这是从源头上摆脱亚健康对身体的危害，提倡不吸烟，少量适度饮酒，且不在非餐时间饮酒，不在疲劳、免疫力下降和紧张、压力大、工作任务重时饮酒；坚持体育锻炼，根据患者身体状况可选择持续、舒缓的有氧运动，如慢跑、太极拳、八段锦等，注意循序渐进、持之以恒；饮食科学合理，在营养和运动消耗之间尽量保持平衡；养成良好的生活习惯，调节好心情和心理状态。

4)全面均衡营养，提高免疫力：患者要注意膳食营养均衡，每日要吃新鲜蔬菜和水果，以补充人体不能合成的维生素；杂粮、全麦面包、动物内脏和瘦肉等，富含 B 族维生素，能够在一定程度上缓解压力；奶制品、豆制品、香蕉、荞麦和种子类食物富含钙、镁，也可以缓解疲劳，减轻压力。此外，维生素 A、维生素 B、维生素 C，微量元素铁、锌、硒等，与人体免疫功能密切相关。因此要做到膳食均衡，必要时可以服用维生素类药物。

(3)药物治疗：该患者可诊断为亚健康，应考虑至中医门诊就诊，开始药物治疗。

经健康教育后，患者对亚健康相关知识与个人病情表示理解，完全遵从健康管理师医嘱与要求进行相关检查与治疗。

第二次疾病管理过程

患者 4 周后复诊。诉体检后排除了相关疾病，已在中医门诊就诊吃药。已按要求膳食均衡、限酒、加强锻炼、定时作息等，身体不适症状已有明显改善。根据患者目前情况，建议患者继续中医门诊治疗调理，直至康复。在上次建议生活方式基础上，建议患者逐步增加运动量，以有氧运动为主，养成每周至少有氧运动 3 次，每次不少于半小时的习惯。为避免病情反复，以低盐低脂的食物为主，肉类以猪肉、牛肉、鸡肉、鱼肉为主，限制碳水化合物和糖类的摄入量。

二、高血压病例

赵某，男性，47 岁。主诉：发现血压增高 3 年。

病史：患者 3 年前体检测血压增高，自述 172/98mmHg，因无头晕、头痛等症状，没有至心血管专科门诊。此后患者偶在医院门诊、家庭测量血压，波动于 160~175/90~110mmHg。3 天前患者得知一亲属因高血压致脑出血死亡，担心自己是否会发生此类情况，自觉开始出现头痛，遂至门诊咨询是否需要降压治疗以及是否需要终身服药。既往体检查血脂增高，具体不详；空腹血糖正常；脂肪肝。

生活方式：籍贯东北，饮食较咸，偏好油腻饮食；吸烟史 22 年，平均 2 包 /d；有时饮酒，以啤酒、白酒为主,量不定,偶尔饮白酒超过 1 斤(500g)。平时工作繁忙,压力大,在电脑前工作多,较少体力活动与锻炼,生活作息基本正常,睡眠尚可,仰卧时有规律打鼾。

家族史:父亲 70 岁患高血压,母亲无高血压病史。否认其他家族遗传病史。

门诊测血压 172/94mmHg,心率 86 次 /min,身高 170cm,体重 90kg,腹围 84cm。

第一次疾病管理过程

1. 首次访视 应该充分了解患者病情,倾听患者的诉说,拉近和患者的关系,以提高患者依从性。

2. 告知患者初步诊断 根据该患者主诉、病史,初步诊断:高血压 2 级(分组待定);脂肪肝;肥胖;高脂血症?

详细、耐心地告诉患者高血压诊断依据,即国际公认标准为在安静、清醒的条件下采用标准测量方法,至少 3 次非同日血压值达到或超过收缩压 140mmHg 和 / 或舒张压 90mmHg,即可认为有高血压。

根据 2023 年修订的《中国高血压防治指南》,按血压增高的程度,可将高血压分为 1、2、3 级(参考第十章第三节表 10-3)。

3. 疾病相关知识教育 该患者以血压增高为主诉,结合主要诊断,以高血压为主进行健康教育。

(1)无症状高血压的干预:高血压是最常见的心血管病,同时又是引起脑卒中、冠心病和肾衰竭的重要危险因素。血压增高所致的心、脑、肾、眼底等并发症是影响高血压人群预后的主要原因,因此血压增高患者无论有无症状,都需要干预使血压控制在合适水平。因为没有症状,此类患者往往忽视对高血压的干预治疗。

(2)高血压的危害:高血压早期无明显病理改变,长期的高血压引起全身小动脉病变,表现为小动脉中层平滑肌细胞增殖和纤维化,管壁增厚和管腔狭窄,导致重要靶器官心、脑、肾组织缺血,长期高血压及伴随的危险因素可促进动脉粥样硬化的形成,病变主要累及中、大动脉。

1)心脏血管:长期的高血压使冠状动脉发生粥样硬化、冠状动脉狭窄,发生冠心病。由于血压长期升高,增加了左心室的负担,使其长期受累,左心室因代偿而逐渐肥厚、扩张,形成了高血压性心脏病,最终可导致心力衰竭。

2)脑:主要是影响脑动脉血管。长期高血压使脑血管发生缺血与变性,易形成脑动脉瘤,从而发生脑出血。高血压促使脑动脉粥样硬化,可并发脑血栓的形成。脑小动脉闭塞性病变引起腔隙性脑梗死。脑出血是高血压常见并发症,防治脑出血的关键是平时有效地控制血压。

3)肾脏:长期持续的高血压使肾小球内囊压力升高,肾小球纤维化、萎缩,以及肾动脉硬化,因肾实质缺血和肾单位不断减少,最终导致肾衰竭。

4)视网膜:高血压可引起视网膜病变,早期小动脉发生痉挛、管径狭窄,血压长时间增高,视网膜动脉出现硬化改变,甚至视网膜出现出血、渗出、水肿,严重时视神经乳头水肿。从而引起患者视觉障碍,如视物不清、视物变形等。

高血压所造成的危害不仅取决于血压水平,还取决于是否存在其他危险因素,如伴有血脂异常、肥胖、高血糖、年龄偏大、吸烟、缺少运动、有心脑血管事件的家族史等,影响高血压患者预后的因素越多,预后就越差。

患者目前合并吸烟、肥胖两项心血管危险因素。

(3)高血压的治疗目的与要求:高血压患者应该在非药物治疗的基础上,使用安全、有效的降压药物,使血压达到治疗目标,同时尽可能控制其他的可逆性危险因素。应注意的是,高血压常伴有其他危险因素、靶器官损害或临床疾患,需要综合干预,大多数患者需要长期甚至终身坚持治疗。

4. 诊疗计划

(1)完善检查:建议患者心血管专科门诊,完善血脂、血糖、血尿酸、肾功能、心电图、心脏彩超、动态血压等检查,明确高血压的危险分层;完善肾动脉彩超、甲状腺功能、肾上腺彩超等检查,排除继发性高血压。

(2)非药物治疗(生活方式干预)

1)减重:患者身高 170cm,体重 90kg,属于重度肥胖,建议患者体重指数(kg/m²)应控制在 24 以下。首次减重最好达到减重 5kg,关键是"吃饭适量,活动适度":一方面患者需要减少总热量的摄入,减少脂肪并限制过多碳水化合物的摄入,另一方面则需患者增加体育锻炼,如跑步、太极拳、健美操等。在减重过程中还需积极控制其他危险因素,适当限盐。

2)采用合理膳食

①减少钠盐摄入:该患者为东北人,饮食偏咸,若减少日常用盐一半,限制咸菜和腌制食品摄入,多吃果蔬,则基本接近建议用量。

②减少膳食脂肪,补充适量优质蛋白质:建议改善动物性食物结构,减少含脂肪高的猪肉,增加含蛋白质较高而脂肪较少的禽类及鱼类。

③注意补充钾和钙:增加含钾多含钙高的食物,如绿叶菜、鲜奶、豆类制品等。

④戒烟限酒:患者吸烟史 22 年,有时饮酒,会损伤内皮细胞并导致降低对降压药物的依从性。建议其戒烟且减少饮酒量,每日乙醇摄入不超过 30g,即啤酒不超过 500ml,或白酒不超过 50ml。

3)增加体力活动:可以选择有氧、伸展及增强肌力练习三类活动,具体项目可选择步行、慢跑、太极拳、门球、气功等。按科学锻炼的要求,以心率为 120~130 次 /min 作为运动适宜心率,运动频度为每周 3~5 次,每次持续 20~60 分钟即可。具体计划可根据患者身体状况和所选择的运动种类以及气候条件等而定。

4)减轻精神压力,保持平衡心理:劝导患者应减轻精神压力和改变心态,正确对待自己、他人和社会,积极参加社会和集体活动。

(3)药物治疗:该患者为确诊的 2 级高血压患者,应考虑至心血管专科门诊开始药物治疗。

(4)患者家庭血压监测:需要选择合适的血压测量仪器,并进行血压测量知识与技能培训。建议患者每天早晨和晚上测量血压,每次测 2~3 遍,取平均值;血压控制平稳后,每周至少测量 1 天。血压监测期间应记录起床、睡觉时间,三餐时间,以及服药时间。

经健康教育后,患者对高血压相关知识与个人病情表示理解,完全遵从健康管理师医嘱与要求进行相关检查与治疗。

第二次疾病管理过程

患者 2 周后复诊。诉心血管专科检查后排除继发性高血压,现已服用钙拮抗药、β 受体阻滞剂两种降压药,自测血压在 125~138/80~90mmHg。已按要求低盐饮食、限酒、加强锻炼等,吸烟减为每天 0.5~1 包。实验室检查:总胆固醇增高(5.9mmol/L),糖耐量试验餐后 2 小时血糖 8.4mmol/L,其余无特殊。根据患者血压控制及相关检查情况,建议患者:

(1)高血压危险分层:患者合并糖耐量受损、血脂异常、肥胖、吸烟等 4 个心血管危险因素,无临床并发症及靶器官损害,危险分层为高危。

(2)生活方式干预:在上次建议生活方式基础上,建议患者低脂饮食,减少饱和脂肪酸和胆固醇的摄入(煎炸类食品、奶油糕点等),选择能够降低 LDL 的食物(如植物甾醇、可溶性纤维),肉类以鱼肉为主,增加新鲜蔬菜。同时限制碳水化合物入量,忌进食含糖食物。建议患者完全戒烟。

(3)嘱患者规律监测血压并记录,规律服用降压药,定期门诊,根据血压情况调整降压药物使用。

(代 渊 姚 凝)

主要参考书目

1. 卢祖洵，姜润生 . 社会医学 [M]. 北京：人民卫生出版社，2013.
2. 郭清 . 健康管理学 [M]. 北京：人民卫生出版社，2015.
3. 姚文山 . 国家基本公共卫生服务规范 [M]. 3 版 . 北京：中国原子能出版社，2017.
4. 秦怀金，陈博文 . 国家基本公共卫生服务技术规范 [M]. 北京：人民卫生出版社，2012.
5. 卢祖洵 . 医疗保险学 [M]. 4 版 . 北京：人民卫生出版社，2017.
6. 王明旭 . 医学伦理学 [M]. 北京：人民卫生出版社，2010.
7. 吕蕾 . 公共卫生与疾病预防控制 [M]. 广州：世界图书出版广东有限公司，2021.
8. 李浴峰，马海燕 . 健康教育与健康促进 [M]. 北京：人民卫生出版社，2020.
9. 马辛，赵旭东 . 医学心理学 [M]. 3 版 . 北京：人民卫生出版社，2015.
10. 葛均波，徐永健，王辰 . 内科学 [M]. 9 版 . 北京：人民卫生出版社，2018.

复习思考题
答案要点

模拟试卷